Susanne Klein-Vogelbach

Therapeutische Übungen zur funktionellen Bewegungslehre

Analysen und Rezepte

Mit einem Geleitwort von W. M. Zinn

Mit 172 Abbildungen und einer Ausklapptafel

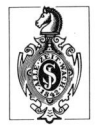

Springer-Verlag
Berlin Heidelberg New York 1978

Stiftung Rehabilitation
Heidelberg 1978

Susanne Klein-Vogelbach
Institut für Physiotherapie
Malzgasse 14, CH-4052 Basel

ISBN 3-540-08422-3 Springer-Verlag Berlin Heidelberg New York
ISBN 0-387-08422-3 Springer-Verlag New York Heidelberg Berlin

Library of Congress Cataloging in Publication Data. Klein-Vogelbach,
Susanne, 1909. Therapeutische Übungen zur funktionellen Bewegungslehre.
(Rehabilitation und Prävention ; 4) Bibliography: p. Includes index. 1. Exer-
cise therapy. I. Title. RM725.K55   615′.824   77-11142

Herstellung: Triltsch, Würzburg
2121/3140-543210

Geleitwort

Mit den Analysen und Rezepten für eine ökonomische Übungstherapie legt Frau Klein-Vogelbach, die langjährige Leiterin der Schule für Physiotherapie des Kantonsspitals Basel, den zweiten Teil ihres Werkes über die von ihr kreierte funktionelle Bewegungslehre vor. Es handelt sich dabei um einen von der Autorin in schöpferischer Beobachtung und selbständiger konsequenter Entwicklungsarbeit geschaffenen Beitrag, den wir bereits seit langem als elementares, Beobachtung und Interpretation menschlicher Bewegung beinhaltendes Kapitel der Physio- und Ergotherapie betrachten.
Ohne ausdrückliche Bezugnahme folgt die Arbeit in allen Bereichen den Erkenntnissen moderner Neurophysiologie und Biomechanik. Es sei hier nur auf den prophylaktischen und therapeutischen Wert ökonomischer Haltung und Bewegung, die Auffassung des Menschen als eines ständig gegen die Schwerkraft und andere von außen einwirkende Stimuli reagierenden Wesens, den therapeutischen Gebrauch der Haltungsreaktionen und mannigfaltiger anderer Fazilitationstechniken hingewiesen. Die Wiederholung einer Übung oder einer anderen Leistung des Zentralnervensystems führt nicht nur zu einer Herabsetzung des Widerstandes an den Synapsen der von den entsprechenden Erregungspotentialen durchlaufenen Regelkreise – hier liegt die physiologische Basis allen Lernens, ohne die es keine Entwicklung gäbe –, sondern neben dem anvisierten speziellen Leistungs- und Kraftgewinn auch noch zu einer unspezifischen Globalfazilitation. Perzeptionstraining, Selbsterfahrung und anderweitige Schulung des Körperbildschemas sind eminent wichtige Kapitel jeder Normalisierung und Schmerzlinderung anstrebenden Behandlung von Störungen im Bereich des Stütz- und Bewegungsapparates. Mit der funktionellen Bewegungslehre und den daraus abgeleiteten Übungen wird daher eine Methode vorgelegt, welche mit größter Wahrscheinlichkeit auch die in Zukunft zu ihrer vollen Anerkennung noch notwendigen Tests vergleichender Therapiestudien mit Kontrollgruppen anders oder gar nicht behandelter Patienten bestehen wird.
Der vorliegende Band enthält eine Serie von Übungsanleitungen für den Physiotherapeuten, deren Lektüre auch dem die Bewegungstherapie verordnenden Arzt dringend empfoh-

len sei. Wieder ist aus jahrzehntelanger Praxis und Auseinandersetzung mit dem Stoff ein sehr knapper, jedoch äußerst dichter und gehaltvoller Text entstanden, der ein konzentriertes Studium verlangt. Die gründliche Verarbeitung gibt jedem Therapeuten den sofortigen Zugang zu sinnvoller praktischer Arbeit und später zur selbständigen Entwicklung eines unbeschränkten, eminent individuell gestaltbaren Übungsrepertoires. Besonders hervorgehoben seien die Möglichkeiten der Physiotherapie der Wirbelsäulen-, Schultergürtel- und Beckengürtel-Affektionen, sowie der erste logisch aufgebaute Versuch der Behandlung der Aerophagie, alles Methoden, deren Wert wir bereits in jahrelanger Erfahrung an unserem großen eigenen Krankengut von Bad Ragaz und Valens bestätigen konnten.

Auch wir Rheumatologen haben dringend auf dieses Buch gewartet, und wir möchten der Verfasserin nicht nur für ihren entscheidenden Beitrag zur Physio- und Ergotherapie, sondern auch für die große zusätzliche Arbeit danken, die sie mit der Publikation ihres Lebenswerkes im Dienste unserer Patienten auf sich genommen hat. Die Beherrschung der funktionellen Bewegungslehre ermöglicht es dem Therapeuten, die Bedürfnisse seiner Kranken und Behinderten zu erfassen und sich auf das Wesentliche zu beschränken. Von dieser Grundlage aus kann er sich in die verschiedenen Spezialgebiete – wie propriozeptive neuromuskuläre Fazilitation, die Behandlung des entzündlichen Rheumatismus, psychosomatischer Störungen oder zentraler und peripherer neurologischer Krankheitsbilder, um nur einige wenige zu nennen – vertiefen. Er wird damit in die Lage versetzt, der recht großen Versuchung der Einseitigkeit bei der Anwendung verschiedener therapeutischer Methoden zu widerstehen und den Anspruch an hohe Qualität seiner unentbehrlichen Arbeit zu erfüllen.

Bad Ragaz, im Februar 1978   W. M. ZINN

Vorwort

Ein gesundes Kind lernt im Laufe seiner ersten Lebensjahre gehen, sprechen und seine Hände gebrauchen. Dazu benötigt es keinen anderen Lehrer, als eine Umwelt, die ihm erlaubt, sich entsprechend seiner Anlagen und der bestehenden Stimuli zu entwickeln und in unendlichen Wiederholungsvorgängen Ordnung in die empfangenen Botschaften zu bringen. Will es sich aber besondere Geschicklichkeiten aneignen, wie z. B. die Beherrschung eines Musikinstrumentes, so braucht es dazu Fleiß, Ausdauer und wenn möglich einen fähigen Lehrer. Das allein genügt aber nicht, um etwas Außerordentliches zu erreichen. Das Potential seiner Begabungen definiert zusätzlich seine Grenzen und Möglichkeiten. Es gibt zwar viele Wege, Talente zu fördern, aber keine, sie zu erzeugen.

Ein Patient, der aus gesundheitlichen Gründen therapeutische Übungen machen muß, erlebt die Situation, daß er eine körperliche Fertigkeit erwerben sollte, zu der er kein Talent besitzt. Mit anderen Worten: Auch ein idealer, kooperativer, bestens motivierter Patient wird, trotz Fleiß und Ausdauer, mit seinen therapeutischen Übungen höchstens einen „guten Durchschnitt" erreichen können. Durch die Therapie muß er eine schmerzliche Erfahrung hinnehmen, die er vielleicht zum erstenmal bewußt erlebt. Dinge, die einem schwerfallen, weil man dafür nicht begabt ist, und um die man sich, aus welchen Gründen auch immer, strebend bemüht, verdienen im Lichte der vergleichenden Kritik niemals ein besonderes Lob. Das was einem leicht fällt, das wozu man Talent besitzt, wird bewundert und erntet oft auch dann noch Lob, wenn dafür kein besonderer Einsatz geleistet worden ist.

Die Konfrontation mit den eigenen Bewegungsschwierigkeiten im Rahmen der Therapie verlangt vom Patienten, daß er durch Selbsterfahrung lernt, das Optimum im Bereich seiner eigenen Möglichkeiten zu erkennen und zu erlangen. Den Vergleich mit „den Anderen", die er vielleicht bewundert und beneidet, muß er ertragen und akzeptieren.

Der Therapeut aber sollte die Leistung des Patienten beurteilen können. Er kennt das Ausmaß an Anstrengung und Geduld, das der Patient permanent aufbringen muß, um die Differenz zwischen seinem Bewegungsverhalten und dem „guten Durchschnitt" zu vermindern. Dafür verdient der Patient Lob und Anerkennung. Der Therapeut ist die Bezugsperson, die beides spenden soll. Sowohl durch die Freude über die verdiente Anerkennung als auch durch die unbestechliche Beurteilung seines Bewegungsverhaltens wird der Patient schneller vom Wahrnehmen und Lernen angesprochen. Das Wahrnehmen und Verstehen seines Bewegungsverhaltens macht es ihm leichter, seine Behinderung mit mehr Gelassenheit anzunehmen. Gelingt diese Selbstmotivation, an seinem Bewegungsverhalten kontinuierlich weiterzuarbeiten, dann findet der Patient auch den Weg, seine eigene Wirklichkeit ökonomisch zu planen und zu gestalten und diese mit der ihm eigenen Vitalität zu leben.

Das vorliegende Buch „Therapeutische Übungen – Analysen und Rezepte" ist der Versuch, jahrelang im Umgang mit Patienten erprobte therapeutische Überlegungen in einer Form „aufzubereiten", die es dem interessierten Therapeuten ermöglicht, damit wie mit einem guten Kochbuch umzugehen. Durch die Darstellung der Vielfalt von Aspekten für eine therapeutische Übung wird es für den Therapeuten möglich, eine solche Übung mit seinem Patienten nachzuvollziehen, sie an ihn anzupassen und ihm die notwendigen korrigierenden Bewegungsinstruktionen zu geben. Nur durch eine weitgehende Differenzierung kann es gelingen, einerseits ein spezielles funktionelles Problem zu lösen und zugleich den Patienten nicht nur zum Konsumenten der Therapie, sondern zum kreativen Produzenten der therapeutischen Übung zu machen.

Das 1977 in 2. Auflage im Springer-Verlag Berlin-Heidelberg-New York erschienene Buch „Funktionelle Bewegungslehre", von S. KLEIN-VOGELBACH ist die theoretische Grundlage der in diesem Buch durchgeführten Funktionsanalysen. Es wird *Das vorliegende Werk ist als grundlegendes Lehrbuch zur Einführung der funktionellen Bewegungslehre in der Physiotherapie gedacht. Aus diesem Grunde glaubte man, auf ausführliche Literaturzitate verzichten zu können.*

Für Beratung und Mitarbeit danke ich Georg Klein-Vogelbach, meinem Mann. Allen meinen Schülern der Schule für Physiotherapie am Kantonsspital Basel. Gisela Rolf, Verena Jung, Irmgard Flückiger, Fränzi Hertner.

Ortrud Bronner, Katrin Eicke-Wieser, Lektorinnen.

Vreny Gutzwiller-Lüscher, Beatrix Lütolf-Keller, Margrit Meier-Waldstein, Darstellerinnen der Übungen.

Dietmar Hund (Kantonsspital Basel), Fetzer (Bad Ragaz), Fotografien. Holger Hammerich, Grafiken.

Direktion des Kantonsspital Basel, Fortbildungszentrum Hermitage Bad Ragaz.

Basel, im Februar 1978   SUSANNE KLEIN-VOGELBACH

Inhaltsverzeichnis

Ausklapptafel: Detaillierte Disposition für Funktionsanalysen und Instruktionsrezepte von Modellen therapeutischer Übungen

Hinweise auf Seitenzahlen in eckigen Klammern beziehen sich stets auf „Klein-Vogelbach, Funktionelle Bewegungslehre" (Springer-Verlag Berlin-Heidelberg-New York, 2. Auflage 1977)

Hinweise auf Seitenzahlen in runden Klammern beziehen sich stets auf diesen Band.

Abkürzungen

ASTE	Ausgangsstellung
ESTE	Endstellung/Erfolgsstellung
LA	Längsachse
KLA	Körperlängsachse
U'fläche	Unterstützungsfläche
KA	Körperabschnitt
O'sch	Oberschenkel
U'sch	Unterschenkel
O'arm	Oberarm
U'arm	Unterarm
WS	Wirbelsäule
LWS	Lendenwirbelsäule
BWS	Brustwirbelsäule
HWS	Halswirbelsäule
STB	Standbein
SPB	Spielbein
TP	Trochanterenpunkt am Femur
WB	Weiterlaufende Bewegung
AW	Aktive Widerlagerung
PW	Passive Widerlagerung
APW	Aktivierte passive Widerlagerung
AWM	Ausweichmechanismus
HM	Hinkmechanismus
PB	Primärbewegung
FLEX	Flexion
EXT	Extension
ABD	Abduktion
ADD	Adduktion
IR	Innenrotation
AR	Außenrotation
+ROT	Rotation im Uhrzeigersinn
−ROT	Rotation im Gegenuhrzeigersinn
LAT	lateral
MED	medial
RE	rechts
LK	links
N	Norm
+	vermehrt
−	vermindert
x	eingeschränkt
8	hypermobil
8	unstabil
⌀	Durchmesser
SL	Seitenlage
BL	Bauchlage
RL	Rückenlage

Definition

Therapeutische Übungen sind zweckmäßig erdachte und geplante Bewegungsabläufe oder Aktivitätsveränderungen, die ein definiertes funktionelles Defizit im Bewegungsverhalten so abgrenzen und einkreisen, daß Ausweichmechanismen vermieden werden und die angestrebte Funktion eindeutig stimuliert in Erscheinung treten muß.

Merke

1. Eine therapeutische Übung ist sinnvoll, wenn sie dank perfekter Ausführung ihr Ziel erreicht.
2. Eine therapeutische Übung muß durch häufige Wiederholung automatisiert werden.
3. Eine automatisierte therapeutische Übung vermindert bei regelmäßiger Reproduktion das funktionelle Defizit.
4. Bei therapeutischen Übungen ist die vom Patienten zu leistende Kontrolle durch bewußte Wahrnehmung relativ hoch.
5. Therapeutische Übungen sind unbequem, weil sie die Schwächen im Bewegungsverhalten hervorheben.
6. Schlecht ausgeführte therapeutische Übungen sind nutzlos und können sogar schädlich sein.
7. Therapeutische Übungen sind dadurch charakterisiert, daß sie primär niemals spontan gemacht werden.

Allgemeine Einführung

● **Lernziel**

Die Fähigkeit eines Therapeuten, Rezepte für Modelle therapeutischer Übungen herzustellen, die ein definiertes Bewegungsproblem lösen können und außerdem geeignet sind, durch Variation an Kondition und Konstitution des Patienten angepaßt zu werden.

▶ **Lernweg**

1. Definition des Bewegungsproblemes mit Hilfe des „Funktionellen Status" [→ S. 102]. [1]
1.1. Ist die Schädigung des Bewegungsverhaltens reversibel, so strebt die Therapie als Leitbild das normale Bewegungsverhalten an.
1.2. Ist die Schädigung des Bewegungsverhaltens irreversibel, so strebt die Therapie als Leitbild den optimalen Kompromiß an.
2. Wahl einer zur Lösung des funktionellen Problemes geeigneten therapeutischen Übung als Modell.

> **2.1. Merke**
> Die funktionelle Bewegungstherapie kann in Form von „Manipulation" erfolgen. „Manipulation" soll in seiner ursprünglichen Bedeutung, d. h. als „Kunstgriff" verstanden werden. Dann wird die „Manipulation" zum nonverbalen spezifischen Stimulus.

---

[1] Diese in eckigen Klammern angegebenen Seitenzahlen beziehen sich stets auf „KLEIN-VO-GELBACH, Funktionelle Bewegungslehre" (Springer-Verlag, Berlin-Heidelberg-New York, 2. Auflage 1977).

Erläuterung. Es gibt zahlreiche Methoden manueller Techniken. Ein Therapeut sollte möglichst viele davon beherrschen, um für den jeweiligen Patienten eine spezifische Wahl treffen zu können oder in der Lage zu sein, mehrere Techniken entsprechend zu kombinieren.

Durch Anwendung solcher Techniken versucht man, beim Patienten bestimmte funktionelle Reaktionen hervorzurufen. Die einfühlend vorgenommene Manipulation ist eine kinästhetisch-taktile Wahrnehmungsschulung für den Patienten, die komplizierte Prozesse beinhaltet, durch die er neue Bewegungssituationen erlebt, d. h. spürt. Die Manipulationen bestehen z. B.:

a) in der manuellen Bearbeitung des Gewebes,

b) im Geben von Widerstand. Durch den Widerstand hängt sich der Patient an den Therapeuten,

c) im Geben von Unterstützung. Durch die Unterstützung benützt der Patient den Therapeuten als Unterstützungsfläche,

d) in einer manipulierten Stellungsänderung des Patienten in bezug auf die Lagebeziehung seiner Bewegungsachsen zur Schwerkraft [→ S. 35 u. 36].

Der Erfolg dieser Techniken hängt hauptsächlich von den fachlichen und handwerklichen Qualitäten des Therapeuten ab. Die Erfolge der Therapie müssen sich schon während der Behandlungszeit zeigen.

> **2.2. Merke**
> Die funktionelle Bewegungstherapie kann auch in Form von verbaler Instruktion erfolgen.

Hinweis. Der Therapeut muß didaktische Kenntnisse der verbalen Instruktion besitzen [→ S. 58 – 60]. Die verbal didaktischen Fähigkeiten des Therapeuten lassen sich daran erkennen, ob es ihm gelingt, die geplante Bewegung hervorzurufen und – was von größter Wichtigkeit ist – den Patienten zur Kooperation zu gewinnen.

2.3. Je weniger ein Patient sein Bewegungsdefizit realisiert, um so schwieriger gestaltet sich die Motivation zur Therapie. Erst wenn der Patient seine Behinderung erlebt und Einsicht in sein Bewegungsdefizit bekommen hat, kann man echte Bereitschaft zur Mitarbeit verlangen.

Merke

Die Schulung der Wahrnehmungsfähigkeit des Patienten stellt eine unerläßliche Selbsterfahrung des eigenen Körpers in Ruhe und in Bewegung dar. Sie ist geradezu der Schlüssel für die Motivation des Patienten, und damit auch die Voraussetzung für eine gezielte Bewegungstherapie.

Hinweis. Es liegt auf der Hand, daß sich manipulierende und didaktische Bewegungsschulung nie ganz voneinander trennen lassen und sich häufig überschneiden. Solange der Therapeut mit dem Patienten zusammenarbeitet, wird er ihm immer sowohl verbal didaktische als auch manipulierende oder „perzeptiv didaktische" Hilfen geben.

3. Funktionsanalyse des Modells in „Therapeutensprache".

4. Anpassung des Modells einer therapeutischen Übung an den Patienten. Die Anpassung darf zwar das Ausmaß der Belastung verändern, nicht aber die Lösung des funktionellen Problemes gefährden.

5. Instruktionsvorschrift in „Patientensprache" [→ S. 58].

Analyse didaktischer Bewegungserziehung

1. Bewegungsverhalten reflektiert sowohl den physischen als auch den psychischen Zustand eines Menschen.

2. Normales Bewegungsverhalten entzieht sich weitgehend der Steuerung durch das Bewußtsein des Individuums.

2.1. Der Versuch, Bewegungsverhalten bewußt zu steuern, erzeugt Hyperaktivität und führt leicht zu verkrampfter Haltung und Bewegung [→ S. 47].

3. Haltung ist beeinflußbar. Sie ist einerseits Ausdruck der Persönlichkeit, andererseits eine komplexe Reaktion auf mannigfaltige Umwelteinflüsse.

4. Bewegungsabläufe können geübt werden. Das ist ein wichtiger Aspekt für die Möglichkeiten der Bewegungstherapie.

4.1. Es ist evident, daß Bewegung sich ständig selber übt, solange sich ein Mensch bewegt. Die Aufgabe des Therapeuten besteht also nur darin, diese Dauerübung richtig zu lenken.

5. Haltung ist ein physiologisches und psychologisches Phänomen.

5.1. Jeder gesunde Mensch hat darum ein angeborenes Talent für Haltung und Bewegung. Es läßt sich durch differenzierte und spezifische Wahrnehmungsprozesse am erfolgreichsten schulen.

5.2. Der Patient muß deshalb zur Selbsterziehung durch Selbsterfahrung im Bewegungsverhalten motiviert werden. Er ist gewonnen, wenn er erstens erfährt, daß er bewegungsbegabt ist, zweitens erlebt, daß Üben von Bewegung unterhaltend, ja faszinierend sein kann und drittens feststellt, daß er sich wohler fühlt.

5.3. Freude am Üben von Haltung und Bewegung zu vermitteln, ist eine erstrangige Aufgabe des Therapeuten. Da Spielen Spaß macht, muß der Therapeut im Patienten den Spieleifer wecken.

5.4. Die als notwendig erachteten Veränderungen im Bewegungsverhalten sollten derart und solange geübt werden, bis der Patient sie automatisch reproduzieren kann. Allerdings muß die Steuerung der Bewegungsabläufe vorübergehend – während des Lernprozesses – durch geeignete Wahrnehmungssignale bewußt gemacht werden. Es ist wichtig, daß der didaktische Appell Bewegungsreaktionen betrifft, die anlagemäßig vorhanden sind und deshalb „abgerufen" werden können.

5.5. Wieweit das gelingt, hängt von der Fähigkeit des Therapeuten ab, Wahrnehmungsvermögen, Phantasie und Gefühl für Melodie und Rhythmus beim Patienten anzusprechen.

6. Eine erfolgreiche Normalisierung im Bewegungsverhalten des Patienten gibt sich ihm als eine Art „Antistreßzustand" zu erkennen. Diesen Zustand kann man nur dann mit Entspannung bezeichnen, wenn man darunter *so viel* oder *so wenig* Aktivität versteht, als für eine bestimmte Haltung oder Bewegung gerade nötig ist. Es ist dies der Zustand der ökonomischen Aktivität [→ S. 47].

7. Das Erleben eines Zustandes des Wohlbefindens, den wir soeben mit ökonomischer Aktivität bezeichnet haben, und die Fähigkeit, diesen Zustand hervorzurufen, weckt immer dann das Bedürfnis nach Reproduktion, wenn sein Verlust sich durch Spannungen, Verkrampfungen, Schmerzen, Kraftlosigkeit und grundlose Müdigkeit dem Bewußtsein aufdrängt.

Hinweis. Die Motivation eines Patienten zur Selbsterziehung im Bewegungsverhalten gelingt am sichersten, wenn mit Hilfe des kinästhetisch-taktilen Wahrnehmungspotentials das Erleben einer ökonomischen Aktivität in Haltung und Bewegung vermittelt werden kann.

Therapeutische Übungen

Merke

Voraussetzungen für erfolgreiches therapeutisches Üben:

1. Die Wahl einer geeigneten Übung als Modell für die Lösung des bestehenden funktionellen Problemes.
2. Anpassung dieses Modelles an den Patienten in bezug auf (a) *Kondition,* (b) *Konstitution,* (c) *Statik* und (d) *Beweglichkeit* [→ S. 102 – 127].

Hypothese. Ein funktionell geschulter Therapeut wird immer geeignete Modelle für therapeutische Übungen kennen oder erfinden können, wenn er erst einmal das bestehende funktionelle Problem erkannt hat.

ad a) Die *Kondition* eines Patienten in ihrem somatischen und psychischen Bereich verändert sich im zeitlichen Ablauf einer Behandlung. Man muß deshalb ständig bereit sein, neue Anpassungen vorzunehmen.

Beispiele. Kurz nach chirurgischen Eingriffen, im akuten Schmerzstadium, in einer depressiven Stimmung gestaltet sich die funktionelle Bewegungstherapie anders, als zu einem späteren Zeitpunkt mit veränderten konditionellen Bedingungen. Auch eine deutliche Veränderung des Körpergewichtes, das Wachstum eines Kindes, eines Jugendlichen, der Alterungsprozeß beeinflussen Bewegungsabläufe erheblich.

ad b) Die *Konstitution* ist eine Konstante. Sie erfordert eine einmalige gründliche Anpassung eines Modelles einer therapeutischen Übung an den betreffenden Patienten.

ad c) Die *Statik* des Patienten zeigt in ihrem Abweichen von der Norm das „Defizit" des Bewegungsverhaltens. Dieses „Defizit" ist das sichtbare funktionelle Problem, welches behandelt werden soll.

ad d) Die *Beweglichkeit* hat konstitutionelle und konditionelle Aspekte, die man gesondert registrieren muß.

Konstitutionell ist das allgemeine Ausmaß der Beweglichkeit.

Konditionell sind die vielen möglichen krankheitsbedingten Veränderungen der Beweglichkeit.

3

Merke

1. Konstitution und konstitutionelle Beweglichkeit bestimmen bei der Anpassung des Modelles einer therapeutischen Übung die optimale Variante.
2. Kondition, Statik und konditionell bedingte Beweglichkeit respektive Bewegungseinschränkung bestimmen die Dosierung, den rhythmischen Ablauf und die Größe der Lernschritte bei einer therapeutischen Übung. Diese Kriterien sind auch ausschlaggebend bei der Auswahl verbal didaktischer und manipulierender Hilfen.

Disposition für Rezepte und Funktionsanalysen von Modellen therapeutischer Übungen (s. auch Ausklapptafel am Ende des Buches).

Merke

Im folgenden wird ein Weg gezeigt,
1. wie man therapeutische Übungen durch eine Funktionsanalyse definieren kann und
2. wie man Rezepte für therapeutische Übungen gestalten muß, damit sie von jedem Interessierten nachgemacht werden können.

I.
Name der Übung

II.
● **Lernziel** = Lösung oder Teillösung des definierten funktionellen Problemes

III.
▶ **Lernweg der Übung** =

III.1.
Funktionsanalyse in „Therapeutensprache" [→ S. 7 – 57].

III.2.
Instruktion der Übung in „Patientensprache" [→ S. 58 – 60].

III.3.
Anpassung der Übung an Kondition und Konstitution des Patienten [→ S. 102 – 107].

1. Die Frösche, funktionelles Bauchmuskeltraining

Definition

Das funktionelle Bauchmuskeltraining lenkt die Aktivität auf die physiologischen Aufgaben dieser Muskulatur.

Merke

1. Kein Krafttraining durch extreme Steigerung der Hubbelastung — „z. B. Anheben der gestreckten Beine aus Rückenlage" —, sondern differenziertes Geschicklichkeitstraining durch ökonomischen Krafteinsatz im richtigen Moment.
2. Verkürzung der Bauchmuskulatur nach funktionellen Gesichtspunkten.
2.1. Bei einer Verkürzung der Oberbauchmuskulatur soll sich der epigastrische Winkel verkleinern, während der Abstand Bauchnabel/Prozessus ensiformis unverändert bleibt. Der Oberbauch wird *schmal*. Die Aktivität der schrägen Bauchmuskelzüge senkt die Rippen. Dazu ist eine Stabilisation der Brustwirbelsäule in Extension im Sinne einer aktiven Widerlagerung notwendig [→ S. 43].
2.2. Bei einer Verkürzung der Unterbauchmuskulatur soll sich der Abstand Bauchnabel/Symphyse verkleinern. Der Unterbauch wird *kurz*. Die Aktivität des Rectus abdominis bewirkt eine Flexion der Lendenwirbelsäule. Diese verbessert die Bewegungskomponente dieser Muskulatur.
3. Ein funktionelles Bauchmuskeltraining erfordert das Einbeziehen der vielen Schaltstellen der Bewegung, die durch die Aktivität dieser Muskulatur getroffen werden.

Aufgabenbereich der Bauchmuskulatur

1. Regulation des intraabdominellen Druckes.
1.1. Fähigkeit, auf unterschiedliche Bauchinhalte zu reagieren, wie Schwangerschaft, Adipositas, Verdauung.
1.2. Fähigkeit, auf konstitutionell unterschiedliche Formen von Becken und Lendenwirbelsäule zu reagieren, sowie auf statische Varianten der Beckenstellung in den Hüftgelenken.

2. Beteiligung an der Atmung.
2.1. Während der inspiratorischen Phase bildet der Tonus der Bauchdecke ein Widerlager gegen die sich abflachenden Zwerchfellkuppen.
2.2. Bei einer verlängerten exspiratorischen Phase werden die Bauchmuskeln im Sinne isotonisch konzentrischer Arbeit [→ S. 28] aktiviert und mit der widerlagernden extensorischen Stabilisation der Brustwirbelsäule koordiniert [→ S. 54].

3. Anteil an der Stabilisation der Körperlängsachse bei Gleichgewichtsreaktionen, insbesondere durch rotatorische Komponenten der Wirbelsäule.

4. Anteil an Balancebewegungen des Beckens in den Hüftgelenken durch extensorische, flexorische und lateralflexorische Komponenten der Wirbelsäule.

5. Widerlagernde und weiterlaufende Aktivitäten zur Koordination aller Extremitätenbewegungen und ihren Auswirkungen auf die Körperabschnitte [→ S. 50] Brustkorb und Becken.

5.1. Insbesondere am hüftflexorischen Beinhub hat die Bauchmuskulatur Anteil.

Grundsätzliches über die Lage der Körperlängsachse im Raum beim Training der Bauchmuskulatur

1. Bei annähernd vertikal stehender Körperlängsachse bringt es die räumliche Lage der Wirbelsäule mit sich, daß diese durch Kompression belastet wird. Kompressionsbelastung ist für die Wirbelsäule physiologisch.

1.1. Die Aufgabe, von distal ankommende Extremitätenbewegungen zu koordinieren, aktiviert die Bauchmuskulatur automatisch und differenziert.

1.1.1. *Von kaudal herkommende Aktivierung:* Beim hüftflexorischen Beinhub hängt sich das Bein ventral an das Becken, und dieses ventral an den Brustkorb. Zur Erhaltung der vertikalen Lage der Körperlängsachse nimmt die extensorische Stabilisation der Brustwirbelsäule automatisch zu, als aktive Widerlagerung des ventral aufgehängten Beingewichtes. Dabei nimmt die Kompressionsbelastung der Wirbelsäule zu. Abhängig vom Gewicht des aufgehängten Beines neigt sich die Körperlängsachse kompensierend etwas nach hinten.

1.1.2. *Von kranial herkommende Aktivierung:* Flexorische Armbewegungen und extensorische Kopfbewegungen rufen eine aktiv widerlagernde koordinierende Aktivität der Bauchmuskeln hervor. Extensorische Armbewegungen und flexorische Kopfbewegungen rufen eine weiterlaufende koordinierende Aktivität der Bauchmuskeln hervor.

1.2. Automatische Aktivitäten treten bei Balancebewegungen des Beckens und bei der Atmung auf.

Hinweis. Es gibt viele therapeutische Situationen, die es erfordern, die Bauchmuskulatur bei horizontal stehender Körperlängsachse und aus Rückenlage zu trainieren. Ein liegender Körper aber ist nur wenig aktiviert und nicht auf plötzliche Belastungen gefaßt, wenn diese nicht aus dem Bedürfnis erwachsen, sich zu drehen oder aufzustehen.

2. Bei annähernd horizontal stehender Körperlängsachse bringt es die räumliche Lage der Wirbelsäule mit sich, daß diese durch Schub und Abscherung belastet wird.

2.1. Gewichte, die in dieser Ausgangsstellung der Wirbelsäule an die ventrale Muskulatur gehängt werden, trainieren diese nur, wenn sich die bewegliche Wirbelsäule im richtigen Moment stabilisiert. Ist aber, was häufig vorkommt, das Gewicht zu groß und die Belastung zu plötzlich, so resultiert daraus eine Fehlbelastung der Wirbelsäule in Form von Abscherbelastung der passiven Haltestrukturen. Von dieser Fehlbelastung betroffen sind die Wirbelgelenke, die Wirbelkörper-Bandscheiben-Gelenke, die potentiellen Bruchpforten an Leisten, am Rectus abdominis und an Operationsnarben.

2.1.1. Kommt die Belastung von kaudal durch Anheben der Beine, und erfolgt die notwendige Stabilisation der Lendenwirbelsäule zu spät, so resultiert daraus eine isotonisch exzentrische EXT der Lendenwirbelsäule, die ihrerseits die Bewegungskomponente des kaudalen Anteils des Rectus abdominis verschlechtert.

2.1.2. Kommt die Belastung von kranial durch Anheben des Kopfes, des Schultergürtels mit den Armen und des Brustkorbes, und erfolgt die notwendige Stabilisation der Brustwirbelsäule nicht, so verkürzt sich der zu schwere Hebelarm durch eine übermäßige Bewegung des Kopfes nach kaudal und vermehrte Flexion der Brustwirbelsäule. Dadurch werden die Muskeln des Oberbauches, insbesondere die schrägen Züge, aktiv insuffizient [→ S. 32].

rakaler Rundrücken), + sagittaler Thorax Φ sind pathologische Abweichungen, die durch das Modell günstig beeinflußt werden [→ S. 62].

1.1. Das Modell „Der klassische Frosch" (Abb. 1 – 2 – 3)

Merke

Das Modell „Der klassische Frosch" als Bauchmuskeltraining eignet sich für normale Wirbelsäulen und ihre Variationen im Rahmen der Norm. Mäßige +LWS (vermehrte Lendenlordose), +BWS (tho-

DISPOSITION

Analyse und Rezept

I.
Name des Modells: „Der klassische Frosch"

II.
● **Lernziel**

II.1.
Die Bauchmuskulatur funktionell verkürzen können.

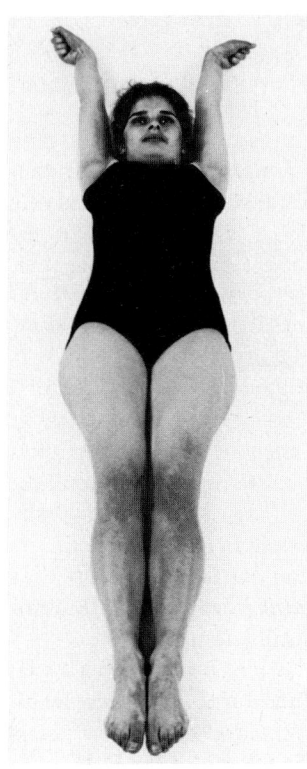 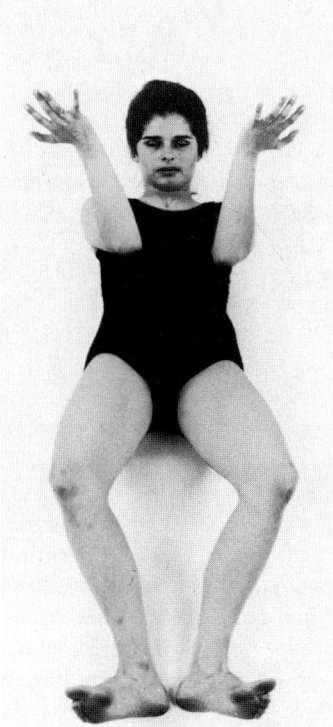 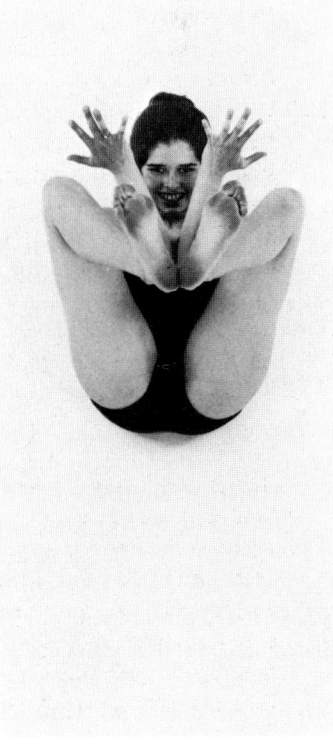

1   2   3

Abb. 1 – 3. Das Modell „Der klassische Frosch"

Abb. 1. ASTE „Der klassische Frosch"

Abb. 2. Mitte Bewegungsablauf „Der klassische Frosch"

Abb. 3. ESTE „Der klassische Frosch"

II.1.1.

Den Oberbauch durch Verkleinerung des epigastrischen Winkels verschmälern können.

II.1.2.

Den Unterbauch durch Verkleinerung des Abstandes Symphyse/Bauchnabel verkürzen können.

II.2.

Eine auf Geschicklichkeit und Kraft trainierte Bauchmuskulatur zur Verfügung haben.

III.

▶ **Lernweg der Übung „Der klassische Frosch"**

III.1.

Funktionsanalyse des Modells in „Therapeutensprache"

III.1.1.

Funktionsanalyse der ASTE des Modells „Der klassische Frosch"

a) Konzeption

Um die funktionelle Verkürzung der Bauchmuskulatur zu bahnen, wählen wir eine ASTE, die die betreffenden Muskeln funktionell dehnt, also den Oberbauch breit und den Unterbauch lang macht.

b) Position

Rückenlage;
KA Kopf, eingeordnet in die KLA [→ S. 12].
KA Arme, symmetrisch am Boden liegend, eingeordnet in die Verlängerung der Körperdiagonalen [→ S. 13], RE Arm: RE Schulter/ LK Hüfte, LK Arm: LK Schulter/RE Hüfte.
KA Beine, symmetrisch am Boden liegend, soweit als möglich eingeordnet in die Körperdiagonalen, RE Bein: LK Hüfte/RE Schulter, LK Bein: RE Hüfte/LK Schulter.

c) Aktivierung der ASTE

1. Planung
Die Aktivierung geschieht im Sinne der WB [→ S. 40], die nach verschiedenen Rich-

tungen wirkend die Dehnung der Bauchmuskulatur erreicht, so wie in der Konzeption der ASTE beschrieben.

2. Richtung
Die Distanzpunkte der fünf Extremitäten streben weg vom Körpermittelpunkt [→ S. 14]:
am KA Kopf Distanzpunkt Scheitelpunkt nach kranial,
am KA Arme Distanzpunkte Handgelenke nach kranial/lateral, in der Richtung ihrer Körperdiagonalen,
am KA Beine Distanzpunkte Fußspitzen nach kaudal/medial, in Richtung der Längsachsen der Beine.

3. Intensität
Bezogen auf die ökonomische Aktivität, deutlich verstärkt.

4. Atmung
Inspiratorisch bis zur Auslösung eines Gähnreflexes.

5. Veränderung der Unterstützungsfläche
In Richtung der fünf Extremitäten etwas vergrößert.

6. Tempo
Sehr langsam.

7. Zeitliche Koordination
Simultan in allen fünf Extremitäten.

8. Bewegungskomponenten
(in bezug auf die Nullstellung der Gelenke)
KA Kopf
Der Scheitelpunkt steht in der KLA.
HWS, Verminderung der Lordose.
Atlantookzipitalgelenke, soviel FLEX, daß der Blick nach ventral gerichtet ist.
KA Arme (Abb. 4)
Am Schultergürtel steht das Akromion beidseits kranial/dorsal/medial.
Schultergelenke, FLEX/so viel ABD, daß die LA der Arme annähernd parallel stehen/ IR.
Ellbogengelenke, EXT.
Schaltstellen der Handgelenke und Unterarme, FLEX/ULNARABD/PRONATION.

Die Handgelenke schauen nach kranial/medial.
Finger, PATTERNFAUST/Daumen in OPPOSITION. Die LA der Hände schauen nach lateral/kranial.
KA Beine
Hüftgelenke, EXT/so viel ADD, daß sich die medialen Seiten der Beine und die medialen Malleolen berühren/so viel IR, daß die Patellae nach ventral schauen.
Knie, EXT.
Schaltstellen der Füße, PLANTARFLEX/so viel PRONATION, daß die LA der Füße in der Verlängerung der LA der Unterschenkel stehen.
Zehen, FLEX/ADD.

Merke

Die beschriebene richtungsbetonte Aktivierung der ASTE bewirkt vom KA Kopf her eine EXT der BWS und eine mäßige Verlängerung des Oberbauches. Vom KA Arme her ein Heben der Rippen und damit die Vergrößerung des epigastrischen Winkels. Vom KA Beine her eine EXT der LWS und damit eine Verlängerung des Unterbauches.

III.1.2.
Funktionsanalyse des Bewegungsablaufes des Modells „Der klassische Frosch"

a) Konzeption

Die Aktivierung der ASTE hat die funktionelle Dehnung der Bauchmuskeln bewirkt. Beim Bewegungsablauf soll die Ausatmung die funktionelle Verkürzung einleiten. Der KA Arme soll die Verschmälerung des Oberbauches, der KA Beine mit dem KA Becken die Verkürzung des Unterbauches bewirken. Dem KA Kopf soll die Aufgabe zufallen, einerseits die Beinbewegung zu begrenzen, andererseits eine Verkürzung des Oberbauches zu verhindern.

b) Aktivierung des Bewegungsablaufes

1. Planung
Beim Bewegungsablauf geraten die KA Arme, Kopf und Beine in Spielfunktion.
Dabei machen die KA Arme, Beine und Becken zur ASTE antagonistische WB, die die Bauchmuskeln im Sinne des Lernzieles weiterlaufend aktivieren. Insbesondere die Beckenbewegung sichert den weiterlaufenden Effekt der Beinbewegung auf den Unter-

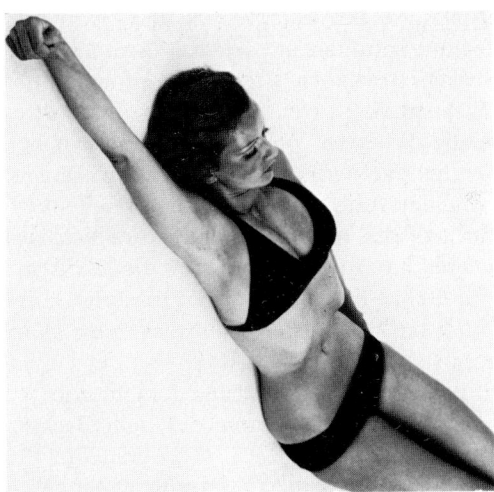

Abb. 4. Detail „Der klassische Frosch". Armstellung in der ASTE

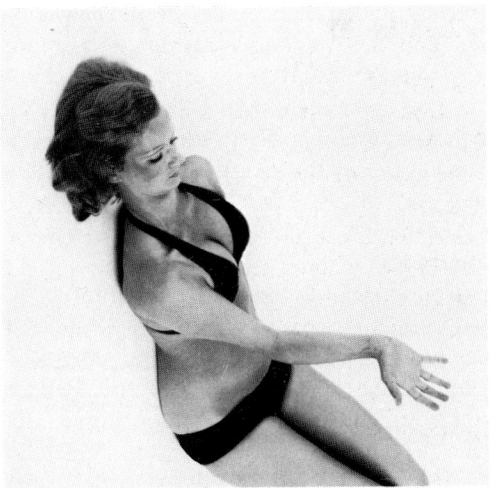

Abb. 5. Detail „Der klassische Frosch". Armstellung in der ESTE

bauch. Der KA Kopf aktiviert, sobald er in Spielfunktion kommt, von kranial her die gerade Bauchmuskulatur weiterlaufend. Die Begrenzung der Beinbewegung ist ein widerlagernder Effekt, der entsteht, weil sich Beine/Becken und Kopf in gegensätzlicher Richtung bewegen.

Da der KA Kopf nur wenig von der KLA nach ventral abweicht, und der Scheitelpunkt das Wegstreben vom Körpermittelpunkt nicht aufgibt, ist die Kopfbewegung in sich aktiv widerlagernd.

2. Richtung

Die Distanzpunkte der KA Arme, Beine und Becken bewegen sich zum Körpermittelpunkt respektive zum Bauchnabel. Der Distanzpunkt des KA Kopf nur wenig in der Symmetrieebene nach kaudal/ventral. Die Ellbogen in Richtung Bauchnabel nach kaudal/ventral/medial. Die Fersen und die Symphyse in der Symmetrieebene nach kranial/ventral.

3. Intensität (in bezug auf die ASTE)

Zuerst langsam nachlassend. Dadurch wird die Ausatmung, insbesondere das Senken der Rippen, eingeleitet. Es geschieht isotonisch exzentrisch, wie auch die zur ASTE antagonistischen Primärbewegungen [→ S. 42] der Extremitäten. Mit Beginn der istotonisch konzentrischen Phase der Primärbewegungen und der Verlängerung der Ausatmung wird die Intensität gesteigert, entsprechend der zunehmenden Hubbelastung für die Bauchmuskulatur, die wiederum eine Folge der Verkleinerung der Unterstützungsfläche ist.

4. Atmung

Exspiratorisch. Während der isotonisch exzentrischen Bewegungsphase folgen die Rippen dem elastischen Lungenzug. Die Verschmälerung des Oberbauches und Verkürzung des Unterbauches werden eingeleitet. Die Verlängerung der Ausatmungsphase unterstützt die Hubkraft der Bauchmuskeln und fördert die physiologische Verkürzung der Bauchmuskulatur.

5. Veränderung der Unterstützungsfläche

Die von distal nach proximal verlaufende Bewegungswelle verursacht eine Verkleinerung der U'fläche, weil alle fünf Extremitäten den Bodenkontakt verlieren und in Spielfunktion übergehen. Zum Schluß hebt sich auch noch der kaudale Teil des KA Becken vom Boden ab. Die Gewichte all dieser KA werden an den Bauchmuskeln aufgehängt. Dieser Vorgang sollte durch ökonomisches Bewegungsverhalten so koordiniert sein, daß die WS, ihrer Lage im Raum entsprechend, genügend stabilisiert wird, um trotz der am Bauch hängenden Gewichte den Abscherkräften muskulär entgegenzuwirken. Diese Art der Aufhängung von Gewichten trainiert, im Sinne des Lernzieles, die *Kraft* der Bauchmuskeln durch den adäquaten Hub und die *Geschicklichkeit* durch den richtigen zeitlichen Einsatz ihrer Aktivität.

6. Tempo

Die erste Phase des Bewegungsablaufes, das Vermindern der Dehnspannung der ASTE, soll langsam und sorgfältig vor sich gehen. Beim Übergang in die isotonisch konzentrische Hubphase nimmt das Tempo zu und wird zügig bis rasch.

7. Zeitliche Koordination

Die Phase des Nachlassens der Spannung beginnt simultan an den KA Arme/Beine/Becken/Brustkorb. Am KA Kopf behält der Distanzpunkt Scheitelpunkt seine wegstrebende Tendenz vom Bauchnabel noch bei, bis die Aktivierung im Sinne der Verlängerung der Ausatmung die funktionelle Verkürzung der Bauchmuskulatur deutlich eingeleitet hat. Inzwischen haben die KA Arme und Beine bereits ihre konzentrische Hubphase mit Temposteigerung begonnen. Jetzt hebt sich auch der KA Kopf von der Unterstützungsfläche ab, in dem Moment also, wo er durch die Auswirkung des Bein/Beckengewichtes als APW [→ S. 44] gebraucht wird. Der KA Kopf seinerseits greift im Sinne einer Primärbewegung [→ S. 42] in den Ablauf der Aktivitäten ein und bringt dadurch die

Begrenzung des ganzen Bewegungsgeschehens zustande.

8. Bewegungskomponenten (in bezug auf die ASTE)

Der KA Kopf bewegt sich in der Symmetrieebene. Dabei geht:
die HWS in wenig FLEX, das Atlantookzipitalgelenk in FLEX. Der Distanzpunkt Scheitelpunkt bewegt sich dabei wenig nach ventral/kaudal. Das Gewicht des KA Kopf hängt sich mit Hilfe der ventralen Halsmuskulatur und der geraden Bauchmuskelzüge an die Symphyse. Diese Aktivität unterstützt die Stabilisation der LWS.

Das Bewegungspattern des KA Arme verhält sich zur ASTE genau antagonistisch, beginnt distal und läuft nach proximal (Abb. 5). Dabei gehen:
die Hände in eine PATTERNHANDÖFFNUNG/Daumen RETROPOSITION [→ S. 99]. Die Handflächen drehen zuerst nach medial, dann nach dorsal. Am Ende des Bewegungsablaufes schauen sie nach kranial und die LA der Hände zeigen nach ventral.

Die Unterarme in SUPINATION, die Ellbogengelenke in ± 90° FLEX.

Die Schultergelenke in EXT/ADD/AR. Dabei bewegen sich die Ellbogen als distale Distanzpunkte [→ S. 19] in Richtung Bauchnabel.

Am Schultergürtel das Akromion nach kaudal/lateral/ventral. Durch diese symmetrische Bewegung hängt sich das Gewicht der Arme mit Hilfe der ventralen Schultermuskulatur und den schrägen Bauchmuskelzügen diagonal an die gegenüberliegende Bekkenseite. Die AR-Komponente der Schultergelenke wirkt der Bewegungsrichtung entgegen, indem sie die Schulterblätter im Sinne einer ADD an die WS rückstabilisiert. Dadurch wird die BWS weiterlaufend extensorisch stimuliert. Diese EXT der BWS ist funktionell eine AW der Flexionstendenz der BWS, hervorgerufen durch die Aktivität der geraden Bauchmuskeln. Nur so gelingt es, die Forderung des Lernzieles nach Senken der Rippen und Verkleinerung des epigastrischen Winkels zu erfüllen.

Das Bewegungspattern des KA Beine verhält sich zur ASTE genau antagonistisch und beginnt distal und läuft nach proximal. Dabei gehen:
Die Zehen in EXT/ABD.

Die Fußgelenke in DORSALEXT/INVERSION. Die Fußspitzen als distale Distanzpunkte gehen nach kranial/ventral/lateral.

Die Schaltstellen der Knie und Unterschenkel in ± 90° FLEX/AR. Dabei bewegen sich die durch leichten Druck vereinigten Fersen als distale Distanzpunkte der Knie- und Hüftgelenke in der Symmetrieebene nach ventral/kranial.

Die Schaltstellen der Hüftgelenke in FLEX/ABD/AR. Dabei bewegen sich die Knie als distale Distanzpunkte der Hüftgelenke nach ventral/kranial/lateral.

Durch diese symmetrische Bewegung hängt sich das Gewicht des KA Beine mit Hilfe der ventralen Hüftmuskulatur und der geraden Bauchmuskelzüge im Bereich des Prozessus ensiformis an den KA Brustkorb. Die vereinigten Fersen machen ihre Bewegung nach kranial zuerst mit Bodenkontakt und verlassen die U'fläche erst, wenn sich der Hebelarm so viel verkürzt hat, daß die Hubbelastung der Kraft der Bauchmuskulatur entspricht.

Die Vereinigung der Beingewichte durch den Fersendruck bewirkt, daß diese betont die gerade Bauchmuskulatur belasten. Durch die Aktivierung der AR in den Hüftgelenken und das abduktorische Auseinanderweichen der Knie wird die Hüftflexion erleichtert. Die symmetrische Verteilung der Beingewichte bewirkt, daß die WS in bezug auf die ROT sowohl stabilisiert als auch im Gleichgewicht gehalten wird.

Der KA Becken bewegt sich in einem zur ASTE antagonistischen Pattern. Dabei geht:
Die LWS in FLEX. Die Symphyse als distaler Distanzpunkt bewegt sich dabei in der Symmetrieebene nach ventral/kranial in Richtung Bauchnabel. Dabei hängt sich das

Gewicht des KA Becken gemeinsam mit dem Gewicht des KA Beine an den KA Brustkorb im Bereich des Prozessus ensiformis. Diese spezifisch gelenkte Beckenbewegung, die eine WB [→ S. 40] der Beinbewegung ist, garantiert die im Lernziel geforderte Verkürzung des Unterbauches durch die Verbesserung der Bewegungskomponente für die gerade Bauchmuskulatur.

III.1.3.
Funktionsanalyse der ESTE des Modells „Der klassische Frosch".
Die ESTE ist erreicht, wenn die Bewegungsabläufe der bewegten KA das Lernziel erfüllt haben. Nämlich:
Lernziel 2.1., die funktionelle Verkürzung der Bauchmuskulatur.
Lernziel 2.2., Geschicklichkeits- und Krafttraining der Bauchmuskulatur.
Die ESTE wird einige Sekunden gehalten, dabei wird entweder durch die Nase oberflächlich hechelnd geatmet oder durch den Mund inspiratorisch und exspiratorisch leise gepfiffen.

III.1.4.
Funktionsanalyse des Bewegungsablaufes von der ESTE zurück zur ASTE des Modells „Der klassische Frosch".

Der Weg von der ESTE zurück zur ASTE wird wiederum mit einer Phase des Nachlassens der Spannung eingeleitet. Auch die Atmung paßt sich dieser isotonisch exzentrischen [→ S. 28] Aktivitätsform an, indem die inspiratorische Phase durch das Nachlassen der exspiratorischen Aktivität und durch die Wirkung des elastischen Lungenzuges initiiert wird. Die konzentrische Aktivität beginnt zuerst distal an Händen und Füßen. Sie nimmt proximal erst dann zu, wenn die betreffenden KA durch Bodenkontakt die Unterstützungsfläche vergrößern und folglich nicht mehr an der ventralen Muskulatur hängen. Beim KA Arme ist das der Fall, wenn die Schulterblätter den Boden berühren, beim KA Beine, wenn die Füße am Boden eine Abstützung gefunden haben. Der Bodenkontakt der Füße muß unbedingt erfolgen, ehe in der Lendenwirbelsäule der schädliche AWM (Ausweichmechanismus) einer isotonisch exzentrischen EXT stattfinden kann. Der KA Kopf sorgt dafür, daß die Aktivierung der geraden Bauchmuskelzüge aufrecht erhalten bleibt, bis der KA Becken nicht mehr am Prozessus ensiformis hängt. Wenn alle fünf Extremitäten wieder Bodenkontakt haben, kann die Aktivierung der ASTE wieder beginnen.

III.2.
Instruktion des Modells „Der klassische Frosch" in „Patientensprache"

III.2.1.
Verbal didaktische Hilfen

III.2.2.
Perzeptiv didaktische Hilfen

III.1.1. ASTE, b) Position:
„Lege Dich bequem auf den Rücken und lege die Arme neben den Kopf."

III.1.1. ASTE, c) Aktivierung
„Mach' Dich lang – den Bauch – den Nakken – die Beine – die Arme. Wenn der Bauch lang wird, bildet der Rücken eine Brücke und es gibt Fältchen im Kreuz. – Wenn Du den Nacken lang machst, wird der Hals vorne kurz. Die Augen können spazie-

Für den KA Arme: Der Therapeut fordert den Patienten auf, keinen Widerstand zu leisten. Dann manipuliert er z. B. einen Arm behutsam und differenziert in die ASTE, dabei wird der Handrücken vom Bauchnabel weggedehnt. Damit sichern wir die WB der

ren gehen, und der Scheitel strebt weg vom Bauchnabel. Die Hände machen Fäustchen, die nach außen winken können. Die Haut spannt am Rücken der Handgelenke. Diese streben auch weg vom Bauchnabel.
Die langen Beine berühren sich innen, aber die Knie schauen nach oben. Die inneren Knöchel sollen sich berühren, wenn es möglich ist. Mit den Zehen machst Du auch Fäustchen, sonst sind die Füße lang, wie bei einer Balletteuse. Darum schauen jetzt die Fußsohlen zum Boden. Jetzt ist Dein Bauch schön lang und oben breit geworden und Du streckst Dich und reckst Dich, bis Du gähnen kannst."

Armaktivität in die KA Brustkorb und Becken. Nun läßt man den Patienten die manipulierte Stellung des einen Armes mit dem anderen symmetrisch nachvollziehen.
Da der KA Beine durch den medialen Berührungskontakt im Empfinden des Patienten als Einheit gespürt werden soll, manipuliert man beide Beine gemeinsam und läßt den Patienten die Armstellung selbst dazu koordinieren.
Den KA Kopf manipuliert man durch einen gezielten, feinen Stauchungswiderstand auf die KLA vom Scheitelpunkt her und läßt dann immer wieder die fünf Extremitäten aktivieren. Zwischendurch fordert man den Patienten auf, sich zu drehen oder aufzustehen, um von neuem und mit zunehmendem Bewegungsgefühl die ASTE zu reproduzieren.
Die KA Brustkorb/Becken kommen durch die richtigen Extremitätenaktivitäten in die gewünschte Stellung. Manipulierend kann man am besten durch Berührung zweier Distanzpunkte (z. B. Symphyse/Bauchnabel) eine gewünschte Abstandsveränderung — kürzer/länger — verständlich machen.

III.1.2. b) Aktivierung des Bewegungsablaufes

"Mit dem Gähnen gehen an Händen und Füßen die Fäustchen langsam auf und bilden kraftvolle, weite, flache Fächer. Zwei Handfächer gibt es, bei denen der kleine Finger nach innen dreht und nur einen großen Fußfächer, der an den Fersen fest zusammenhält und sich dabei aufrichtet.
Hast Du bemerkt, daß der Atem nach dem Gähnen von Dir wegfließt. Sorge dafür, daß er weiter strömt, dann spürst Du deutlich, wie Deine Taille schmal und der Bauch unten kurz wird. Das ist das Signal, daß die Ellbogen schnurstracks zum Bauchnabel ziehen sollen. Dabei drehen sich die Handfächer so, daß die Daumen nach außen und die Handrücken mit vielen Fältchen zu den Füßen schauen. Gleichzeitig weichen die Knie auseinander, um dem Fußfächer Platz zu machen. Er ist vom Boden weggestartet, die fest vereinigten Fersen ziehen in der Luft

Beim manipulierenden Einverleiben des Bewegungsablaufes geht man ähnlich vor, wie bei der ASTE. Da es sich jetzt nicht um das Erlernen einer Stellung, sondern einer Bewegung handelt, verhindert man das Abweichen vom idealen räumlichen Weg durch geschickte Berührungskontakte und entsprechende verbale Informationen. Kommt dann der Augenblick, wo größere Gewichte von der U'fläche abgehoben und an den Körper gehängt werden sollen, muß man manipulierend soviel an Gewicht übernehmen, daß der Bewegungsablauf flüssig und ohne Richtungsabweichung gelingt. Mit fortschreitendem Lernerfolg soll der Patient fähig werden, ohne diese Hilfen auszukommen.

einen flachen Bogen, bis sie ungefähr über dem Bauchnabel stehen. Jetzt ist es soweit: der Popo schwebt in der Luft, und wie durch Zauber fängt auch der Kopf an zu schweben. Jetzt machst Du den Hals vorne noch etwas kürzer, damit Du durch das Luftloch schauen kannst, das die Beine gebildet haben. Es ist wie ein Fenster. Da kannst Du sehen, daß der Fußfächer breit in der Luft schwebt, daß er weit offen ist, während die Handfächer jetzt aufrecht stehen und nach oben geöffnet sind.''

III.1.3. ESTE

„Fertig ist der Frosch. Das Atmen macht am meisten Spaß, wenn Du leise ein Liedchen durch die Zähne pfeifst. Wenn Dir die Luft ausgeht, pfeifst Du einfach einatmend weiter. Das kannst Du nicht. Doch, doch, einfach die Luft einsaugen. Dein Bauch ist jetzt angestrengt. Das ist in Ordnung. Gerade so soll es sein.''

Die ESTE kann man wie die ASTE in einzelnen Etappen manipulierend bewerkstelligen und dann vom Patienten halten lassen, mit der Aufforderung „so Bleiben'', „keinen Mucks mehr''. Ein in die ESTE manipulierter Arm läßt den Patienten sehr deutlich die Aktivität der schrägen Bauchmuskeln spüren. Der in die ESTE manipulierte KA Beine bringt die Aktivität der geraden Bauchmuskelzüge. Ein Stauchungswiderstand, vom Scheitelpunkt aus, in die KLA betont die aktiv widerlagernde stabilisierende Komponente der BWS. Man kann in der ESTE durch Widerstände, z. B. an den zusammengehaltenen Fersen für den Rectus abdominis und an den Ellbogenspitzen für die Obliqui abdominis die Belastung der Bauchdecken steigern und dem Bewußtsein einprägen.

III.1.4. Bewegungsablauf von der ESTE zurück zur ASTE

„Jetzt erinnere Dich daran, wie schön der Anfang war, das Strecken und Gähnen. Darüber vergißt Du das Pfeifen und die Anstrengung. Die Fächer gehen sachte zu. Die Hände fallen wie welke Blätter in sich zusammen. Auch der Fußfächer geht zu, beendet seinen Flug und landet vorsichtig am Boden. Jetzt, wo der Bauch weniger arbeiten muß, wenden sich alle Gedanken den schönen langen Beinen, langen Armen und dem langen Bauch zu. Die Fäustchen wollen wieder nach außen winken, und die Füße gehören der Balletteuse. Dein langer

In dieser Phase der Übung müssen die manipulierenden Hilfen dafür sorgen, daß der Übergang vom am Körper hängenden zum auf die Unterstützungsfläche abgeladenen Gewicht gut mit der Veränderung des Aktivitätszustandes der betreffenden Körperabschnitte koordiniert wird.

Nacken hilft Dir sehr, wenn Du Dich mit allen Fünfen vom Bauchnabel weg dehnst.
Jetzt mußt Du gähnen, und alles kann wieder von vorne beginnen.

1.2. Anpassung des Modells „Der klassische Frosch" an Kondition und Konstitution

III.3.1.

Fehler, deren Ursache eine Anpassung verlangen

Konditionelle Ursachen sind z. B.
a) Schmerzen, die während der Übung auftreten
b) untertrainierte Muskulatur, die auch die
in dieser Übung reduzierte Hubbelastung
der Bauchmuskulatur nur mit AWM [→ S.
44] bewältigt
c) paretische Bauch- oder Rückenmuskulatur
d) konditionelles Übergewicht, das die Hebelarme übermäßig belastet oder Bewegungsausschläge durch überflüssiges Fettge-
webe behindert
e) konditionelle Bewegungseinschränkungen, die den normalen Bewegungsablauf verhindern und sich auf die Hebelarmlängen
und Bewegungskomponenten [→ S. 31] ungünstig auswirken, z. B. ein versteiftes Hüftgelenk.

Konstitutionelle Ursachen sind z. B.
a) von der Norm deutlich abweichende + +
Längen/Breiten/Tiefen [→ S. 103] an den
bewegten Hebelarmen, die die Hubbelastung vergrößern
b) von der Norm deutlich abweichende − −
Längen/Breiten/Tiefen an den widerlagernden KA, die die potentiellen Gegengewichte
verkleinern.

Statische Ursachen sind z. B.
a) von der hypothetischen Norm ins Pathologische abweichende Krümmungen der
Wirbelsäule
b) von der Norm ins Pathologische abweichende Formen des Brustkorbes und der
Hüftgelenke, die die Auswirkungen von Be-
wegungsabläufen, seien sie weiterlaufend
oder widerlagernd, derart verfremden, daß
das therapeutische Ziel nicht erreicht werden
kann.

III.3.2.

Formen der Anpassung
A) Wenn der funktionelle Status [→ S.
102 – 118] ergeben hat, daß der weiterlaufende Effekt der Arm- und Beinpattern einfach
und ohne widerlagernde Komponenten (wie
beim „klassischen Frosch") besser dem Lernziel gerecht wird, nehmen wir die Anpassung
durch eine Veränderung der Bewegungskomponenten der Arm- und Beinpattern
vor.
B) Wenn der funktionelle Status ergeben
hat, daß die Gewichte der KA Beine/Bek-
ken/Arme/Kopf bei horizontaler Lage der
KLA für die Bauchmuskulatur zu schwer
sind, nehmen wir die Anpassung durch eine
Lageveränderung der KLA im Raum vor.

FORM A)

1.2.1. Beispiel: „Der Urfrosch"
(Abb. 6 – 7 – 8/9 – 10 – 11/12 – 13)

DISPOSITION

Analyse und Rezept

ad. I.
Name der Übung: „Der Urfrosch"

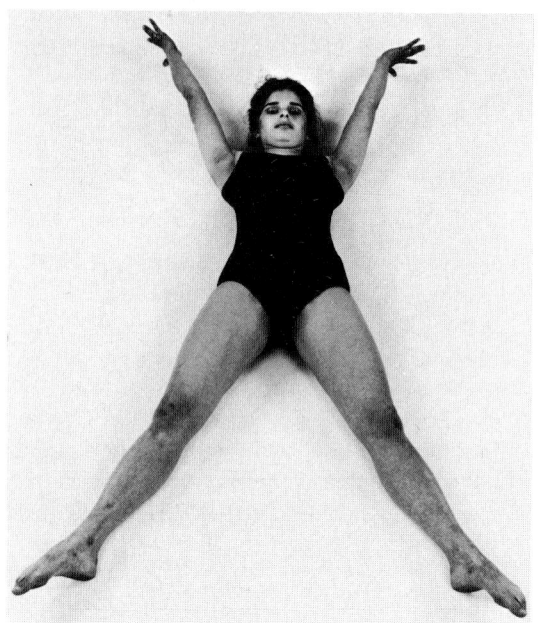

6

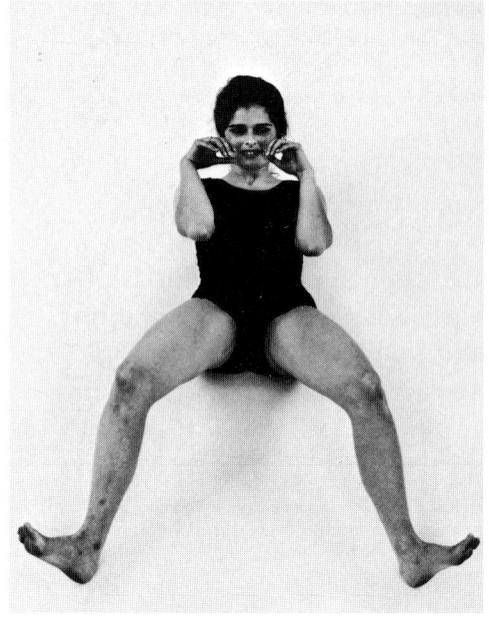

7

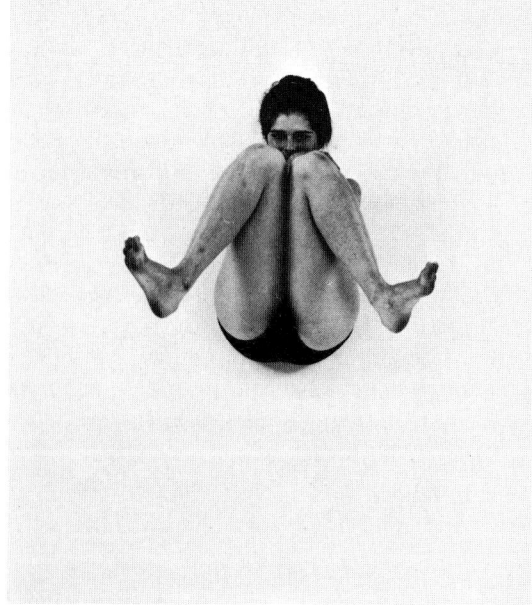

8

Abb. 6 – 8. „Der Urfrosch", Arm und Beinpattern symmetrisch

Abb. 6. ASTE „Der Urfrosch", symmetrisch

Abb. 7. Mitte Bewegungsablauf „Der Urfrosch", symmetrisch

Abb. 8. ESTE „Der Urfrosch", symmetrisch

ad II.

● **Lernziel**

ad.II.1.
Funktionelle Verkürzung der Bauchmuskulatur für –BWS (Flachrücken), + fronto-transversalen Thorax-ϕ, + LWS (Hyperlordose).

ad II.2.
Funktionelles Krafttraining der Bauchmuskulatur für hypermobile und unstabile Wirbelsäulen.

16

ad III.

▶ **Lernweg der Übung „Der Urfrosch"**

ad III.1.
Funktionsanalyse der Übung in „Therapeutensprache"

ad III.1.1.
Funktionsanalyse der ASTE der Übung „Der Urfrosch"

a) Konzeption

Die Anpassung des Armpatterns in der ASTE besteht darin, daß wir die IR-Komponente im Schultergelenk mit einer AR-Komponente vertauschen. Damit bringen wir den rückstabilisierenden Effekt auf das Schulterblatt (ADD an die WS) in die ASTE und vermeiden ihn dafür in der ESTE. Die Pattern-Handöffnung [→ S. 99] in der ASTE ist einfacher und entspricht einer Vorbereitung für das Greifen.

Die Anpassung des Beinpatterns in der ASTE besteht darin, daß wir die IR-Komponente im Hüftgelenk mit einer AR-Komponente und die ADD-Komponente mit einer ABD-Komponente vertauschen. Damit stellen wir das Beinpattern auf die andere Körperdiagonale ein. Dank dieser Veränderung wirkt sich die Aktivierung der ASTE (Wegstreben der Distanzpunkte der fünf Extremitäten vom Körpermittelpunkt) rückstabilisierend auf die LWS aus (Verminderung der LWS-Lordose)

c) Aktivierung der ASTE

1. Planung

In der ASTE des Modells „Der klassische Frosch" liegt die FLEX/EXT-Achse der Hüftgelenke dorsal von den Fußspitzen als Folge der ADD/IR-Komponenten. Mit der Aktivierung, dem Wegstreben der Distanzpunkte Fußspitzen vom Bauchnabel vollzieht sich die WB [→ S. 40] als EXT der LWS und zwangsläufige FLEX der Hüftgelenke durch die Bewegung des proximalen Hebelarmes (KA Becken). Durch die Aktivierung der ASTE wird also die in der Position noch bestehende EXT der Hüftgelenke

(von den distalen Hebelarmen aus) aufgegeben, denn die LA der Beine stehen unter sich und in bezug auf die KLA annähernd parallel und rechtwinklig zu den FLEX/EXT-Achsen der Hüftgelenke und der LWS. Will man nun nur den weiterlaufenden EXT-Effekt auf die LWS verhindern oder vermindern, sonst aber das Pattern des Modells „Der klassische Frosch" beibehalten, braucht man nur die Distanzpunkte des KA Beine von den Fußspitzen an die Fersen zu verlegen. Die FLEX/EXT-Achsen der Hüftgelenke liegen dann ventral von den distalen Distanzpunkten, den Fersen, und die WB auf die LWS wird neutral bis flexorisch und auf die Hüftgelenke neutral bis extensorisch. Allerdings verzichtet man damit auf die PLANTARFLEX/PRONATION der Fußgelenke.

Ganz anders ist die weiterlaufende Wirkung der Beinpattern des „Urfrosches" auf die KA Becken/Brustkorb bei der Aktivierung der ASTE. Die LA der „Urfroschbeine" divergieren von der KLA. Die distalen Distanzpunkte, die Fußspitzen, streben nach verschiedenen Richtungen. Die AR-Komponenten der Hüftgelenke betonen deren EXT und bringen die FLEX/EXT-Achsen der Hüftgelenke soweit nach ventral, daß sie in derselben Frontalebene liegen wie die Fußspitzen oder sogar ventral davon. Die Divergenz der Beinachsen bewirkt weiterlaufend bei der Aktivierung weniger eine Bewegung, als eine Stabilisierung der Hüftgelenke. Der extensorische Effekt auf die Wirbelsäule trifft diese weiter kranial im Bereich des ROT-Niveaus der unteren BWS, und wirkt (wiederum durch die Divergenz) auch auf diese stabilisierend.

ad III.1.2.
Funktionsanalyse des Bewegungsablaufes der Übung „Der Urfrosch"

a) Konzeption

Das Bewegungspattern des KA Arme überträgt sich weiterlaufend „nahtlos" auf die KA Brustkorb und Becken. Dank der IR-Komponente vollzieht sich eine viel ausge-

17

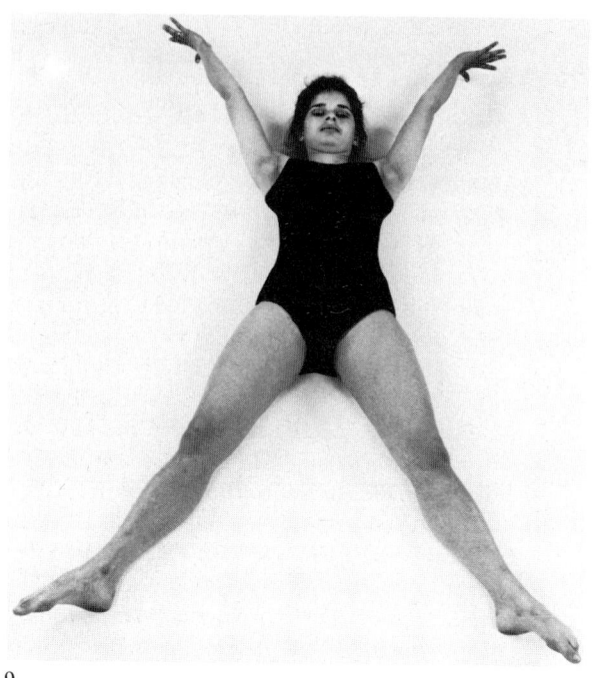

9

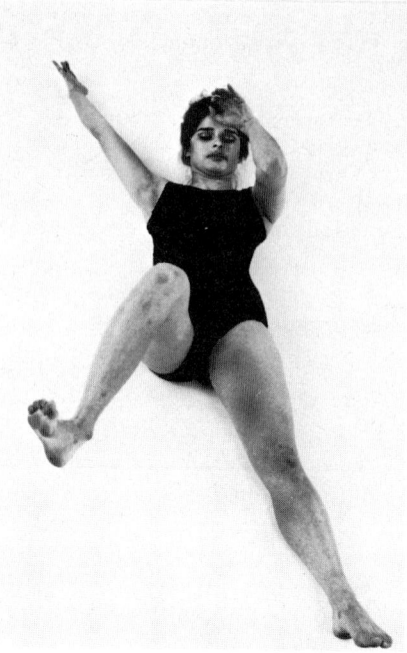

10

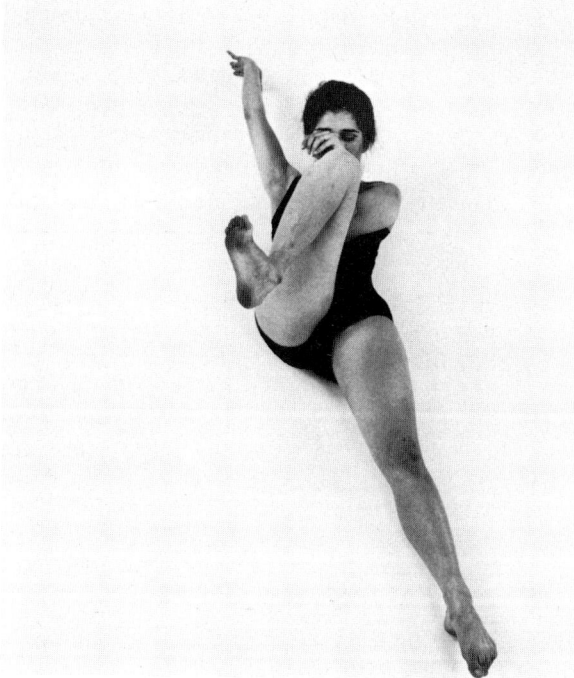

11

Abb. 9 – 11. „Der Urfrosch", diagonal

Abb. 9. ASTE „Der Urfrosch", diagonal

Abb. 10. Mitte Bewegungsablauf „Der Urfrosch", diagonal

Abb. 11. ESTE „Der Urfrosch", diagonal

18

prägtere Lageveränderung des Schultergelenkes in bezug auf den Brustkorb nach kaudal/ventral. Durch das Wegfallen der rückstabilisierenden Komponenten auf die BWS wird diese leicht flektiert, was im Hinblick auf eine – BWS (Flachrücken) und einen – frontosagittalen Thorax-ϕ wünschenswert ist. Sollte die flexorische Wirkung auf die BWS zu stark werden, wird man dem diagonalen „Urfrosch" den Vorzug geben, damit die flexorische weiterlaufende Bewegung durch den in der ASTE verbleibenden und diese aktivierenden Arm aktiv widerlagert wird.

Das Bewegungspattern des KA Beine überträgt sich weiterlaufend „nahtlos" auf die KA Becken und Brustkorb. Die distalen Distanzpunkte der Hüftgelenke, die Knie, konvergieren dank der IR-Komponente des Pattern eindeutig, so daß das Gewicht der KA Beine und Becken primär die schrägen Bauchmuskelzüge belastet, und das Gewicht einen breiteren Aufhängebereich am KA Brustkorb hat. Darum ist das Beinpattern

des „Urfrosches" für jede vermehrte LWS-Lordose zu empfehlen.

Merke

Der diagonale „Urfrosch" (Abb. 9–10–11) ist darum die Übung der Wahl für ein Krafttraining für alle Wirbelsäulen einerseits und für unstabile und hypermobile Wirbelsäulen insbesondere, weil durch den weiterlaufenden Effekt der bewegten Extremitäten die Bauchmuskeln sich isotonisch konzentrisch [→ S. 28] verkürzen, und weil durch den weiterlaufenden Effekt der stehenden Extremitäten die Rückenmuskeln isometrisch (im Sinne der AW [→ S. 43]) die Wirbelsäule stabilisieren. Die ROT-Komponenten werden durch die Gegenbewegung von Arm und Bein neutralisiert. Solange diese Gegenkräfte sich das Gleichgewicht halten, ist eine sehr große Kraftentfaltung für die Wirbelsäule ganz gefahrlos.

b) Aktivierung des Bewegungsablaufes

8. Bewegungskomponenten
KA Arme
ASTE   (Abb.   12)   →   ESTE   (Abb. 13)

Am Schultergürtel steht das Akromion in bezug auf
die Nullstellung   die ASTE
–kranial/ + dorsal/medial   kaudal/ + ventral/lateral

Das Schultergelenk steht in bezug auf
die Nullstellung   die ASTE
in FLEX/ABD/AR   in EXT/ADD/IR

Das Ellbogengelenk steht in
EXT   FLEX

Der Unterarm ist in
SUPINATION   PRONATION

Das Handgelenk steht in
EXT/RADIALABD   FLEX/ULNARABD

Die Hand macht eine
PATTERNHANDÖFFNUNG   PATTERNHANDSCHLIESSUNG
[→ S. 99] mit   [→ S. 99] mit
RETROPOSITION des Daumens   OPPOSITION des Daumens

19

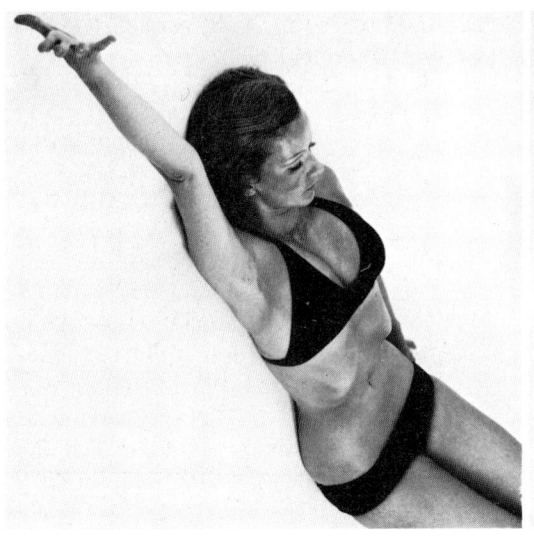 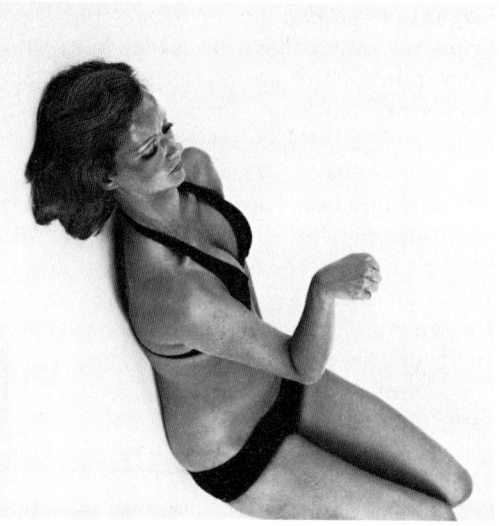

Abb. 12. Detail „Der Urfrosch". Armstellung in der ASTE

Abb. 13. Detail „Der Urfrosch". Armstellung in der ESTE

Die LA der Hand schaut nach
kranial/lateral

ventral/medial

KA Beine
ASTE (Abb. 6)   →   ESTE (Abb. 8)

Das Hüftgelenk steht in bezug auf
die Nullstellung   die ASTE
in EXT/ABD/AR   in FLEX/ADD/IR

Die LA des Beines   Die LA des Oberschenkels
ist auf die Diagonale ausgerichtet (RE Bein: RE Hüftgelenk/LK Schultergelenk)

Das Kniegelenk steht in bezug auf
die Nullstellung   die ASTE
in EXT   in FLEX/IR

Das Fußgelenk steht in bezug auf
die Nullstellung   die ASTE
in PLANTARFLEX/INVERSION   in DORSALEXT/EVERSION

Die LA des Fußes steht in der
Diagonalen   diagonalen Ebene

Die Zehengelenke stehen in bezug auf
die Nullstellung   die ASTE
in FLEX/ADD   in EXT/ABD

Zusammenstellung der Kombinationsmöglichkeiten des Modells „Der klassische Frosch" und der Anpassung „Der Urfrosch"

1. Kombination „Klassischer Frosch", „Urfrosch"

1.1. Arme und Beine „Klassischer Frosch"

1.2. Arme und Beine „Urfrosch"

1.3. Arme „Klassischer Frosch", Beine „Urfrosch"

1.4. Arme „Urfrosch", Beine „Klassischer Frosch"

2. Kombination der Bewegungsrichtungen

2.1. Arme symmetrisch von ASTE nach ESTE und zurück zur ASTE,
Beine symmetrisch von ASTE nach ESTE und zurück zur ASTE.

2.2. Arme symmetrisch von ASTE nach ESTE und zurück zur ASTE,
Beine symmetrisch von ESTE nach ASTE und zurück zur ESTE.

2.3. RE Arm/LK Bein von der ASTE in die ESTE und zurück zur ASTE,
LK ARM/RE Bein in der ASTE stabilisiert und den Bewegungsablauf der Gegendiagonalen in die ESTE widerlagernd in die ASTE verstärkend. Vice versa.

2.4. RE Arm/RE Bein von der ASTE in die ESTE und zurück zur ASTE,
LK Arm/LK Bein in der ASTE stabilisiert und den Bewegungsablauf der Gegenseite in die ESTE widerlagernd zurück zur ASTE verstärkend. Vice versa.

2.5. RE Arm/LK Bein von der ASTE in die ESTE und zurück zur ASTE,
LK Arm/RE Bein von der ESTE in die ASTE und zurück zur ESTE.

2.6. RE Arm/RE Bein von der ASTE in die ESTE und zurück zur ASTE,
LK Arm/LK Bein von der ESTE in die ASTE und zurück zur ESTE.

2.7. RE Arm von der ASTE in die ESTE und zurück zur ASTE,
LK Bein von der ESTE in die ASTE und zurück zur ESTE,
LK Arm/RE Bein in der ASTE stabilisiert und jeweils die Extremität widerlagernd, die in die ESTE geht, und jene verstärkend, welche in die ASTE geht. Vice versa.

2.8. RE Arm von der ASTE in die ESTE und zurück zur ASTE,
RE Bein von der ESTE in die ASTE und zurück zur ESTE,
LK Arm/LK Bein in der ASTE stabilisiert und jeweils die Extremität widerlagernd, die in die ESTE geht, und jene verstärkend, welche in die ASTE geht. Vice versa.

Beispiele anhand von sechs häufigen Abweichungen der Statik von der hypothetischen Normhaltung [→ S. 110 u. 111]

Normhaltung „Der klassische Frosch" und „Der Urfrosch"

1. Typus Hohlrundrücken (+ LWS, + BWS, + HWS): Arme „Klassischer Frosch" – Beine „Urfrosch"

2. Typus Flachrücken, Variante I (+ LWS, – BWS, – HWS): „Urfrosch"

3. Typus Flachrücken, Variante II (+ LWS, – BWS, – HWS, Kniegelenke + EXT): „Urfrosch"

4. Typus totaler Flachrücken (– LWS, – BWS, – HWS): Arme „Urfrosch" – Beine „Klassischer Frosch"

5. Typus Rundrücken (– LWS, + BWS, + HWS): „Klassischer Frosch"

6. Typus totaler Rundrücken (– LWS, + BWS, + HWS, Kniegelenke + FLEX): „Klassischer Frosch"

FORM B)

1.2.2. Beispiel: „Anpassung durch Veränderung der Lage der Körperlängsachse im Raum"

DISPOSITION

Analyse und Rezept

ad II.
● **Lernziel**

Die Fähigkeit, für ein funktionelles Bauchmuskeltraining durch Veränderung der Lage der KLA im Raum auch dann noch eine Anpassung vornehmen zu können, wenn die Kombinationsmöglichkeiten des Modells „Der klassische Frosch" und die Anpassung „Der Urfrosch" bei horizontaler Lage der KLA das Lernziel, aus was für Gründen auch immer, nicht erfüllen können.

ad III.
▶ **Lernweg der Übung in „Therapeutensprache"**

ad III.1.2.

Funktionsanalyse des Bewegungsablaufes der Übung „Anpassung der Frösche durch Veränderung der Lage der KLA im Raum".

a) Konzeption

Zusammenstellung der grundsätzlichen Möglichkeiten:

Abb. 14 – 15 zeigen eine Anpassung bei +LWS, schwachen atonischen Bauchmuskeln, +Gewicht am KA Beine (insbesondere an den Oberschenkeln) und am KA Becken.
ASTE: Der KA Becken wird mit einem Kissen oder einem Tuch in bezug auf den KA Brustkorb um so viel höher gelagert, als notwendig ist, den kritischen Teil der Wirbelsäule, die LWS, in Nullstellung oder in eine leichte FLEX zu bringen. Das Gewicht der Beine wird durch FLEX in den Hüftgelenken in eine Lagebeziehung zum übrigen Körper und zum Raum gebracht, so daß keine oder nur wenig Aktivität der Bauchmuskeln erforderlich ist, diese Stellung zu halten. Die Knie werden so viel flektiert, als nötig ist, die Ischiokruralbremse [→ S. 28] zu

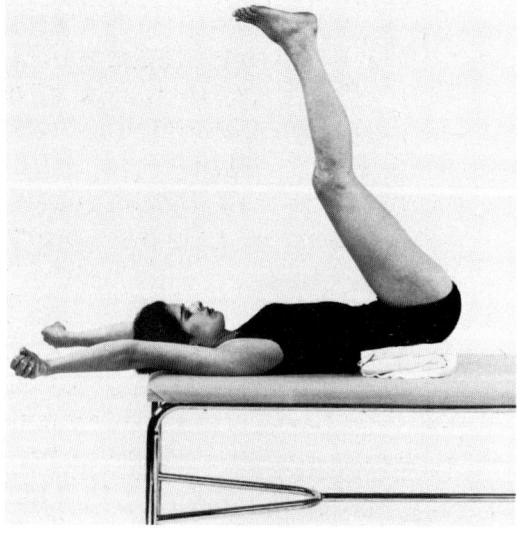

Abb. 14. ASTE „Der klassische Frosch". Anpassung bei +LWS, +Gewicht KA Beine/Becken

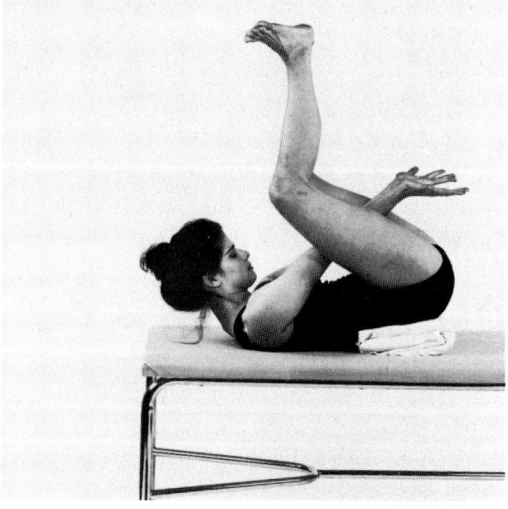

Abb. 15. ESTE „Der klassische Frosch". Anpassung bei +LWS, +Gewicht KA Beine/Becken

22

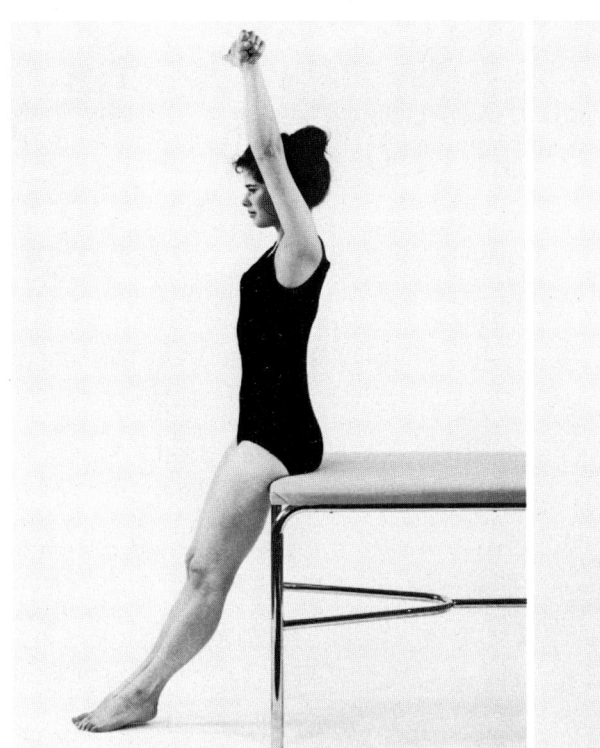

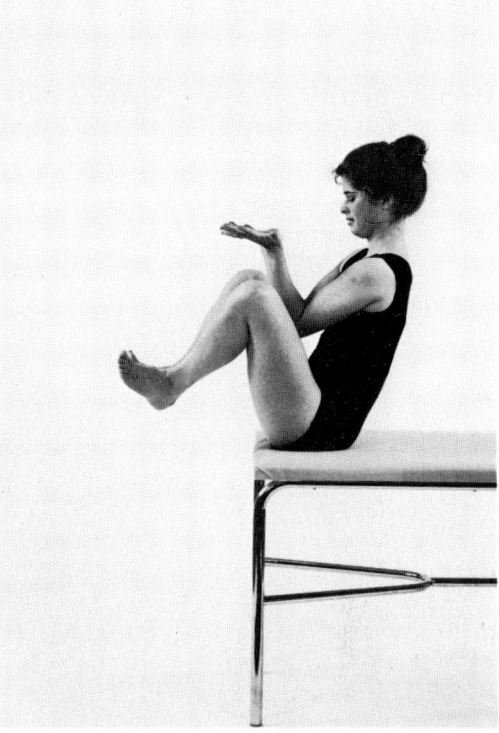

Abb. 16. ASTE „Der klassische Frosch". Anpassung bei +Gewicht KA Brustkorb/Kopf/Arme

Abb. 17. ESTE „Der klassische Frosch". Anpassung bei +Gewicht KA Brustkorb/Kopf/Arme

mindern. In dieser ASTE wird die leichte FLEX der LWS durch das Gewicht der Beine erreicht, das weiterlaufend den Druck des KA Becken auf die U'fläche verringert und die Bewegungskomponente der Bauchmuskeln verbessert.

Bewegungsablauf
Die Bewegung des KA Beine erhöht nun die Spannung insbesondere der geraden Bauchmuskelzüge, während von kranial her das Gewicht des Kopfes an die Symphyse gehängt wird. Das Gewicht des KA Arme stimuliert die schrägen Züge. Wenn die Schwäche der Bauchmuskeln ausgeprägt ist, wird das Armpattern mit gestrecktem Ellbogen durchgeführt, um damit mehr Gewicht über die FLEX/EXT-Achsen der WS zu bringen (Abb. 15).
Abb. 16–17 zeigen eine Anpassung bei +Gewicht und +Länge am KA Brustkorb,

bei +Gewicht und +Länge am KA Kopf, bei +Gewicht am KA Arme (insbesondere am Schultergürtel).
ASTE: Tubersitz auf hoher Bank. Fußsohlenkontakt mit dem Boden. KLA und LA der Arme sind annähernd vertikal.

Bewegungsablauf in die ESTE
Einleitend aktivieren wir die Extensoren der Hüftgelenke und neigen die KLA so weit nach hinten, daß sich das Gewicht des KA Beine einerseits und das Gewicht der KA Becken/Brustkorb/Kopf/Arme andererseits das Gleichgewicht halten. Dabei verlieren die Fußsohlen den Bodenkontakt, und die ventrale Muskulatur wird stark aktiviert. Nun läuft die Bewegungsfolge des „klassischen Frosches" ab. Zeitlich werden die Bewegungen der KA Arme und Beine so koordiniert, daß das Gewicht des KA Beine sowohl während des ganzen Bewegungsgesche-

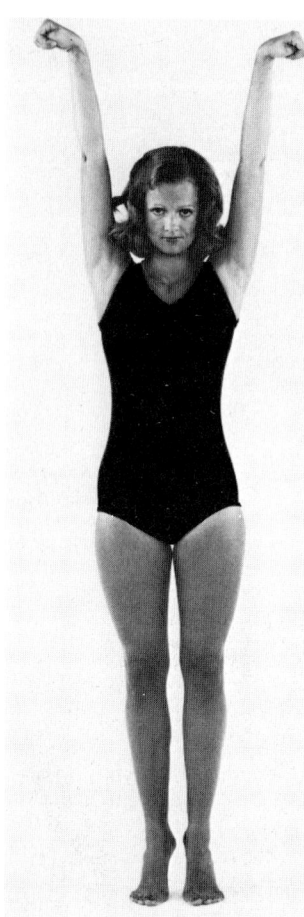
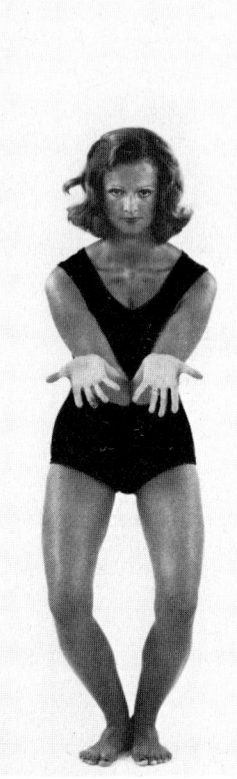
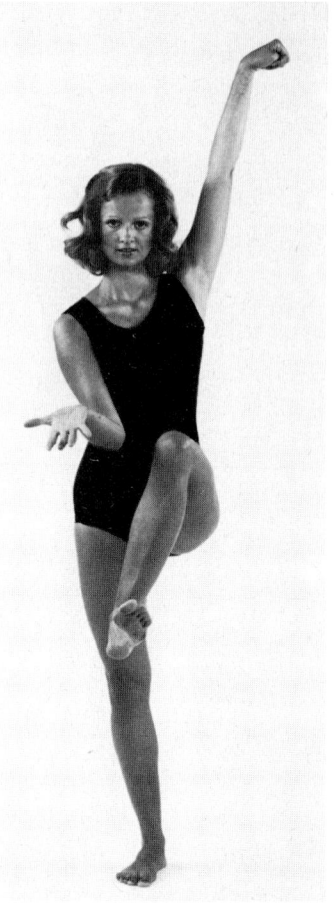

Abb. 18. ASTE „Der klassische Frosch", stehend. Anpassung bei unstabiler WS

Abb. 19. ESTE „Der klassische Frosch", stehend. Anpassung bei unstabiler WS

Abb. 20. ESTE „Der klassische Frosch", stehend diagonal. Anpassung bei unstabiler WS und zum Krafttraining

hens als auch in der ESTE den KA Becken/Brustkorb/Kopf/Arme das Gleichgewicht hält. Je nach Gewichts- und Längenverhältnissen Oberschenkel/Unterschenkel wird sich die KLA mehr oder weniger nach hinten neigen. Der KA Kopf muß aber in der KLA stehen, da sonst die Verschmälerung des Oberbauches nicht gelingt.

Abb. 18 – 19 zeigen eine Anpassung bei unstabiler Wirbelsäule.

ASTE: Der Zehenstand bei vertikaler KLA und bei Total-FLEX/IR im Schultergelenk

erfordert zum Ausbalancieren des überlängten Körpers über kleiner U'fläche eine große stabilisierende Aktivität gegen die Wirkung der Schwerkraft. Auf diese Weise haben wir ein betontes Geschicklichkeitstraining.

Bewegungsablauf und ESTE

In dieser Lagebeziehung der KLA zum Raum bringen Bewegungsablauf und ESTE des KA Arme, wie beim „Klassischen Frosch" beschrieben, eine besonders gute Verschmälerung des Oberbauches. Fußsoh-

24

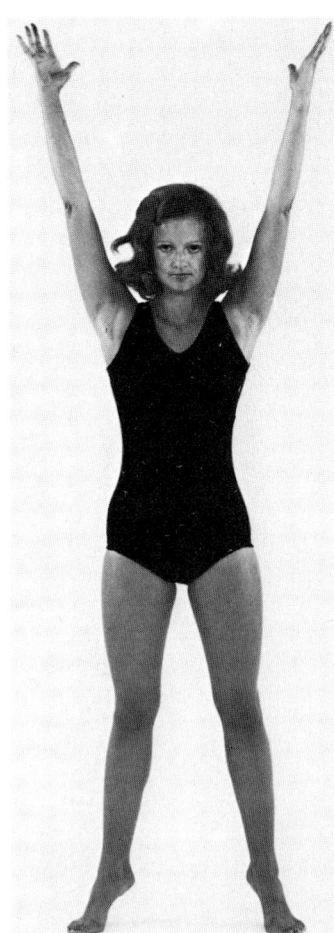 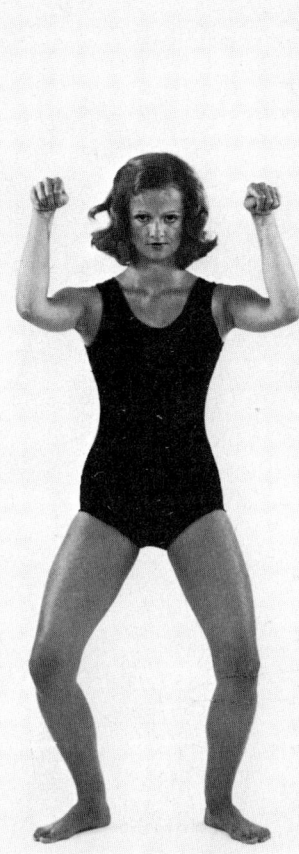 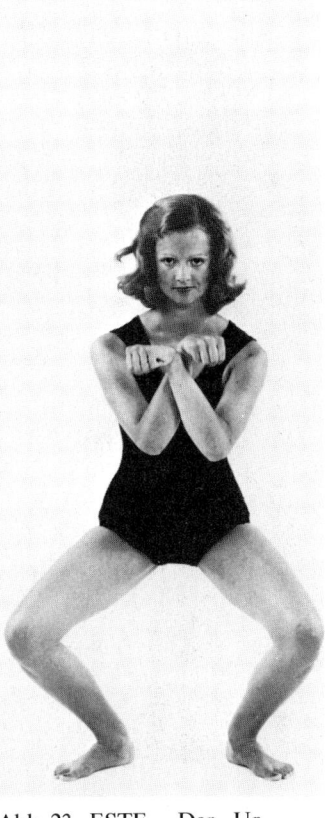

Abb. 21. ASTE „Der Ur-
frosch", stehend. Anpas-
sung bei unstabiler WS und
Flachrücken

Abb. 22. Mitte Bewegungs-
ablauf „Der Urfrosch", stehend. Anpassung bei unstabiler WS und Flachrücken

Abb. 23. ESTE „Der Ur-
frosch", stehend. Anpas-
sung bei unstabiler WS und
Flachrücken

lenkontakt mit dem Boden, leichte Knie-
und Hüftflexion begünstigen die Verkürzung
des Unterbauches, weil in den Hüftgelenken
genügend Bewegungstoleranz in Richtung
EXT vorhanden ist, und die FLEX der Kniegelenke einen möglichen AWM [→ S. 44]
vorweggenommen hat.
Abb. 18 – 19 – 20 zeigen Anpassungen bei
+ Breiten, – Tiefen und unstabiler, hypermobiler WS.
ASTE: Siehe Beschreibung der ASTE für
Abb. 18 u. 19.

Bewegungsablauf
Eine Diagonale in verkürzender Bewegung,
wobei die andere Diagonale die Rolle der
AW übernimmt.
ESTE: Siehe Abb. 20.
*Abb. 21 – 22 – 23/24 – 25 zeigen Anpas-
sungen* bei unstabiler WS und Flachrücken.
Abb. 26 – 27 – 28 zeigen eine Anpassung bei
+ Längen und + Gewichten der KA Brust-
korb/Kopf und bei der Absicht aus Rücken-
lage ohne Ausweichmechanismus und Fehl-
belastung der Wirbelsäule aufzusitzen.

25

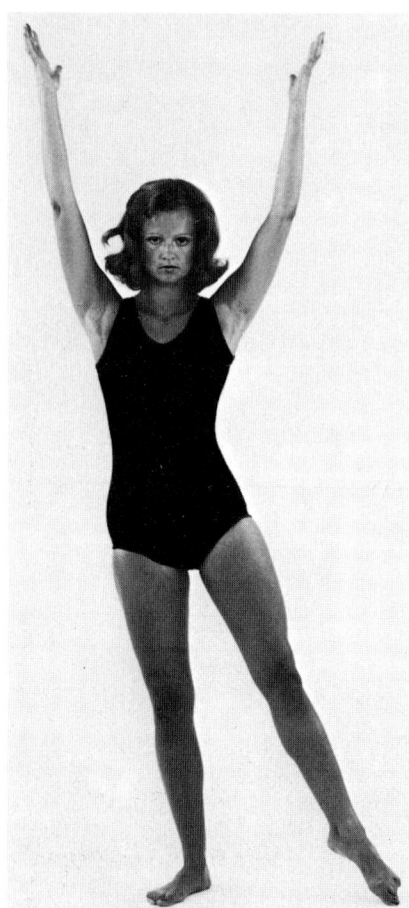

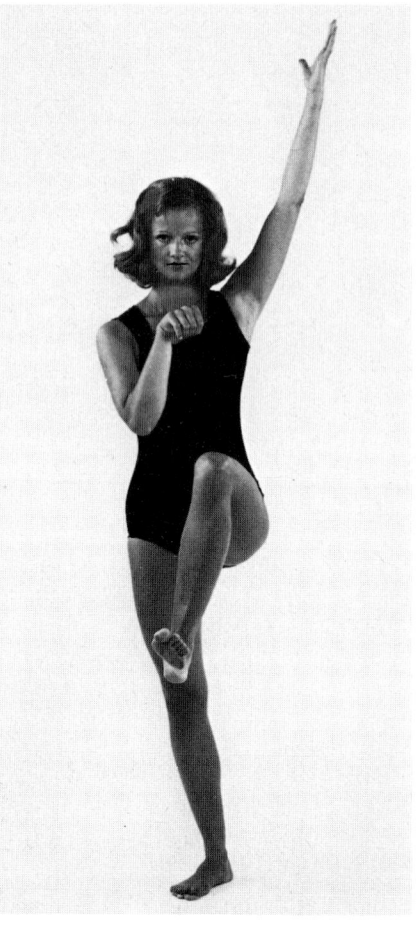

Abb. 24. ASTE „Der Urfrosch", stehend. Einbeinbelastung. Anpassung bei unstabiler WS und zum Krafttraining

Abb. 25. ESTE „Der Urfrosch", stehend. Einbeinstand. In dieser Abbildung steht das LK Hüftgelenk in AR statt in IR

ASTE: Da bei den beschriebenen konstitutionellen Verhältnissen ein Aufsitzen ohne Beschleunigung nicht möglich ist, wollen wir die Gewichte in der ASTE so anordnen, daß sie beim Versuch aufzusitzen als beschleunigende Gewichte im Sinne einer Primärbewegung in die gewünschte Bewegungsrichtung gebracht werden müssen. Wir können das Lernziel selbst dann noch erreichen, wenn zusätzlich eine Steigerung des Bewegungstempos erfolgen muß, um in die erstrebte ESTE zu gelangen. Darum erhält das Armpattern in der ASTE eine Ellbogenflexion und das Beinpattern in der ESTE eine Knieextension → S. 27 [1].

Bewegungsablauf in die ESTE
KA Arme geht im „Klassischen Froschpattern" in die ESTE mit Ellbogenextension. KA Beine geht in die ASTE des Modells. Das Gewicht der Beine wirkt stark beschleunigend, wenn es gut an der ventralen Rumpfmuskulatur hängt, und hebt den Rumpf hoch. In Abb. 27 kann man sehen,

---

[1] Seitenzahlen ohne Klammern beziehen sich auf das vorliegende Buch.

26

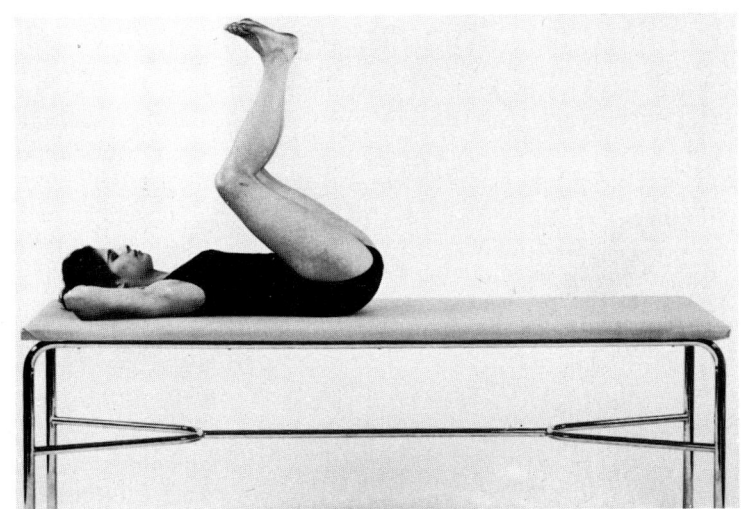

Abb. 26. ASTE „Der klassische Frosch". KA Arme Ellbogenflexion, KA Beine in der Position der ESTE zur Anpassung der Gewichtsverteilung

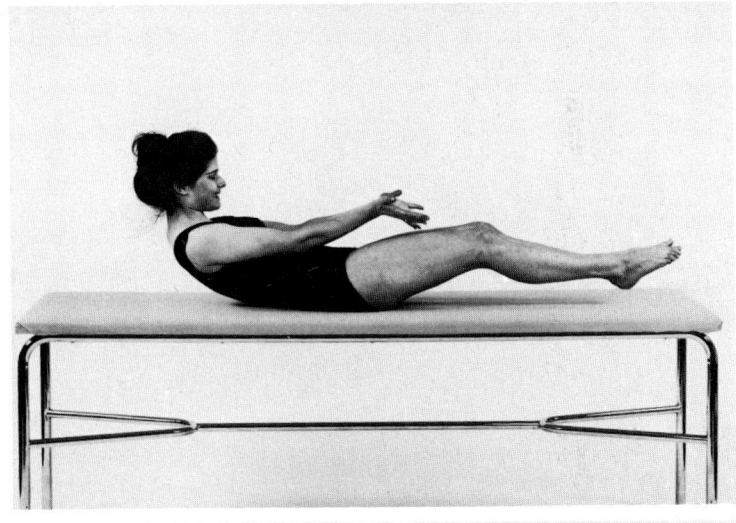

Abb. 27. Mitte Bewegungsablauf „Der klassische Frosch". Anpassung der Gewichtsverteilung

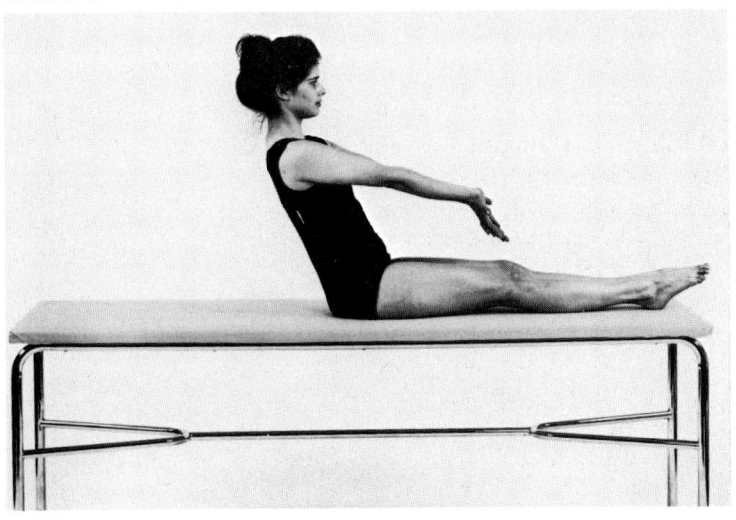

Abb. 28. ESTE „Der klassische Frosch". KA Arme Ellbogenextension, KA Beine in der Position der ASTE zur Anpassung der Gewichtsverteilung

daß der KA Kopf etwas zu viel in die Bewegungsrichtung gegangen ist. Dieser AWM geht auf Kosten einer guten Verschmälerung des Oberbauches. Um das zu vermeiden, muß beim nächsten Versuch z. B. die Bewegung des KA Arme beschleunigt und gleichzeitig die rückstabilisierende AR in den Schultergelenken betont werden. Ein solcher Fehler kann also didaktisch überwunden werden. In der ESTE hat sich die korrekte Kopfstellung wieder eingestellt.

Schlußfolgerung

Es gibt sehr viele Möglichkeiten der Anpassung des Modells „Klassischer Frosch", so daß für jeden Patienten eine geeignete Übungsform gefunden werden kann, sofern er nicht an Bewegungsausfällen leidet, die mit der Konzeption eines physiologischen Bauchmuskeltrainings unvereinbar sind. Ist die Einverleibung der angepaßten therapeutischen Übung „Klassischer Frosch" einmal gelungen, kann der Patient jederzeit mit Einzelstücken oder Einzelelementen der Übungen die physiologische Verkürzung seiner Bauchmuskulatur in den verschiedensten Ausgangsstellungen und Lebenslagen bewerkstelligen. Sei es z. B. nur durch eine verlängerte Ausatmung mit einer AW der BWS in EXT. Wenn einmal das „Image motrice" aufgenommen ist, bereitet das nahtlose Zusammenfügen der einzelnen Bewegungselemente zu einem Ganzen so viel Freude, daß eine solche Übung gerne reproduziert wird.

2. Die Vierfüßler, funktionelles Rückenmuskeltraining

Definition

Das funktionelle Rückenmuskeltraining lenkt die Aktivität auf die physiologischen Aufgaben dieser Muskulatur.

Merke

1. Weil bei der für den Menschen typischen aufrechten Haltung die KLA vertikal steht, und der in sich bewegliche, kyphotische Brustwirbelsäulenabschnitt durch die Einwirkung der Schwerkraft extensorisch stimuliert wird, werden wir diesen Wirbelsäulenabschnitt einem Krafttraining durch Hubbelastung unterziehen.

2. Verkürzung und Belastung der Extensoren der Brustwirbelsäule nach funktionellen Gesichtspunkten.

2.1. Bei vertikaler KLA und ökonomischer Aktivität muß das Aktivierungsprinzip der Wirbelsäule als eine Reaktion auf die Einwirkung der Schwerkraft verstanden werden. Deshalb ergibt sich für die kyphotischen Abschnitte ein anderes reaktives Verhalten, als für die lordotischen. Darum ist die BWS extensorisch gerichtet. Solange der Kopf über der HWS und die KA Kopf/Arme/Brustkorb über der LWS stehen, und ihre Gewichte in bezug auf die FLEX/EXT-Achsen dieser Wirbelsäulenabschnitte indifferent verteilt sind, zeigen sie keine gerichtete Aktivität, sondern sind potentiell beweglich. Erst wenn die KLA nach vorne geneigt oder ein Bein nach hinten angehoben wird, richtet sich die Aktivität der lordotischen Abschnitte extensorisch, da einmal von kranial, einmal von kaudal her Gewichte an die dorsale Rumpfmuskulatur gehängt werden.

2.2. Um die Extensoren der BWS zu verkürzen und zu belasten, verlegt man den Bewegungsimpuls am besten in den KA Kopf. Die Bewegungsrichtung ist eine Translation nach hinten, der weiterlaufende Bewegungseffekt ist die EXT der BWS. Die Begrenzung gelingt durch eine aktive Widerlagerung der ROT-Komponenten, indem man den KA Becken gegen den KA Brustkorb verschraubt.

3. Ein funktionelles Rückenmuskeltraining erfordert, daß die vielen Schaltstellen der Bewegung, welche durch die Aktivität dieser Muskulatur betroffen sind, berücksichtigt werden.

3.1. Stabilisierung der BWS in EXT und Zentrierung der Hubbelastung auf die BWS.

3.2. Möglichst harmonisch verteilte Beweglichkeit der ganzen Wirbelsäule in bezug auf FLEX/EXT/LAT-FLEX/ROT.

3.3. Kein Verlust der Stabilisationsfähigkeit, wenn aus der Peripherie agonistische und antagonistische weiterlaufende Bewegungsimpulse die Wirbelsäule treffen.

Aufgabenbereich der genuinen Rückenmuskulatur

1. Stabilisation der KLA in der Vertikalen

1.1. zur Freigabe der potentiellen ROT-Möglichkeiten um die KLA,

1.2. zur Freigabe der potentiellen Beweglichkeit der LWS und HWS,

1.3. zur Verstärkung oder aktiven Widerlagerung aller Extremitätenaktivitäten.

2. Stabilisation der gesamten WS in EXT bei Vorneigung der KLA.

3. AW der exspiratorischen Atembewegung zur Freigabe der Bewegungsexkursionen der Rippen bei der Atmung.

4. Zur anpassenden Verkürzung oder Verschmälerung der Rumpflänge oder Breite bei entsprechenden Aktivitäten, z. B. beim Ausweichen, Sich-Ducken usw.

Grundsätzliches über die Lage der KLA im Raum beim Rückenmuskeltraining

1. Bei annähernd vertikal stehender KLA bringt es die räumliche Lage der Wirbelsäule mit sich, daß diese durch Kompression belastet wird. Kompressionsbelastung ist für die Wirbelsäule physiologisch und damit auch die bereits diskutierte extensorische Aktivität der BWS.

1.1. Stauchungsimpulse der annähernd vertikal stehenden KLA, wie sie beim Laufen, Springen oder Tragen von Gewichten auf dem Kopf entstehen, verstärken diese extensorisch gerichtete Aktivität.

1.2. Alle von distal ankommenden Bewegungsimpulse der Extremitäten aktivieren die Rückenmuskulatur automatisch und differenziert.

1.2.1. Von *kranial* herkommende Aktivierung: Translationsbewegungen des Kopfes (a) in der Symmetrieebene nach hinten verstärken die extensorische Aktivität der BWS, solche nach vorne aktivieren die extensorische Muskulatur der HWS, (b) in der Frontalebene nach RE verstärken die extensorische

Aktivität der gesamten WS auf der LK Seite, und vice versa.

Bewegungen der Arme spielen sich hauptsächlich im räumlichen Bereich vor der mittleren Frontalebene ab und benötigen die Aktivität der Rückenmuskulatur im Sinne der WB und der AW [→ S. 40 – 44].

1.2.2. Von *kaudal* herkommende Aktivierung: Erstrangig wird die LWS durch die ständige FLEX/EXT/LATFLEX-Verformung beim Gehen aktiviert. Bewegungen der Beine im räumlichen Bereich hinter der mittleren Frontalebene beanspruchen die extensorische Aktivität der Rückenmuskulatur.

1.3. Die Stabilisation der Wirbelsäule ist eine Hauptaufgabe der Rückenmuskulatur (a) zur Kraftentfaltung von Extremitätenbewegungen, (b) zur AW von Extremitätenbewegungen und (c) zur AW von Rippenbewegungen bei der verstärkten Ausatmung. Bei der Stabilisation zeigt die ROT-Komponente eine große Versatilität. Einmal wird sie freigegeben, wenn in der Peripherie eine Vergrößerung des Aktionsbereiches gebraucht wird (große Armbewegungen, große Schritte), einmal ist die ROT-Komponente in die Stabilisation einbezogen, wenn der periphere Bewegungsanspruch begrenzt ist. Aber auch bei totaler Stabilisation erzeugen die Bewegungen der Extremitäten und die Atmung genügend Tonusschwankungen, so daß die Toleranzgrenze für Ermüdungserscheinungen erstaunlich lange nicht erreicht wird.

2. Bei nach vorne geneigter KLA bringt es die räumliche Lage der Wirbelsäule mit sich, daß die automatische Aktivierungsrichtung einfacher, primitiver wird und eine EXT der ganzen WS bewirkt. Wenn aber die nach vorne geneigten Gewichte und die Länge des Hebelarmes in bezug auf die Unterstützungsfläche zu groß und zu lang sind, geschieht ein nicht zu vermeiden-

der Ausweichmechanismus zur Verkürzung des Hebelarmes: Das Becken
wird in den Hüftgelenken extendiert
und die LWS flektiert. Das ist eine un-
ökonomische Belastung der Wirbelsäule.

3. Bei nach hinten geneigter KLA liegt
    die Hauptmuskelaktivität ventral.

3.1. In Rückenlage, wenn der Körper bei
     aufgestütztem Kopf und aufgestützten
     Füßen vom Boden abgehoben werden
     soll (wir machen eine Brücke oder eine
     Teilbrücke), besorgt die Rückenmus-
     kulatur die Verspannung des Brücken-
     bogens.

2.1. Das Modell „Der klassische Vierfüßler" (Abb. 29 – 30)

Merke

Das Modell „Der klassische Vierfüßler"
als Rückenmuskeltraining eignet sich für
normale Wirbelsäulen und ihre Variationen im Rahmen der Norm. Mäßige
+BWS (thorakaler Rundrücken), –LWS
(Verminderung der Lendenlordose),
+sagittaler Thorax-ϕ sind pathologische
Abweichungen, die durch das Modell
günstig beeinflußt werden.

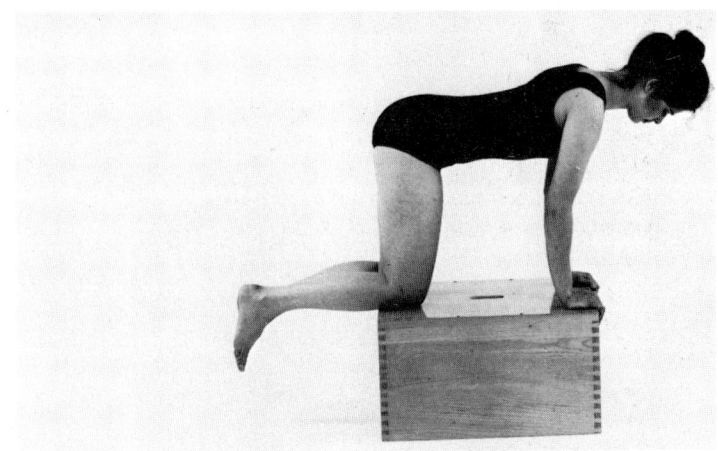

Abb. 29. ASTE des Mo-
dells „Der klassische Vierfüßler"

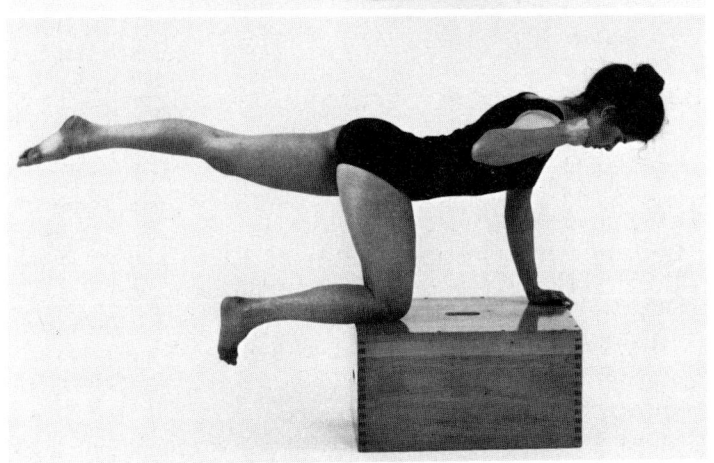

Abb. 30. ESTE des Mo-
dells „Der klassische Vierfüßler"

Analyse und Rezept

I.

Name des Modells: „Der klassische Vierfüß-ler"

II.

● **Lernziel**

II.1.

Wirbelsäulenbewegungen und Belastungen mit Betonung der Rückenmuskulatur funktionell trainieren können.

II.1.1.

Die Hubbelastung auf die Brustwirbelsäule konzentrieren können.

II.1.2.

Die Brustwirbelsäule dank aktiver Widerlagerung [→ S. 43] der ROT im Rotationsniveau der unteren BWS in Extension stabilisieren können.

II.1.3.

Die Hubbelastung auf LWS und HWS reduzieren können.

II.1.4.

Die Wirbelsäule im Rahmen der Norm mobilisieren können.

II.2.

Die Rückenmuskulatur auf Geschicklichkeit trainieren zu können, unter Ausnützung rotatorischer Gleichgewichtsreaktionen um die stabilisierte KLA [→ S. 54].

III.

▶ **Lernweg der Übung** „Der klassische Vierfüßler"

III.1.

Funktionsanalyse des Modells in „Therapeutensprache".

III.1.1.

Funktionsanalyse der ASTE des „Klassischen Vierfüßlers".

a) Konzeption

Das funktionelle Rückenmuskeltraining verlangt eine Hubbelastung und eine volle EXT

der BWS, kombiniert mit Gleichgewichtsschulung im Sinne der ROT. Darum wählen wir eine ASTE, die die Hubbelastung begünstigt und aus der sich die ROT-Komponenten der WS leicht labilisieren lassen. Die ASTE des „Klassischen Vierfüßlers" erfüllt diese Bedingungen.

Die proximalen Schaltstellen [→ S. 18] der KA Arme und Beine befinden sich in Mittelstellung. Das ermöglicht gute Anlaufbewegungen um, im Sinne der WB [→ S. 40], von den Extremitäten her auf die Bewegungen der Wirbelsäule einwirken zu können. Gleichzeitig bringt das Gewicht der Extremitäten (wegen der horizontalen Lage der KLA) die gewünschte Hubbelastung, sobald sie den Kontakt zur Unterstützungsfläche verlieren.

b) Position

Vierfüßlerstand auf Kiste (Abb. 29).

Die KA Brustkorb und Becken bilden einen waagerechten Brückenbogen, der Bauch schaut nach unten.

Die KA Arme und Beine bilden die Brückenpfeiler. Die Arme, als kraniale Stützpfeiler oder „Vorderpfoten", stehen mit den Handflächen auf der U'fläche. Die Hände stehen unter den Schultern, ihre LA schauen nach kranial, während die Ellbogenspitzen nach kaudal schauen. Die Beine, als kaudale Stützpfeiler oder „Hinterpfoten", stehen mit den ventralen Seiten der Knie auf der U'fläche. Die Knie stehen unter den Hüften. Die Unterschenkel ragen in die Luft, sind also nicht unterstützt. Ihre LA stehen untereinander und zur KLA parallel.

Der KA Kopf ist in die KLA eingeordnet, der Blick ist nach unten gerichtet.

Alle FLEX/EXT-Achsen der Extremitäten und der WS stehen in parallelen Ebenen, was einen harmonischen Gewichtsausgleich nach kranial/kaudal erlaubt.

c) Aktivierung der ASTE

1. Planung

Die KA Arme/Beine im Sinne der Stützfunktion. Die KA Kopf/Becken/Brustkorb im Sinne der Spielfunktion. Dabei ist zu bemerken, daß die KA Brustkorb und Becken einen Brückenbogen bilden und damit einen Spezialfall einer Spielfunktion darstellen.

2. Richtung

Nach oben.

3. Intensität

Gering, aber im Sinne der ökonomischen Aktivität zur Erhaltung des angestrebten Erscheinungsbildes.

4. Atmung

Ruheatmung.

5. Veränderung der Unterstützungsfläche

Durch Gleichgewichtsreaktionen kann die U'fläche im Bereich der Hände ein wenig nach kranial vergrößert, nach kaudal verkleinert werden.

6. Tempo

Behutsam.

7. Zeitliche Koordination

Automatisch bei Belastungsschwankungen in bezug auf die KA Arme und Beine.

8. Bewegungskomponenten (in bezug auf die Nullstellung der Gelenke)

KA Beine („Hinterpfoten") = kaudaler Stützpfeiler: Hüftgelenke $\pm 90°$ FLEX, so viel ADD, daß die Knie unter den Hüftgelenken stehen, ROT $\pm 0°$. Kniegelenke $\pm 90°$, ROT $\pm 0°$, Kontaktstelle des Körpers mit der U'fläche.
Unterschenkel und Füße sind nicht mehr in die Stützfunktion einbezogen. Die LA der Unterschenkel sind potentiell beweglich, in sagittalen Ebenen in bezug auf FLEX/EXT im Kniegelenk, in einer transversalen Ebene in bezug auf IR/AR in den Hüftgelenken.
Fuß- und Zehengelenke $\pm$ Nullstellung.

KA Arme („Vorderpfoten") = kranialer Stützpfeiler: Schultergelenke $\pm 75°$ FLEX/ADD/AR.
Ellbogengelenke so viel FLEX, daß die „Vorderpfoten" gleich lang sind wie die „Hinterpfoten". Die Ellbogenspitzen schauen dabei nach kaudal, so daß der Triceps sicher innerviert ist, und die FLEX/EXT-Achsen rechtwinklig zur KLA stehen.
Unterarme in PRONATION, ihre LA stehen zu den LA der Hände in $\pm 90°$ DORSAL-EXT.
Die Handteller sind Kontaktstellen des Körpers mit der U'fläche. Die Finger sind in FLEX, die Fingerspitzen schauen nach unten, der Daumen nach kranial/medial.
KA Becken = kaudaler Teil des flachen Brückenbogens: mit Hilfe der Aktivität der Hüftextensoren an den Oberschenkeln aufgehängt. LWS $\pm$ Nullstellung, so viel Aktivität der Bauchmuskulatur, daß die KLA rechtwinklig zu den Oberschenkel-LA steht.
KA Brustkorb = kranialer Teil des flachen Brückenbogens: mit Hilfe der Aktivität der Schultergürtelmuskulatur an den Schulterblättern aufgehängt. BWS in EXT, Rippen durch Ruheatmung bewegt.
KA Kopf: Durch die geforderte Einordnung des Kopfes in die KLA wird in der BWS die EXT erreicht, während die HWS in $\pm$ Nullstellung steht. Im atlantookzipitalen Gelenk besteht so viel FLEX, daß der Blick nach unten gerichtet ist. Der KA Kopf ist mit Hilfe der dorsalen Rumpfmuskulatur an der WS aufgehängt.

Merke

Eine korrekte ASTE des „Klassischen Vierfüßlers" bedeutet für den KA Arme (Stützfunktion) eine ungewohnte und starke Belastung, aber auch ein Krafttraining. Durch die Haltung des KA Kopf wird die Rückenmuskulatur durch Hub vermehrt belastet. So aber bietet bereits die ASTE Möglichkeiten, die BWS durch Hub bei labilisierter ROT-Komponente in EXT zu trainieren, wie es das Lernziel verlangt.

III.1.2.

Funktionsanalyse des Bewegungsablaufes des Modells „Der klassische Vierfüßler"

a) Konzeption

Die ASTE bringt die WS in die Horizontale. Außerdem sind die KA Kopf, Brustkorb und Becken aufgehängt und haben keinen Kontakt mit der U'fläche. Wenn wir nun die U'fläche in der Weise verkleinern, daß eine „Vorderpfote" und die „Hinderpfote" der Gegenseite in Spielfunktion geraten, hängen wir diese derart an die dorsale Rumpfmuskulatur, daß die Hauptbelastung die BWS trifft, und wegen der asymmetrischen Belastung auch die ROT-Komponente der WS unwuchtig belastet und dadurch labilisiert wird.

b) Aktivierung des Bewegungsablaufes

1. Planung

Phase I = Einspielen des Gleichgewichtes durch Trippeln an Ort im Wechsel RE Hand und LK Knie gegen LK Hand und RE Knie. RE Hand und LK Knie geraten automatisch in Spielfunktion, wenn mit der LK Hand und dem RE Knie Druck auf die U'fläche ausgeübt wird. Dadurch wird die in der Konzeption beschriebene Aktivierung der WS eingespielt. Phase II = Bewegungspattern des Spielbeines und Spielarmes, die im Sinne der WB die WS in EXT/ROT treffen. Da Arm- und Gegenbeinpattern sich in bezug auf die ROT aktiv widerlagern, bestimmen wir den kaudalen Zeiger, die Verbindungslinie der Spinae, zum bewegten Hebelarm, während der kraniale Zeiger, der fronto-transversale Thorax-ϕ, widerlagernd in der Frontalebene stehen bleibt. Dank der AW [→ S. 43] der ROT-Komponente wirkt die Betonung der TRANSLATION [→ S. 70] des KA Kopf nach dorsal eindeutig extensorisch auf die BWS und bleibt auf diesen Wirbelsäulenabschnitt beschränkt.

2. Richtung

Phase I = In der Trippelphase ist die Aktivität nach unten gerichtet (Druck auf die U'fläche). Phase II = Am Spielbein bewegt sich der Distanzpunkt Knie nach oben/kaudal/medial. Am Spielarm bewegen sich der Distanzpunkt Ellbogen nach oben/lateral/kaudal und der Distanzpunkt Handgelenk nach oben/lateral.

3. Intensität

Phase I = In der Trippelphase minimal. Phase II = Mit der Hubbelastung der Rückenmuskulatur zunehmend.

4. Atmung

Phase I = Trippeln = Ruheatmung. Mit zunehmender Hubbelastung leichtes Hecheln oder inspiratorisches/exspiratorisches Pfeifen, damit das Anhalten der Atmung sicher vermieden wird.

5. Veränderung der U'fläche

In der ASTE ist die U'fläche ein Rechteck, gebildet durch die Handflächen und Knie, die vier Kontaktpunkte des Körpers mit dem Boden. Phase I = Trippeln; die U'fläche wird um mehr als die Hälfte verkleinert. Sie wird alternierend durch die RE Handfläche und das LK Knie und vice versa gebildet. Die U'flächen sind schmale Streifen, die die KLA in Richtung der Körperdiagonalen kreuzen. Diese U'flächen machen die KLA in bezug auf die ROT labil. Phase II = Wie für das Trippeln beschrieben, nur bleibt während des Bewegungsablaufes ein- und derselbe diagonale schmale Streifen als U'fläche bestehen.

6. Tempo

Das Tempo der Trippelphase läßt sich variieren. Zum Beispiel langsam beginnen (40/min) und steigern bis zum normalen Gangtempo (120/min). Auch rhythmisieren kann man, z. B. lang-kurz-kurz/lang-kurz-kurz/usw. Wenn sich der Körper über der wechselnden kleinen U'fläche ausbalanciert hat, soll der eigentliche Bewegungsablauf zügig beginnen und sich gegen Ende verlangsamen, bis die Möglichkeit der ROT zwischen Brustkorb und Becken erschöpft ist. Dann erst kommt die Bewegung zum Stillstand.

7. Zeitliche Koordination

Bei der Trippelphase ist es wichtig, daß der Druck der Hand und des Gegenknies simultan einsetzen und umschalten. In der Bewegungsphase muß sich die zeitliche Koordination den individuellen Gewichten und dem möglichen Bewegungsausmaß anpassen, damit die antagonistischen Extremitätenbewegungen harmonisch ablaufen. Da das Spielbein eine Beckenbewegung auslöst, also einen längeren Weg zurücklegt, wird die Beinbewegung rascher ablaufen als die Armbewegung.

8. Bewegungskomponenten (in bezug auf die ASTE, LK Arm/RE Bein sind in Stützfunktion [→ S. 54]

Phase I = Beim Trippeln macht der KA Becken in der STB-Hüfte [→ S. 145] eine HORIZONTALABD und als WB eine ROT in der unteren BWS. Dabei darf sich der TP [→ S. 104] des STB räumlich nicht oder nur wenig nach lateral/unten bewegen. Das SPB macht im Hüftgelenk so viel HORIZONTALADD, daß die Oberschenkel-LA in der Vertikalen bleibt. Der KA Brustkorb soll auf der Spielarmseite nicht nach unten sinken. Beim Spielarm verändern sich die Gelenkstellungen nicht, wohl aber die Form der Aktivität (Wechsel von der Stützarmaktivität zur Spielarmaktivität). Auch der Standarm zeigt keine Veränderung der Gelenkstellungen, aber die Aktivität nimmt stark zu. Insbesondere die Verankerung des Schulterblattes am Oberarm im Sinne der HORIZONTALABD und das Hängen des Brustkorbes am Schulterblatt beanspruchen mehr Kraft und zusätzliche Bewegungskomponenten kommen ins Spiel.
Phase II = *Das Bewegungspattern des LK SPB* ist eine WB, die sich bis auf die KA Becken und Brustkorb auswirkt.
Zehen, FLEX/ADD.

Fußgelenke, DORSALEXT/INVERSION.
Kniegelenk, EXT.
Hüftgelenk, EXT/AR/so viel ABD, daß die LA des SPB annähernd parallel zur KLA bleibt, aber räumlich weiter oben als diese liegt.
Die WB [→ S. 40] auf den Rumpf ist eine HORIZONTALABD des KA Becken im Hüftgelenk des STB. Dieser bewegte Zeiger (Verbindungslinie der beiden Spinae) macht zwangsläufig eine +ROT [→ S. 65] im ROT-Niveau untere BWS, wenn der kraniale Zeiger (frontotransversaler Thorax-ϕ) räumlich fix bleibt.
Das Bewegungspattern des RE Spielarmes ist ebenfalls eine WB, die sich auf den KA Brustkorb auswirkt.
Finger, leichte FLEX.
Handgelenk, wenig FLEX/RADIALABD.
Unterarm, SUPINATION.
Ellbogengelenk, FLEX. Die Distanzpunkte [→ S. 19] Ellbogen und Hand stehen in derselben Frontalebene wie das Schultergelenk.
Schultergelenk, EXT/ABD/AR.
Schulterblatt, das Akromion bewegt sich nach dorsal/kaudal, medialer Schulterblattrand bewegt sich zur WS.
Die WB auf den KA Brustkorb aktiviert eine −ROT des Zeigers frontotransversaler Thorax-ϕ, was gleichbedeutend mit einer AW [→ S. 43] der weiterlaufenden Bewegung des Spielbeines ist. Dabei bleibt der frontotransversale Thorax-ϕ in einer frontalen Ebene.
KA Kopf intensiviert die TRANSLATION nach dorsal, die als WB die EXT der BWS maximal bewerkstelligt, weil durch die AW der ROT in der BWS gegen die ROT-Bewegung des KA Becken das Ausweichen des EXT-Effektes in die LWS verhindert wird.

III.1.3.
Funktionsanalyse der ESTE der Übung „Der klassische Vierfüßler"

Die ESTE ist erreicht, wenn die Bewegungsabläufe der bewegten KA das Lernziel II.1.1./II.1.2./II.1.3./II.1.4. erfüllt haben, nämlich: Konzentration der Hubbelastung auf die BWS, Stabilisation der BWS in EXT, dank AW der ROT im Rotationsniveau der BWS, Reduktion der Hubbelastung für LWS und HWS, Mobilisation der WS im Rahmen der Norm. Lernziel II.2., Geschicklichkeitstraining der Rückenmuskulatur, insbesondere der rotatorischen Gleichgewichtsreaktionen um eine stabilisierte KLA, können wir besonders akzentuieren, wenn die Aktivität der ESTE in beliebiger Sequenz vermindert und wieder gesteigert wird.

III.1.4.
Funktionsanalyse des Bewegungsablaufes

von der ESTE zurück zur ASTE des Modells „Der klassische Vierfüßler".

Der Weg von der ESTE zurück zur ASTE erfolgt durch das isotonisch exzentrische [→ S. 28] Nachlassen der Spannung. Der Rückweg endet, wenn die RE Handfläche und das LK Knie die U'fläche dort berühren, wo sie sie verlassen haben. Im Augenblick wo die U'fläche wieder zum Rechteck vergrößert wird, indem das Gewicht sich gleichmäßig über ihr verteilt, ändert sich die Aktivität und wird so, wie in der ASTE bereits beschrieben.

III.2.
Instruktion des Modells „Der klassische Vierfüßler" in „Patientensprache"

III.2.1.
Verbal didaktische Hilfen

III.2.2.
Perzeptiv didaktische Hilfen

III.1.1. ASTE, b) Position
„Knie' auf die Kiste und stütze dich mit den Händen auf der gegenüberliegenden Seite ab. Gesicht und Bauch schauen nach unten, Rumpf und Kopf stehen waagrecht, der Popo über den Knien, die Schultern über den Händen."

Es ist hilfreich und oft notwendig, die Position manipulierend zu korrigieren, denn je exakter die Position eingenommen wird, um so leichter gelingt dann die spezifische Aktivierung.

III.1.1. ASTE, c) Aktivierung
„Du spürst den Druck Deines Gewichtes auf allen Vieren gleichmäßig. Die Arme müssen arbeiten, paß' auf, daß die Ellbogenspitzchen genau nach hinten schauen und die Finger nach vorne. Die Unterschenkel stehen in der Luft. Dein Rumpf ist kein Bogen, weder nach unten noch nach oben, und der Kopf hängt nicht herunter, der wird stolz getragen."

Insbesondere die Stellung der Arme bedarf oft manipulierender Hilfen. Man fordert den Patienten auf, sich nicht zu wehren, faßt die beiden Ellbogen, dreht das Olecranon nach kaudal und schafft die Bedingungen einer perfekten Stützfunktion, indem man das Schultergelenk in AR und den Unterarm in Pronation bringt. Einer Manipulation bedarf oft auch die Stellung des KA Kopf, den man in die KLA einstellt und dabei das obere Kopfgelenk leicht flektiert. Auch die Aufhängung des KA Becken an den Oberschenkeln kann manipulierend korrigiert werden, damit die LWS richtig in der KLA steht.

III.1.2. b) Aktivierung des Bewegungsablaufes

Phase I (Trippeln)

„Spür' den Boden unter Deinen Händen, jetzt drückst Du abwechselnd RE und LK weich, aber kräftig nach unten, so als ob der Boden elastisch wäre. Nicht zu langsam, aber gemächlich. Sonst brauchst Du nichts zu tun."

„Was Du mit den Händen getan hast, machst Du jetzt mit den Knien, ohne mit dem Popo zu wedeln."

„Und jetzt beides miteinander: RE Hand und LK Knie, LK Hand und RE Knie. Wie ein Perpetuum mobile im Andante con moto Tempo."

Die manipulierenden Hilfen während der Trippelphase bestehen darin, daß man durch leichten Berührungskontakt am TP des jeweiligen Standbeines eine zu ausgiebige Lageveränderung dieses Punktes nach lateral/unten ins Bewußtsein des Patienten bringt und nötigenfalls vermindert. Dasselbe gilt für das Schultergelenk des Standarmes. Diese Verschiebungen nach lateral/unten verschieben die KLA, und damit ist auch die AW der ROT um die KLA in Frage gestellt.

Phase II (Bewegungspattern Arm und Gegenbein)

„Du trippelst langsamer und bleibst auf der RE Hand und dem LK Knie stehen. Die LK Hand und das RE Knie schweben über dem Boden, und Du tastest behutsam die nähere Umgebung ab. Wenn alles in Ordnung ist, kannst Du wieder Trippeln und diesmal auf der LK Hand und dem RE Knie stehen bleiben und tasten. Jetzt mache das schwebende Bein lang und hebe es nach oben, dabei schaut die Fußsohle nach innen. Gleichzeitig bewegt sich die schwebende Hand neben die Schulter. Das Ellbogenspitzchen steht genau so hoch wie die Hand."

In der Bewegungsphase kann man mit Manipulation die Stellung der Spielhand und des Spielfußes in ihrer Lagebeziehung zu den übrigen KA regulieren. Das ist eine ausgesprochen sanfte Manipulation. Wenn aber z. B. die Verschraubung des KA Becken gegen den KA Brustkorb nicht gelingt, kann der Therapeut seinen einen Arm unter das Spielbein und die zugehörige Beckenseite schieben und den anderen unter den Spielarm und die zugehörige Brustkorbseite. Der Therapeut übernimmt den Hauptteil dieser Gewichte, manipuliert die Verschraubung und läßt dann den Patienten die erreichte Stellung halten.

„Du siehst den Boden. Denk Dir an der Stelle, wo Dein Blick den Boden trifft, ein hübsches Ornament; damit Du es noch besser erkennen kannst, machst Du den Abstand Deiner Augen zum Ornament ein wenig größer. So ist es gut, jetzt sitzt der Kopf am rechten Ort und Du verwandelst Dich in eine Statue, die aber weiter atmen kann."

Auch die korrekte ESTE des KA Kopf kann innerhalb des Lernprozesses durch sorgfältige Manipulation ins Bewegungs- und Stellungsgefühl des Patienten eingeprägt werden. Oft genügen auch leichte Berührungskontakte an den kritischen Distanzpunkten und dazu ein verbaler Auftrag aus den Orientierungen des Individuums [→ S. 3], wohin der Punkt bewegt werden soll.

III.1.3. ESTE

„Fertig ist der Vierfüßler, auch wenn er nur noch auf zwei Beinen steht. Du darfst ein Liedchen durch die Zähne pfeifen und wenn Dir die Luft ausgeht, pfeifst Du rück-

Manipulationen während der ESTE beschränken sich auf gezielte Widerstände, die eine bestimmte muskuläre Aktivität steigern. Dabei muß der Therapeut aber seine

wärts weiter. Dieser Vierfüßler auf zwei Beinen ist eine schwankende Figur, aber sie
fällt nicht."

Widerstände so setzen, daß er die Gleichge-
wichtslage des Patienten nicht stört.

III.1.4. Bewegungsablauf von der ESTE zurück zur ASTE

„Bevor Du wieder mit allen Vieren zum Boden zurückkehrst, kannst Du mit der Statue
spielen. Der Marmor wird ein wenig weich
und dann wieder hart. Wenn er weich wird,
können sich die Finger und Zehen bewegen. Und jetzt geht es behutsam zurück und
Du bist wieder auf allen Vieren, gleich kann
das Trippeln wieder beginnen."

Bei der Rückführung der Bewegung in die
ASTE kann der Therapeut als manipulierende Hilfe diejenigen Hautzonen beim Patienten berühren, die nachher den Bodenkontakt herstellen werden, und mit der Aufforderung, den Berührungskontakt aufrecht zu
erhalten, den Patienten auf dem kürzesten
Weg an die richtige Bodenstelle führen.

III.3.

2.2. Anpassung des Modells „Der klassische Vierfüßler" an Kondition und Konstitution

III.3.1.
Fehler, deren Ursache eine Anpassung verlangt

Konditionelle Ursachen sind z. B.

a) Schmerzen, die während der Übung auftreten;
b) Hypermobilität der WS, die das Hängen
der WS in der Horizontalen als ungünstig erscheinen läßt.;
c) Partielle Steifigkeiten der WS, die reversibel sind, aber trotzdem die Erfüllung des
Lernzieles erschweren oder verunmöglichen;
d) Situationen, die die Belastung des KA
Arme in Stützfunktion nicht erlauben, z. B.
berufsbedingt bei Musikern, Chirurgen, oder
krankheitsbedingt bei Frakturen, Arthrosen
usw.
Ganz allgemein sind Bewegungseinschränkungen einerseits oder Hypermobilität (insbesondere des KA Arme) andererseits im
Bereich der Extremitäten Konditionen, bei

denen das Modell „Der klassische Vierfüßler" als Training der Rückenmuskulatur ungeeignet ist.

Konstitutionelle Ursachen sind z. B.

+ Breiten, besonders + TP/Abstand oder
+ frontotransversaler Thorax-∅ [→ S. 103].
+ Gewichte an den KA Becken/Brustkorb,
die den Bewegungsablauf des Modells „Der
klassische Vierfüßler" behindern.

Statische Ursachen sind z. B.

von der hypothetischen Norm deutlich abweichende Krümmungen der WS im Sinne
einer + + + LWS, + + + HWS, – – – BWS
[→ S. 107]. Sie erfordern eine andere Lage
der KLA im Raum.

III.3.2.

Formen der Anpassung

A) Wenn der funktionelle Status [→ S. 118]
Bewegungseinschränkungen der WS in be-
zug auf FLEX/EXT ergeben hat, machen
wir einen „Vorbereitenden Vierfüßler zur
Mobilisation der Wirbelsäule in FLEX/
EXT" (Abb. 31 – 32 – 33).
B) Wenn der funktionelle Status Bewe-
gungseinschränkungen in bezug auf LAT-
FLEX ergeben hat, machen wir einen „Vor-

bereitenden Vierfüßler zur Mobilisation der Wirbelsäule in LATFLEX" (Abb. 34 – 35 – 36/37 – 38 – 39 – 40 – 41 – 42 – 43).

C) Wenn der Versuch, das Modell „Der klassische Vierfüßler" zu realisieren, eine Schwäche der Muskulatur der proximalen Gelenke der KA Arme/Beine zeigt, machen wir einen „Vorbereitenden Vierfüßler zur Stabilisation der proximalen Extremitätengelenke", mit Betonung der ROT-Komponenten (Abb. 44 – 45).

D) Wenn Hypermobilität, konstitutionelle + Breiten und konditionelle + Gewichte sowie pathologische Krümmungen der Wirbelsäule das Modell „Der klassische Vierfüßler" als ungeeignet erscheinen lassen, werden wir die Anpassung entweder durch Lageveränderung der KLA im Raum (Abb. 46 – 47 – 48 – 49 – 50 – 51 – 52 – 53 – 54 – 55 – 56) oder durch direkte Unterstützung des KA Becken/Brustkorb vornehmen (Abb. 57 – 58 – 59).

FORM A)

2.2.1. Beispiel: „Vierfüßler zur Mobilisation der WS in FLEX/EXT"
(Abb. 31 – 32 – 33)

DISPOSITION

Analyse und Rezept

ad I.

Name der Übung: „Vierfüßler zur Mobilisation der WS in FLEX/EXT"

ad II.

● **Lernziel**

„Der Vierfüßler zur Mobilisation der WS in FLEX/EXT" ist eine vorbereitende Übung für das Modell „Der klassische Vierfüßler". Mit Hilfe dieser Anpassung soll man allgemeine Steifigkeit oder Teilsteifigkeit der WS in bezug auf FLEX/EXT beseitigen oder mindern und die entsprechenden Effektoren der Bewegung [→ S. 28] trainieren können.

ad III.

▶ **Lernweg der Übung**

„Vierfüßler zur Mobilisation der WS in FLEX/EXT"

ad III.1.

Funktionsanalyse der Übung in „Therapeutensprache"

ad III.1.1.

Funktionsanalyse der ASTE der Übung „Vierfüßler zur Mobilisation der WS in FLEX/EXT"

b) Position

Abb. 31, wie beim Modell „Der klassische Vierfüßler"

ad III.1.2.

Funktionsanalyse des Bewegungsablaufes der Übung „Vierfüßler zur Mobilisation der WS in FLEX/EXT"

a) Konzeption

Wir unterscheiden drei Bewegungsphasen:
Phase I = Trippelphase, wie beim Modell „Der klassische Vierfüßler"
Phase II = Bewegungsablauf zur ESTE I, Mobilisation der WS in EXT (Abb. 32)
Phase III = Bewegungsablauf zur ESTE II, Mobilisation der WS in FLEX (Abb. 33)

b) Aktivierung des Bewegungsablaufes

1. Planung

Phase II = Bewegungspattern des KA Kopf, des RE Spielbeines und LK Spielarmes, die im Sinne der WB [→ S. 40] die Wirbelsäule in eine Totalextension bringen.
Phase III = Bewegungspattern des KA Kopf, des RE Spielbeines und LK Spielarmes, die im Sinne der WB die Wirbelsäule in eine Totalflexion bringen.

2. Richtung

Phase II = Am KA Kopf bewegt sich der Distanzpunkt Scheitelpunkt nach oben/kaudal.

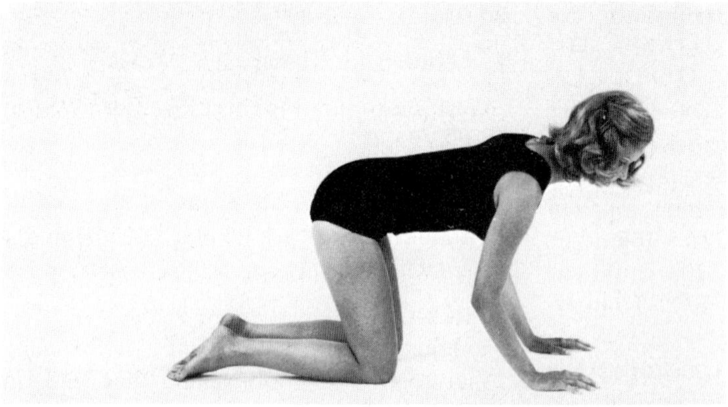

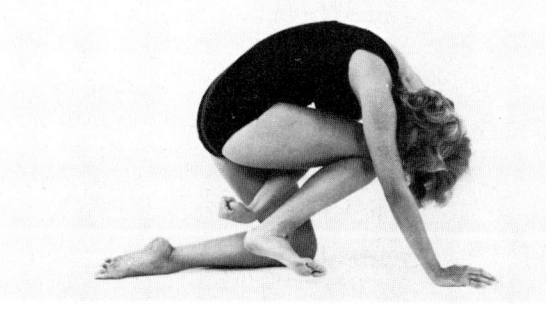

Abb. 31. ASTE „Vierfüßler zur Mobilisation der WS in FLEX/EXT"

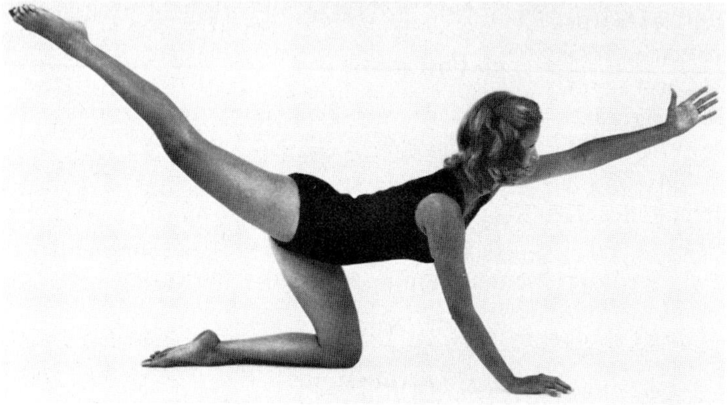

Abb. 32. ESTE I „Vierfüßler zur Mobilisation der WS in FLEX/EXT" (EXT)

Abb. 33. ESTE II „Vierfüßler zur Mobilisation der WS in FLEX/EXT" (FLEX)

Am RE Spielbein bewegt sich der Distanzpunkt Knie zuerst nach oben/kaudal (bis die LA des Oberschenkels in der KLA steht), dann nach oben/kranial. Am LK Spielarm bewegt sich der Distanzpunkt Ellbogen zuerst nach oben/kranial (bis die LA des Oberarmes in der KLA steht), dann nach oben/kaudal.

Phase III = Am KA Kopf bewegt sich der Distanzpunkt Scheitelpunkt zuerst nach unten/kranial (bis der KA Kopf in die KLA kommt), dann nach unten/kaudal. Am RE Spielbein bewegt sich der Distanzpunkt Knie zuerst nach unten/kranial (bis zur Knieposition bei Beginn der *Phase II),* dann nach oben/kranial/medial. Am LK Spielarm bewegt sich der Distanzpunkt Ellbogen zuerst nach unten/kaudal (bis zur Ellbogenposition bei Beginn der *Phase II),* dann nach oben/kaudal/medial.

8. Bewegungskomponenten (RE Arm/LK Bein sind in Stützfunktion) in bezug auf die ASTE

Phase II

Das Bewegungspattern des KA Kopf spielt sich in der Symmetrieebene von distal nach proximal ab und bringt die Schaltstellen [→ S. 18] der oberen Kopfgelenke und die HWS in EXT. Aber nur wenn der KA Kopf in der ASTE richtig in der KLA eingeordnet ist, bewirkt die WB des Kopfpatterns in BWS und LWS eine reine EXT, im Hüftgelenk des LK Standbeines eine FLEX vom proximalen Hebelarm aus.

Das Bewegungspattern des RE Spielbeines vollzieht sich in der Sagittalebene des RE Hüftgelenkes von distal nach proximal: Die Zehen gehen in FLEX/ADD.

Die Schaltstellen der Fußgelenke gehen in PLANTARFLEX/ in so viel PRONATION, daß die Fußsohle nach oben schaut. Das Kniegelenk geht in EXT.

Das Hüftgelenk geht in EXT/so viel ABD, daß die LA des Beines parallel zur KLA steht/so viel IR, daß die Verbindungslinie der Spinae am Becken in der Frontalebene bleibt.

Die WB wirkt sich als FLEX im Hüftgelenk des LK Standbeines und als EXT in LWS und BWS aus.

Das Bewegungspattern des LK Spielarmes vollzieht sich in der Sagittalebene des LK Schultergelenkes von distal nach proximal: Die Finger gehen in EXT/ABD, der Daumen in EXT/ADD. Die Schaltstellen der Handgelenke und des Unterarmes gehen in so viel EXT/RADIALABD/SUPINATION, daß der Handteller nach medial und der Daumen nach oben schauen. Das Ellbogengelenk geht in EXT.

Das Schultergelenk geht in FLEX/so viel ABD, daß die LA des Armes parallel zur

KLA steht/so viel AR, daß der frontotransversale Thorax-ϕ in der Frontalebene bleibt. Die WB wirkt sich als EXT in BWS und LWS aus und verstärkt die WB des Kopfpatterns.

Merke

Die Distanzpunkte an den bewegten Hebelarmen „KA Kopf" und „Spielarm" einerseits sowie „Spielbein" andererseits bewegen sich in entgegengesetzten Richtungen oder, funktionell ausgedrückt, sie widerlagern sich. Die Begrenzung dieser sich widerlagernden WB geschieht durch die Erschöpfung weiterer Extensionsmöglichkeiten in den Schaltstellen der WS. Damit ist eine Totalextension der WS und das Lernziel des „Vorbereitenden Vierfüßlers zur Mobilisation der Wirbelsäule in EXT" erreicht.

Hinweis. Obwohl die proximalen Schaltstellen der Bewegung beim Spielarm und Spielbein lateral von der KLA liegen, erreichen wir doch als weiterlaufenden Bewegungseffekt in der Wirbelsäule eine reine EXT. Diejenigen Bewegungskomponenten nämlich, deren WB auf die WS unerwünscht sind, werden durch AW [→ S. 43] und Anpassung des Ausmaßes neutralisiert. So halten die IR-Komponente im Hüftgelenk das Becken in der Frontalebene und die AR-Komponente im Schultergelenk den Brustkorb in der Frontalebene. Die reduzierte ABD in Hüft- und Schultergelenk, die die dazugehörenden Extremitäten parallel zur KLA einstellt, verhindert eine lateralflexorische WB in der Wirbelsäule.

Phase III (Die Bewegungskomponenten beziehen sich auf die ESTE I „Mobilisation der WS in EXT") =
Das Bewegungspattern des KA Kopf spielt sich in der Symmetrieebene von distal nach proximal ab und bringt die Schaltstellen der oberen Kopfgelenke und die HWS in FLEX. Die WB des Kopfpattern bewirkt in BWS

und LWS eine reine FLEX, im Hüftgelenk des LK Standbeines eine EXT vom proximalen Hebelarm aus.

Das Bewegungspattern des RE Spielbeines vollzieht sich in der Sagittalebene des RE Hüftgelenkes von distal nach proximal:
Die Zehen gehen in EXT/ABD.
Die Schaltstellen der Fußgelenke gehen in DORSALEXT/Supination.
Das Kniegelenk geht in soviel FLEX, daß der Fuß gerade noch frei vom Boden bleibt.
Das Hüftgelenk geht in FLEX/ADD/AR.
Die WB wirkt sich als EXT im Hüftgelenk des LK Standbeines und als FLEX in LWS und BWS aus.

Das Bewegungspattern des LK Spielarmes vollzieht sich in der Sagittalebene des LK Schultergelenkes von distal nach proximal:
Die Finger gehen in FLEX/ADD und bilden eine leichte Faust.
Die Schaltstellen des Handgelenkes und Unterarmes gehen in FLEX/ULNARABD/ so viel PRONATION, daß der Handrücken nach unten schaut.
Das Ellbogengelenk macht unterwegs so viel FLEX, daß die Hand den Boden gerade nicht berührt, und geht dann wieder in EXT.
Das Schultergelenk geht in so viel EXT/ADD/IR, daß die LK Schulter nicht tiefer zu stehen kommt als die RE. Die WB wirkt sich als FLEX in BWS und LWS aus und verstärkt die WB des Kopfpatterns.

Merke

Die Distanzpunkte an den bewegten Hebelarmen „KA Kopf" und „Spielarm" einerseits sowie „Spielbein" andererseits bewegen sich in entgegengesetzten Richtungen oder, funktionell ausgedrückt, sie widerlagern sich. Die Begrenzung dieser sich widerlagernden WB geschieht durch die Erschöpfung weiterer Flexionsmöglichkeiten in den Schaltstellen der WS. Damit ist eine Totalflexion der WS und das Lernziel des „Vorbereitenden Vierfüßlers zur Mobilisation der Wirbelsäule in FLEX" erreicht.

FORM B)

2.2.2. Beispiel: „Vierfüßler zur Mobilisation der WS in LATFLEX"

(Abb. 34 – 35 – 36/37 – 38 – 39 – 40 – 41 – 42 – 43)

DISPOSITION

Rezept und Analyse

ad I.

Name der Übung: „Vierfüßler zur Mobilisation der WS in LATFLEX"

ad II.

● **Lernziel**

„Der Vierfüßler zur Mobilisation der WS in LATFLEX" ist eine vorbereitende Übung für das Modell „Der klassische Vierfüßler". Mit Hilfe dieser Anpassung soll man allgemeine Steifigkeit oder Teilsteifigkeit der WS in bezug auf LATFLEX beseitigen oder mindern und die entsprechenden Effektoren der Bewegung [→ S. 28] trainieren können.

ad III.

▶ **Lernweg der Übung**

„Vierfüßler zur Mobilisation der WS in LATFLEX"

ad III.1.

Funktionsanalyse der Übung in „Therapeutensprache"

ad III.1.1.

Funktionsanalyse der ASTE der Übung „Vierfüßler zur Mobilisation der WS in LATFLEX"

b) Position

Abb. 34, wie beim Modell „Der klassische Vierfüßler"

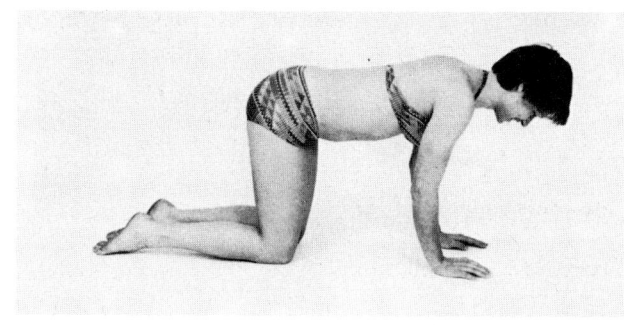

Abb. 34. ASTE „Vierfüßler zur Mobilisation der WS in LATFLEX"

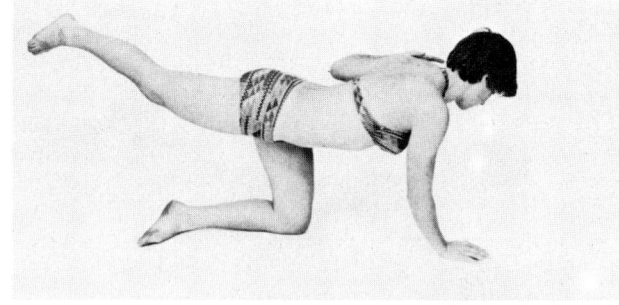

Abb. 35. ESTE I „Vierfüßler zur
Mobilisation der WS in LATFLEX"
(LK/konkav)

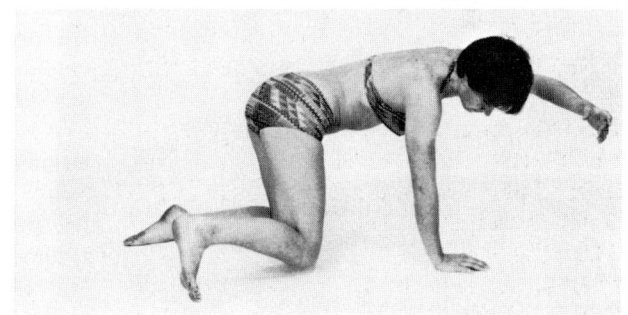

Abb. 36. ESTE II „Vierfüßler zur
Mobilisation der WS in LATFLEX"
(RE/konkav)

ad III.1.2.

Funktionsanalyse des Bewegungsablaufes
der Übung „Vierfüßler zur Mobilisation der
WS in LATFLEX"

a) Konzeption

Wir unterscheiden drei Bewegungsphasen:
Phase I = „Trippelphase", wie beim Modell
„Der klassische Vierfüßler"
Phase II = Bewegungsablauf zur ESTE I,
Mobilisation der WS in LATFLEX/LK kon-
kav (Abb. 35)
Phase III = Bewegungsablauf zur ESTE II,
Mobilisation der WS in LATFLEX/RE kon-
kav (Abb. 36)

b) Aktivierung des Bewegungsablaufes

1. Planung

Phase II = Bewegungspattern des KA Kopf,
des RE Spielbeines und LK Spielarmes, die
im Sinne der WB [→ S. 40] die Wirbelsäule
in eine LK/konkave Totallateralflexion
bringen.

Phase III = Bewegungspattern des KA Kopf,
des RE Spielbeines und LK Spielarmes, die
im Sinne der WB die Wirbelsäule in eine
RE/konkave Totallateralflexion bringen.

43

2. Richtung

Phase II = Am KA Kopf bewegt sich der Distanzpunkt [→ S. 19] Scheitelpunkt nach LK/lateral/kaudal.

Am RE Spielbein bewegt sich der Distanzpunkt Ferse zuerst nach dorsal/medial/kaudal, bis die Ferse die Symmetrieebene und die mittlere Frontalebene [→ S. 9] erreicht hat, dann weiter nach LK/lateral/kranial.

Am LK Spielarm bewegt sich der Distanzpunkt LK Ellbogen nach dorsal/lateral/kaudal, bis der LK Ellbogen in der mittleren Frontalebene und in der EXT/ABD-Diagonalen [→ S. 13] des LK Schultergelenkes und die LK Hand lateral vom LK Schultergelenk stehen.

Phase III = Am KA Kopf bewegt sich der Distanzpunkt Scheitelpunkt zuerst nach medial/kranial, bis der Scheitelpunkt die Symmetrieebene erreicht hat und somit wieder in der KLA steht, dann weiter nach RE/lateral/kaudal.

Am RE Spielbein bewegt sich der Distanzpunkt Ferse zuerst nach medial/kaudal, bis die Ferse die Symmetrie- und mittlere Frontalebene wieder erreicht hat, dann weiter nach RE/lateral/ventral/kranial so weit, daß der Fuß den Boden gerade nicht berührt, und das Knie in der FLEX/ABD-Diagonalen des RE Hüftgelenkes steht.

Am LK Spielarm bewegt sich der Distanzpunkt Handgelenk zuerst nach medial/kranial, bis das Handgelenk die Symmetrieebene erreicht hat, dann weiter nach RE/lateral/kaudal.

8. Bewegungskomponenten

RE Arm und LK Bein sind in Stützfunktion.
Phase II = Mobilisation der WS in LATFLEX LK/konkav. Die Bewegungskomponenten beziehen sich auf die ASTE.

Das Bewegungspattern des KA Kopf spielt sich in der mittleren Frontalebene von distal nach proximal ab und bringt die Schaltstellen [→ S. 18] der oberen Kopfgelenke und die HWS in eine LK/konkave LATFLEX.
Die WB des Kopfpatterns ist eine ebenfalls LK/konkave LATFLEX in BWS und LWS.

Das Bewegungspattern des RE Spielbeines verläuft erst in einer annähernd sagittalen Ebene von distal nach proximal, bis die LA des Beines die mittlere Frontalebene erreicht hat und in dieser weiterläuft:
Die Zehen gehen in FLEX/ADD.
Die Schaltstellen der Fußgelenke gehen in PLANTARFLEX/in so viel INVERSION, daß die Fußsohle nach LK/kaudal/dorsal schaut.
Das Kniegelenk geht in EXT.
Das Hüftgelenk geht in EXT/ADD/wenig AR, so daß sich die LA des Spielbeines am Ende des Bewegungsablaufes parallel zum Boden in der mittleren Frontalebene bewegt.
Die WB bewirkt in der LK Standbeinhüfte eine AR vom proximalen Hebelarm aus und in LWS und BWS eine LK/konkave LATFLEX.

Das Bewegungspattern des LK Spielarmes spielt sich zuerst in einer annähernd sagittalen Ebene ab, bis die LA des Unter- und Oberarmes bei über 90° flektiertem Ellbogen die mittlere Frontalebene erreicht haben und sich in dieser weiter bewegen. Der Bewegungsimpuls läuft von distal nach proximal:
Die Finger gehen in eine leichte FLEX, der Daumen in FLEX/ADD/AR.
Die Schaltstellen des Handgelenkes und Unterarmes gehen in so viel FLEX, daß die LA der Hand in der Verlängerung der LA des Unterarms steht/ in RADIALABD/in so viel SUPINATION, daß der Handteller nach medial schaut.
Das Ellbogengelenk geht in so viel FLEX, daß die LK Hand lateral von der Schulter steht.
Das Schultergelenk geht in EXT/ABD/so viel AR, daß die Oberarm-LA in der EXT/ABD-Diagonalen des LK Schultergelenkes steht.
Am Schultergürtel bewegt sich das Akromion nach dorsal/kaudal.
Die WB bewirkt in der RE Standschulter eine AR und in BWS und LWS eine LK/konkave LATFLEX. Der Effekt dieser WB auf die Wirbelsäule wird noch durch die WB des Kopfpatterns verstärkt.

Die Distanzpunkte der bewegten Hebelarme· KA Kopf und LK Spielarm einerseits und des RE Spielbeines andererseits bewegen sich in entgegengesetzten Richtungen. Also widerlagern sich die Bewegungspattern des KA Kopf und des LK Spielarmes einerseits und das Bewegungspattern des RE Spielbeines andererseits.

Die Begrenzung dieser sich widerlagernden WB geschieht durch die Erschöpfung weiterer Bewegungsmöglichkeiten der WS im Sinne der LK/konkaven LATFLEX. Damit ist das Lernziel in bezug auf die LK/konkaven LATFLEX der WS erreicht.

Hinweis. Wenn man alle Distanzpunkte der bewegten Hebelarme in die mittlere Frontalebene bringt, und sie sich in dieser Ebene entsprechend bewegen, gelingt die Totallateralflexion der WS mühelos.

Phase III = Mobilisation der WS in LATFLEX RE/konkav. Die Bewegungskomponenten beziehen sich auf die ESTE I.

Die Bewegungspattern des KA Kopf spielt sich in der mittleren Frontalebene von distal nach proximal ab und bringt die Schaltstellen der oberen Kopfgelenke und der HWS in eine RE/konkave LATFLEX.

Die WB des Kopfpatterns ist eine ebenfalls RE/konkave LATFLEX in BWS und LWS.

Das Bewegungspattern des RE Spielbeines spielt sich in einer nach RE abfallenden Ebene von distal nach proximal ab:

Die Zehen gehen in EXT/ABD.

Die Schaltstellen der Fußgelenke gehen in DORSALEXT/EVERSION.

Das Kniegelenk geht in ± 90° FLEX/IR, wobei die Fußspitze den Boden gerade noch nicht berührt.

Das Hüftgelenk geht in ± 90° FLEX/so viel ABD, daß das Knie weiter lateral steht als das Hüftgelenk/so viel IR, daß der Fuß weiter lateral steht als das Knie. Die WB bewirkt in der LK Standbeinhüfte eine IR und

in LWS und BWS eine RE/konkave LATFLEX.

Das Bewegungspattern des LK Spielarmes verläuft in der mittleren Frontalebene von distal nach proximal: Die Finger gehen in EXT.

Die Schaltstellen des Handgelenkes und Unterarmes gehen in so viel DORSALEXT, daß die LA der Hand in der LA des Unterarmes steht/in so wenig PRONATION, daß der Handteller nach RE schaut.

Das Ellbogengelenk geht in EXT.

Das Schultergelenk geht in FLEX/so viel ADD, daß der Distanzpunkt Handteller die Symmetrieebene erreicht oder kreuzt/IR.

Am Schultergürtel bewegt sich das Akromion nach ventral/kranial.

Die WB bewirkt in der RE Standarmschulter eine IR und in BWS und LWS eine RE/konkave LATFLEX. Der Effekt dieser WB auf die Wirbelsäule wird noch durch die WB des Kopfpatterns verstärkt.

Hinweis. Selbstverständlich kann man von der ASTE auch zuerst in die ESTE II und dann in die ESTE I gehen und beliebig viele Bewegungen hin und her einschalten. Man kann aber auch von jeder ESTE immer wieder zur ASTE zurückkehren. Außerdem wird man Standbein und Spielarm wechseln. Wenn z. B. einem Patienten die ESTE I gelingt, während die ESTE II große Schwierigkeiten bereitet, kann man durch den jeweiligen Standarm/Standbein-Wechsel in der ASTE sowohl die RE/konkave als auch die LK/konkave LATFLEX in der ESTE I üben.

Variante des „Vierfüßlers zur Mobilisation der WS in LATFLEX", die das im Lernziel geforderte Training der entsprechenden Effektoren und Bremsen der Bewegung [→ S. 28] an der Wirbelsäule betont (Abb. 37 – 38 – 39 – 40 – 41 – 42 – 43).

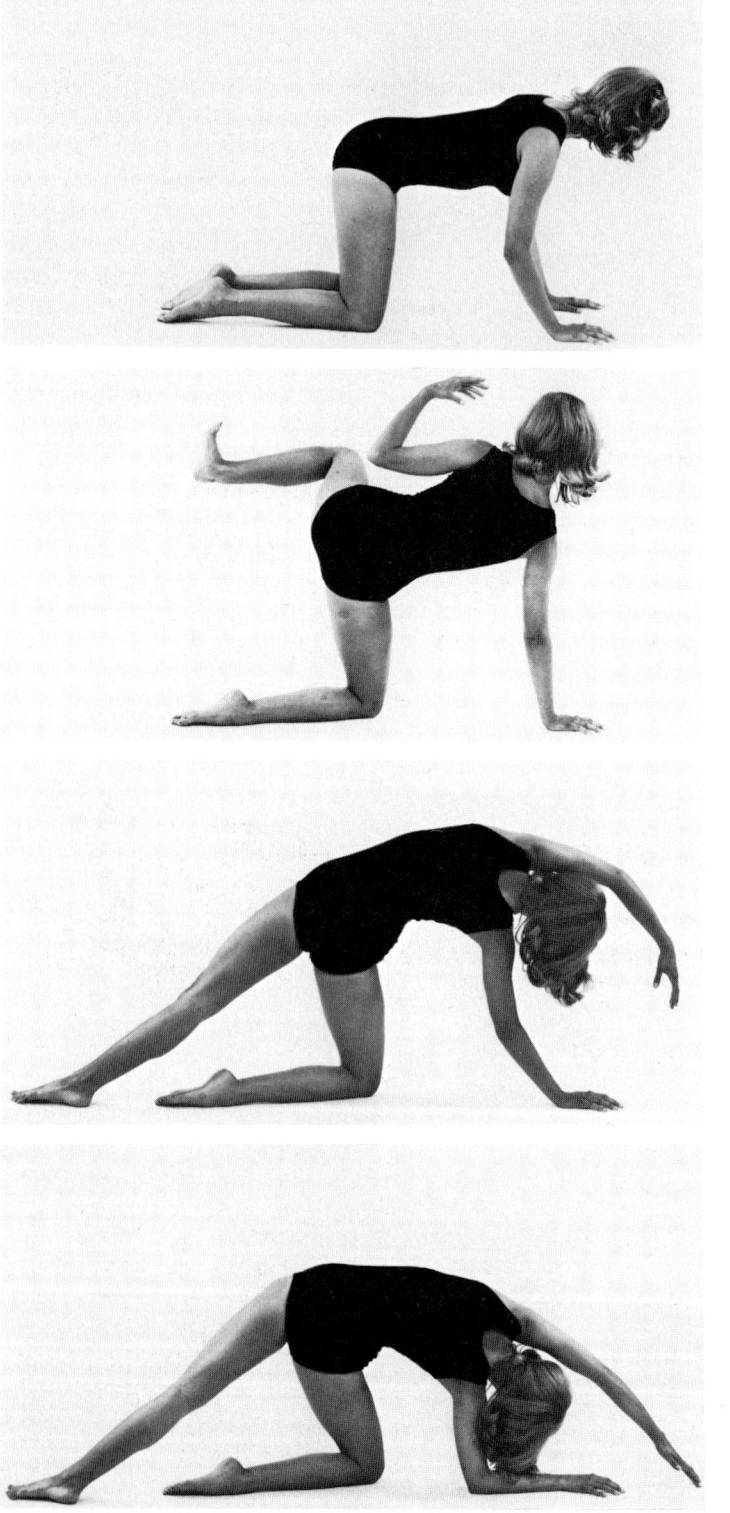

Abb. 37. ASTE „Aufgeklappter Vierfüßler zur Mobilisation der WS in LAT-FLEX"

Abb. 38. ESTE I „Aufgeklappter Vierfüßler zur Mobilisation der WS in LAT-FLEX", Hubstellung (LK/konkav)

Abb. 39. ESTE II „Aufgeklappter Vierfüßler zur Mobilisation der WS in LAT-FLEX", Dehnstellung (RE/konkav)

Abb. 40. ESTE IIa „Aufgeklappter Vierfüßler zur Mobilisation der WS in LAT-FLEX", vermehrte Dehnstellung (RE/konkav)

Grundstellung zu den Abb. 41 – 43. ASTE „Aufgeklappter Vierfüßler zur Mobilisation der WS in LATFLEX"

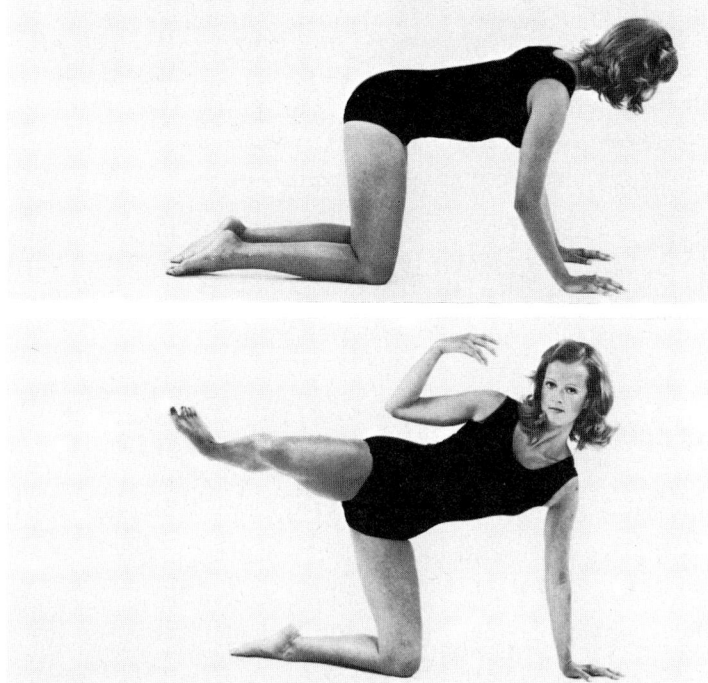

Abb. 41. ESTE I „Aufgeklappter Vierfüßler zur Mobilisation der WS in LATFLEX", Hubstellung (RE/konkav)

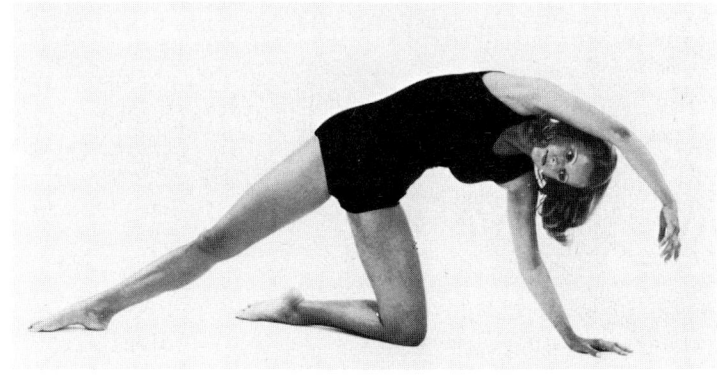

Abb. 42. ESTE II „Aufgeklappter Vierfüßler zur Mobilisation der WS in LATFLEX", Dehnstellung (LK/konkav)

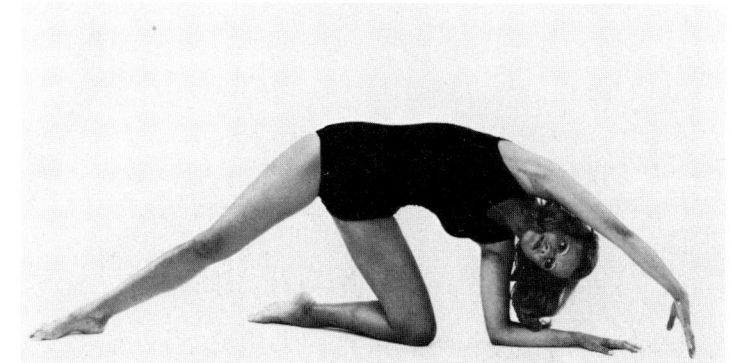

Abb. 43. ESTE IIa „Aufgeklappter Vierfüßler zur Mobilisation der WS in LATFLEX", vermehrte Dehnstellung (LK/konkav)

DISPOSITION

Analyse und Rezept

ad I.

Name der Variante: „Aufgeklappter Vierfüßler zur Mobilisation der WS in LATFLEX"

ad III.

▶ **Lernweg der Variante**

„Aufgeklappter Vierfüßler zur Mobilisation
der WS in LATFLEX"

ad III.1.

Funktionsanalyse der Variante in „Therapeutensprache"

ad III.1.1.

Funktionsanalyse der ASTE der Variante
„Aufgeklappter Vierfüßler zur Mobilisation
der WS in LATFLEX"

b) Position

Abb. 37, wie beim Modell „Der klassische
Vierfüßler"

ad III.1.2.

Funktionsanalyse des Bewegungsablaufes
der Variante „Aufgeklappter Vierfüßler zur
Mobilisation der WS in LATFLEX"

a) Konzeption

Wir unterscheiden die folgenden Bewegungsphasen:
Phase I = Trippelphase
Phase II = Zur ESTE I, Mobilisation der WS
in LK/konkave LATFLEX, Hubstellung
(von Abb. 37 nach Abb. 38)
Phase III = Zur ESTE II, Mobilisation der
WS in RE/konkave LATFLEX, Dehnstellung (von Abb. 38 nach Abb. 39 oder 40)
Phase IV = Zurück zur ESTE I (von Abb. 39
oder 40 nach Abb. 38)

Phase II = Zur ESTE I, Mobilisation der WS
in RE/konkave LATFLEX, Hubstellung
(von Abb. 37 nach Abb. 41)
Phase III = Zur ESTE II, Mobilisation der
WS in LK/konkave LATFLEX, Dehnstellung (von Abb. 41 nach Abb. 42 oder 43)
Phase IV = Zurück zur ESTE I (von Abb. 42
oder 43 nach Abb. 41)

b) Aktivierung des Bewegungsablaufes

1. Planung

Phase I = Trippelphase. Im Hinblick auf den
Bewegungsablauf der Variante trippelt man
nicht wie beim Modell „Der klassische Vierfüßler" übers Kreuz, sondern man trippelt
„Paß" vom RE Standbein/RE Standarm
zum LK Standbein/LK Standarm. Dabei
bewegen sich TP [→ S. 104] und Schulter der
Standbein-Standarm-Seite so weit nach late-
ral/unten, wie es die Oberschenkel und
Armlängen einerseits und die Breiten und
Gewichte der KA Becken und Brustkorb andererseits erfordern.
Phase II = Aus Gleichgewichtsgründen müssen wir den KA Becken mit dem Spielbein
und den KA Brustkorb mit dem Spielarm
und dem KA Kopf in den proximalen
Schaltstellen des Standbeines und -armes im
Sinne einer HORIZONTALABD im Hüft-
und Schultergelenk „aufklappen". Nur so
wird der Schwerpunkt über die verkleinerte
U'fläche gebracht. Um bei der Mobilisation
der WS in Latflex die Hubbelastung der entsprechenden Effektoren der Bewegung zu
betonen, richten wir die Konkavität nach
oben. Die Bewegungspattern des KA Kopf,
des Spielarmes und -beines bleiben unverändert und spielen sich wieder in der mittleren
Frontalebene ab, mit dem Unterschied, daß
diese nicht mehr horizontal, sondern annähernd vertikal steht. Da Spielbein und -arm
der gleichen Seite angehören, kombinieren
wir das FLEX/ABD/IR-Pattern des Spielbeines mit dem EXT/ABD/AR-Pattern des
Spielarmes (Abb. 38).
Phase III = Um in der ESTE II die zur
ESTE I antagonistische LATFLEX der WS
zu mobilisieren, richten wir die Konkavität

nach unten und kommen so in die Dehnstellung (Abb. 39). Die Bewegungspattern des KA Kopf, des Spielarmes und -beines spielen sich wieder in der mittleren Frontalebene ab, die annähernd vertikal steht. Wir kombinieren das EXT/ADD/AR-Pattern des Spielbeines mit dem FLEX/ADD/IR-Pattern des Spielarmes.

Einleitend vollzieht sich die LATFLEX isotonisch exzentrisch [→ S. 28], die obere verkürzte Seite wird langsam länger. Dazu kommt, bei fortschreitender Bewegung, die isotonisch konzentrische Arbeit der sich verkürzenden lateralen Effektoren der unteren Seite. Sie verspannen den Brückenbogen, den die KA Brustkorb/Becken über den Brückenpfeilern des Standarmes und -beines bilden, während der KA Kopf sich in den Bogen einfügt (Abb. 39). Wenn wir den kranialen Brückenpfeiler verkürzen, indem der Standarm zum Unterarmstütz kommt (Abb. 40), nimmt die Wölbung und damit auch die Verspannung des Brückenbogens zu. Um

wieder in die ESTE I zurückzukommen, ist es günstig, einleitend eine Gewichtsverschiebung nach kaudal vorzunehmen, um die Belastung des Standarmes zu mindern.

FORM C)

2.2.3. Beispiel: „Vierfüßler zur Stabilisation der proximalen Extremitätengelenke"

DISPOSITION

Analyse und Rezept

ad I.
Name der Übung: „Vierfüßler zur Stabilisation der proximalen Gelenke"

ad II.
● **Lernziel**

„Der Vierfüßler zur Stabilisation der proximalen Extremitätengelenke" ist eine vorbe-

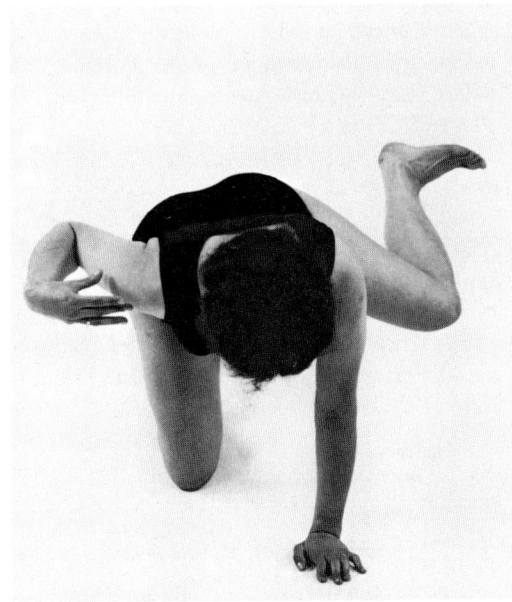

Abb. 44. ESTE I „Vierfüßler zur Stabilisation der proximalen Extremitätengelenke" (ABD-Typus)

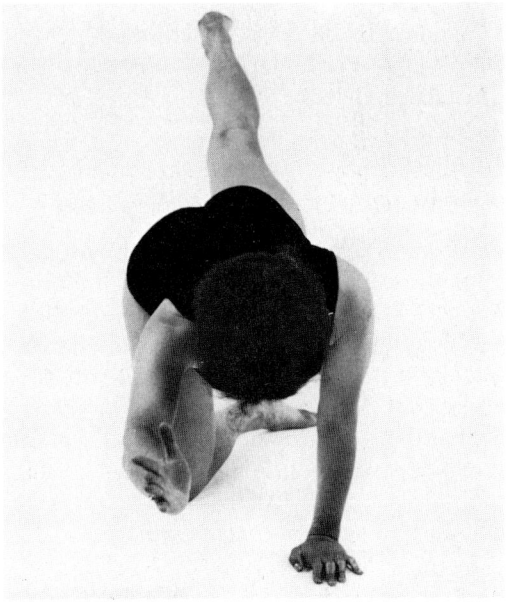

Abb. 45. Este II „Vierfüßler zur Stabilisation der proximalen Extremitätengelenke" (ADD-Typus)

reitende Übung für das Modell „Der klassische Vierfüßler". Mit Hilfe dieser Anpassung sollen die Rotatorenmanschetten der Schulter- und Hüftgelenke unter Belastung auf Stabilisation [→ S. 54] trainiert werden können, ohne dabei die Stabilisation der Wirbelsäule aufzugeben.

ad III.
▸ **Lernweg der Übung**

„Vierfüßler zur Stabilisation der proximalen Gelenke"

ad III.1.
Funktionsanalyse der Übung in „Therapeutensprache"

ad III.1.1.
Funktionsanalyse der ASTE der Übung: „Vierfüßler zur Stabilisation der proximalen Gelenke"

b) Position

Wie beim Modell „Der klassische Vierfüßler"

ad III.1.2.
Funktionsanalyse des Bewegungsablaufes der Übung „Vierfüßler zur Stabilisation der proximalen Gelenke"

a) Konzeption

Wir unterscheiden drei Bewegungsphasen:

Phase I = „Trippelphase", wie beim Modell „Der klassische Vierfüßler"
Phase II = Bewegungsablauf zur ESTE I, Stabilisation der proximalen Extremitätengelenke in Belastung, ABD/Typus (Abb. 44)
Phase III = Bewegungsablauf zur ESTE II, Stabilisation der proximalen Extremitätengelenke in Belastung, ADD/Typus (Abb. 45)

b) Aktivierung des Bewegungsablaufes

1. Planung

Phase II = Der KA Kopf stabilisiert die KLA. Die Symmetrieebene soll sich wäh-

rend des ganzen Bewegungsablaufes räumlich weder drehen noch verschieben. Die simultan auf den Rumpf einwirkenden Bewegungspattern des Spielarmes und -beines würden die KLA im Sinne einer WB in der mittleren Frontalebene im *Uhrzeigersinn drehen*. Um das zu vermeiden, erfolgen die AW in den proximalen Drehpunkten des Standbeines und Standarmes. Die räumlich so fixierte KLA stabilisiert sich in sich selber, weil sich die weiterlaufenden lateralflexorischen Tendenzen der Spielarm- und Spielbeinpattern antagonistisch zueinander verhalten und sich dadurch widerlagernd neutralisieren.

Phase III = Der KA Kopf stabilisiert die KLA. Die Symmetrieebene soll sich während des ganzen Bewegungsablaufes räumlich weder drehen noch verschieben. Die simultan auf den Rumpf einwirkenden Bewegungspattern des Spielarmes und -beines würden die KLA im Sinne einer WB in der mittleren Frontalebene *im Gegenuhrzeigersinn drehen*. Um das zu vermeiden, erfolgen die AW in den proximalen Drehpunkten des Standbeines und Standarmes. Die räumlich so fixierte KLA stabilisiert sich in sich selber, weil sich die weiterlaufenden lateralflexorischen Tendenzen der Spielarm- und Spielbeinpattern antagonistisch verhalten und sich dadurch widerlagernd neutralisieren.

2. Richtung

Phase II = An der KLA streben der Distanzpunkt Scheitelpunkt nach kranial/wenig dorsal und der Distanzpunkt Spitze des Schwanzbeines nach kaudal.
Am LK Spielbein bewegen sich der Distanzpunkt Knie nach dorsal/lateral, der Distanzpunkt Ferse nach dorsal/kranial/lateral.
Am RE Spielarm bewegen sich der Distanzpunkt Ellbogen nach dorsal/lateral/kaudal, der Distanzpunkt Hand nach dorsal/lateral, bis sich die LA des Oberarmes in der Diagonalen EXT/ADD in der mittleren Frontalebene eingestellt hat, und bis die Hand LK neben der Schulter steht.
Wenn die beiden Spielextremitäten die ESTE I (Abb. 44) erreichen, haben ihre Ak-

tivitäten die Tendenz, die KLA in der mittleren Frontalebene in einer + Drehrichtung zu bewegen.

Phase III = An der KLA streben der Distanzpunkt Scheitelpunkt nach kranial/wenig dorsal und der Distanzpunkt Spitze des Schwanzbeines nach kaudal.

Am LK Spielbein bewegt sich der Distanzpunkt Knie nach dorsal/medial/kaudal, bis das Knie gestreckt ist und die LA des Beines und der Distanzpunkt Ferse die mittlere Frontalebene erreicht haben.

Am RE Spielarm bewegt sich der Distanzpunkt Ellbogen nach kranial/medial, bis der Ellbogen gestreckt ist und der Distanzpunkt Hand annähernd die Symmetrieebene erreicht hat. Dabei schaut der Handteller nach medial (Abb. 45).

Wenn die beiden Spielextremitäten die ESTE II erreichen, haben ihre Aktivitäten die Tendenz, die KLA in der mittleren Frontalebene in einer – Drehrichtung zu bewegen.

8. Bewegungskomponenten

LK Arm/RE Bein sind in Stützfunktion.

Phase II = Stabilisation der proximalen Extremitätengelenke in Belastung, ABD/Typus.

Die Bewegungskomponenten beziehen sich auf die ASTE.

Der KA Kopf verändert seine Stellung weder im Raum noch in bezug auf den Körper. Nur die Aktivität im Sinne der TRANSLATION nach dorsal [→ S. 70] stabilisiert die KLA.

Das Bewegungspattern des LK Spielbeines läuft von distal nach proximal:
Die Zehen gehen in EXT/ABD.
Die Schaltstellen der Fußgelenke gehen in DORSALEXT/EVERSION.
Das Kniegelenk geht in ±90° FLEX/IR, wobei die Fußspitze den Boden gerade nicht berühren soll[1]. Das Hüftgelenk geht in ±90° FLEX/in so viel ABD, daß das Knie deutlich weiter lateral steht als das Hüftgelenk/in

so viel IR, daß der Fuß weiter lateral steht als das Knie.

Die WB findet nicht statt, weil im Hüftgelenk des RE Standbeines die weiterlaufende IR die KLA im Raum drehen würde. Dafür finden wir AW [→ S. 43], im Hüftgelenk des RE Standbeines im Sinne einer AR, in der LWS/BWS im Sinne einer RE/konkaven LATFLEX.

Das Bewegungspattern des RE Spielarmes läuft von distal nach proximal:
Die Finger gehen in leichte FLEX, der Daumen in FLEX/ADD/AR.

Die Schaltstellen des Handgelenkes und Unterarmes gehen in wenig FLEX/RADIALABD/in so viel SUPINATION, daß der Handteller nach medial schaut.

Das Ellbogengelenk geht in so viel FLEX, daß die Hand RE von der Schulter steht.

Die Schaltstelle des Schultergelenkes geht in EXT/in so viel ABD, daß die Oberarm-LA in der EXT/ABD-Diagonalen des Schultergelenkes steht/in so viel AR, daß die Unterarm-LA in der mittleren Frontalebene steht.
Die WB findet nicht statt. Dafür haben wir AW. Im Schultergelenk des LK Standarmes im Sinne einer IR, in der BWS/LWS im Sinne einer LK/konkaven LATFLEX.

Die erreichte ESTE I heißt ABD/Typus, weil Spielbein und -arm eine ABD-Komponente haben. Ihre Betonung erleichtert die Stabilisation in der Wirbelsäule und in den proximalen Extremitätengelenken.

Phase III = Stabilisation der proximalen Extremitätengelenke in Belastung, ADD-Typus.

Die Bewegungskomponenten beziehen sich auf die ESTE I (Abb. 44).

Der KA Kopf verändert seine Stellung weder im Raum noch in bezug auf den Körper. Nur Aktivität im Sinne der TRANSLATION nach dorsal stabilisiert die KLA.

Das Bewegungspattern des LK Spielbeines läuft von distal nach proximal:
Die Zehen gehen in FLEX/ADD.
Die Schaltstellen der Fußgelenke gehen in PLANTARFLEX/ in so viel INVERSION,

---

[1] Auf Abb. 44 stehen Ferse und Knie zu hoch.

daß die Fußsohle nach medial schaut. Das Kniegelenk geht in EXT.

Das Hüftgelenk geht in EXT/in so viel ADD/AR, bis die LA des Beines in der mittleren Frontalebene und die Fußsohle in der Symmetrieebene stehen.

Die WB findet nicht statt, weil im Hüftgelenk des RE Standbeines die weiterlaufende AR die KLA im Raume drehen würde. Die AW im Hüftgelenk des RE Standbeines ist im Sinne einer IR, in der LWS/BWS im Sinne einer LK/konkaven LATFLEX.

Das Bewegungspattern des RE Spielarmes läuft von distal nach proximal:
Die Finger gehen in EXT.

Die Schaltstellen des Handgelenkes und Unterarmes gehen in wenig DORSALEXT/in so viel PRONATION, daß der Handteller nach medial schaut.

Das Ellbogengelenk geht in EXT.

Das Schultergelenk geht in FLEX/in so viel ADD, daß der Handteller die Symmetrieebene erreicht/in so viel IR, daß der Handteller nach medial schaut.

Die WB findet nicht statt. Dafür haben wir AW. Im Schultergelenk des LK Standarmes im Sinne einer AR, in der LWS/BWS im Sinne einer RE/konkaven LATFLEX.

Die erreichte ESTE II heißt ADD-Typus, weil Spielbein und -arm eine ADD-Komponente haben. Ihre Betonung erleichtert die Stabilisation der Wirbelsäule und der proximalen Extremitätengelenke.

Merke

Die räumliche Fixierung der Symmetrieebene, die nicht durch Grenzen der Bewegungsmöglichkeiten, sondern durch den Willen des Patienten bewerkstelligt werden muß, ist das neue Element in dieser Übung. Es verlangt eine differenzierte Koordination, wie sie in der natürlichen Bewegung oft gebraucht wird, wenn z. B. eine starke Beanspruchung der Extremitäten die Stabilisation der KLA nicht gefährden darf.

---

ad III.2.
Instruktion der Übung „Vierfüßler zur Stabilisation der proximalen Extremitätengelenke" in „Patientensprache"

ad III.2.1.
Verbal didaktische Hilfen

ad III.2.2.
Perzeptiv didaktische Hilfen

III.1.1. ASTE, b) Position
„Knie' am Boden und stütze Dich auf die Hände. Die Handflächen berühren den Boden, die Fingerspitzen schauen nach vorne. Die Schultern stehen genau über den Händen, der Popo über den Knien. Der Bauch schaut nach unten und ist waagrecht. Du siehst den Boden unter Dir und läßt den Kopf nicht hängen."

Kleine manipulierende Korrekturen, um die Stellung und Aktivität zu präzisieren, gelingen am besten, wenn man den Patienten auch über den Grund dieser Korrekturen informiert.

III.1.1. ASTE, c) Aktivierung
Wie beim Modell „Der klassische Vierfüßler", S. 36

III.1.2. b) Aktivierung des Bewegungsablaufes

Phase I = „Trippelphase", wie beim Modell „Der klassische Vierfüßler"

Phase II = Zur ESTE I, Stabilisation der proximalen Gelenke, ABD/Typus

„Du trippelst allmählich langsamer und bleibst jetzt auf der LK Hand und dem RE Knie stehen. Deine RE Hand und Dein LK Knie schweben über dem Boden, den Du ein wenig abtastest. Wenn Du Dich sicher fühlst, schaust Du nach unten und entdeckst unter Dir am Boden einen Spiegel, in dem sich dein Bauch und Gesicht spiegeln. Während der ganzen Übung darf sich dieses Spiegelbild nicht verrücken. Jetzt spaziert Deine RE Hand neben die RE Schulter und schaut sie an, während gleichzeitig Dein LK Knie einen Spaziergang zur Seite macht, nicht weit weg vom Boden, natürlich macht der Fuß auch mit, er geht sogar weiter. Wenn der Ellbogen so hoch steht wie die RE Hand, und das Spiegelbild Dich unverrückt ansieht, sind wir am Ziel."

Wenn das Bild mit dem Spiegel keinen Anklang findet, legt man einen Stab auf den Boden genau unter die KLA. Man achtet streng darauf, daß diese Lagebeziehung erhalten bleibt. Wenn man die Stellung des Armes manipuliert, faßt der Therapeut mit einer Hand die RE Hand und mit der anderen den Ellbogen des Patienten und bringt beide ohne Hast und Gewalt und unter Ausschaltung jeglichen Widerstandes von seiten des Patienten in die gewünschte Position. Beim LK Spielbein faßt der Therapeut das Knie und die Ferse des Patienten und bringt sie in Position. ABD/IR des Hüftgelenkes sollen nicht übertrieben sein, wohl aber auf die 90° FLEX geachtet werden.

Die Atmung soll keinesfalls blockiert werden; besteht eine solche Tendenz, läßt man den Patienten exspiratorisch und inspiratorisch leise pfeifen.

III.1.3. ESTE I. „Vierfüßler zur Stabilisation der proximalen Gelenke", ABB-Typus

„Jetzt mach' Dich stark, den Rücken und Hals lang und unverrückbar. Nichts bewegt sich mehr, nur das LK Knie und die Ferse streben zur Seite weg, ebenfalls der RE Ellbogen, nur will der gerade zur anderen Seite. Der Atem geht leicht und schnell, Du brauchst fast keine Luft."

In dieser ESTE läßt sich die Stabilisation der proximalen Gelenke sehr gut durch Widerstand steigern. Der Therapeut drückt den RE Ellbogen nach medial und, wenn es geht, nach kranial, also in die – Drehrichtung. Gleichzeitig die LK Ferse, nahe am Boden, nach medial/kaudal. Dazu gibt es nur + Aktivität und keinerlei Bewegungsausschläge in den Schaltstellen der Bewegung.

III.1.2. b) Aktivierung des Bewegungsablaufes von ESTE I nach ESTE II, ADD-Typus

„Noch geschieht keine Bewegung, aber Du brauchst weniger Kraft, gerade so viel, daß sich die Statue nicht verändert. Das Einzige, was Bewegung bringt, ist der Atem, denn Du bist ja eine lebendige, zur Salzsäule erstarrte Figur, die auch denken kann. Sie denkt an den Spiegel am Boden, aus dem heraus eine gläserne Wand wächst, und weil es ein Zauber ist, wächst die gläserne Wand mitten durch die Figur. Die gläserne Wand wirkt wie ein Magnet und zieht die RE

Manipulierend zeigt man vielleicht die gläserne Wand.

Später führt man behutsam die Handfläche und Fußsohle in die richtige Position und achtet besonders auf die fixe Raumlage der KLA, die sich in diesem Teil der Übung besonders leicht negativ in der mittleren Frontalebene drehen möchte, weil Hand und Fuß in der Verlängerung der KLA liegen, und ihr Druck auf die vorgestellte Glaswand dieselbe negative Drehrichtung betont.

Hand an, bis die Handfläche auf ihr liegt, ja vorne vom Kopf. Du hast nicht bemerkt, daß auch die LK Fußsohle an der Glaswand klebt, ziemlich hoch über dem Boden, etwa so hoch wie der Kopf, aber natürlich ganz weit hinten. RE Hand/LK Fuß kleben fest an der Glaswand."

III.1.3. ESTE II. „Vierfüßler zur Stabilisation der proximalen Gelenke", ADD-Typus

„Jetzt wirst Du wieder stark. Du bist wieder zur Salzsäule erstarrt, nur ist die Figur diesmal lang und schmal, die letzte war ja kurz und breit. Atem nicht vergessen."

Kräftiger Widerstand an Handfläche und Fußsohle in positiver Drehrichtung mit der Aufforderung, sich nicht zu rühren, betont die Stabilisation der proximalen Gelenke.

FORM D)

2.2.4. Beispiel: „Anpassung durch Veränderung der Lage der KLA im Raum"

DISPOSITION

Analyse und Rezept

ad II.
● **Lernziel**

Die Fähigkeit, das funktionelle Rückenmuskeltraining, wie es in den Lernzielen des Modells „Der klassische Vierfüßler" in den Anpassungen „Vierfüßler zur Mobilisation der WS in FLEX/EXT und in LATFLEX" dargestellt wurde, auch dann zu realisieren, wenn Konstitution und Kondition eine Veränderung der Lage der KLA im Raum erfordern.

ad III.

▶ **Lernweg der Übung** in „Therapeutensprache"

ad III.1.2.

Funktionsanalyse des Bewegungsablaufes der Übung „Anpassung der Vierfüßler durch Veränderung der Lage der KLA im Raum.

a) Konzeption

Gründe für eine Anpassung der ASTE durch Unterarmstütz und Neigung der KLA nach unten:

1. Die Belastung der Hände und/oder Handgelenke ist unerwünscht
2. Überstreckbare Ellbogen oder/und schwache Oberarmmuskulatur erfordern zuviel Aufmerksamkeit beim Einhalten der klassischen ASTE und lenken vom Lernziel ab
3. + Breiten und Gewicht am KA Becken, + Längen und Gewicht am KA Beine sind leichter für die Rückenmuskulatur zu tragen, wenn durch die Neigung der KLA der Hebelarm verkürzt wird; *hierzu das Beispiel Abb. 46 – 47* („Klassischer Vierfüßler")
4. Bei einer – BWS und/oder + transversalem Thorax-ϕ, wo die Stützfunktion der Arme wegen der nicht idealen Kongruenz Thoraxwand/untere Schulterblattfläche erschwert ist, wirkt es günstig, den Beinhub etwas zu reduzieren, den Kopf in bezug auf die Translation nach dorsal nicht zu betonen, sondern in erster Linie sein Gewicht als Stimulation der EXT der BWS zu benützen. Dafür wird die ROT vom Spielarm her betont; *hierzu das Beispiel Abb. 46 – 48* („Klassischer Vierfüßler").
5. Sind – BWS und – sagittaler Thorax-ϕ ausgeprägt, ändert man die ASTE mit

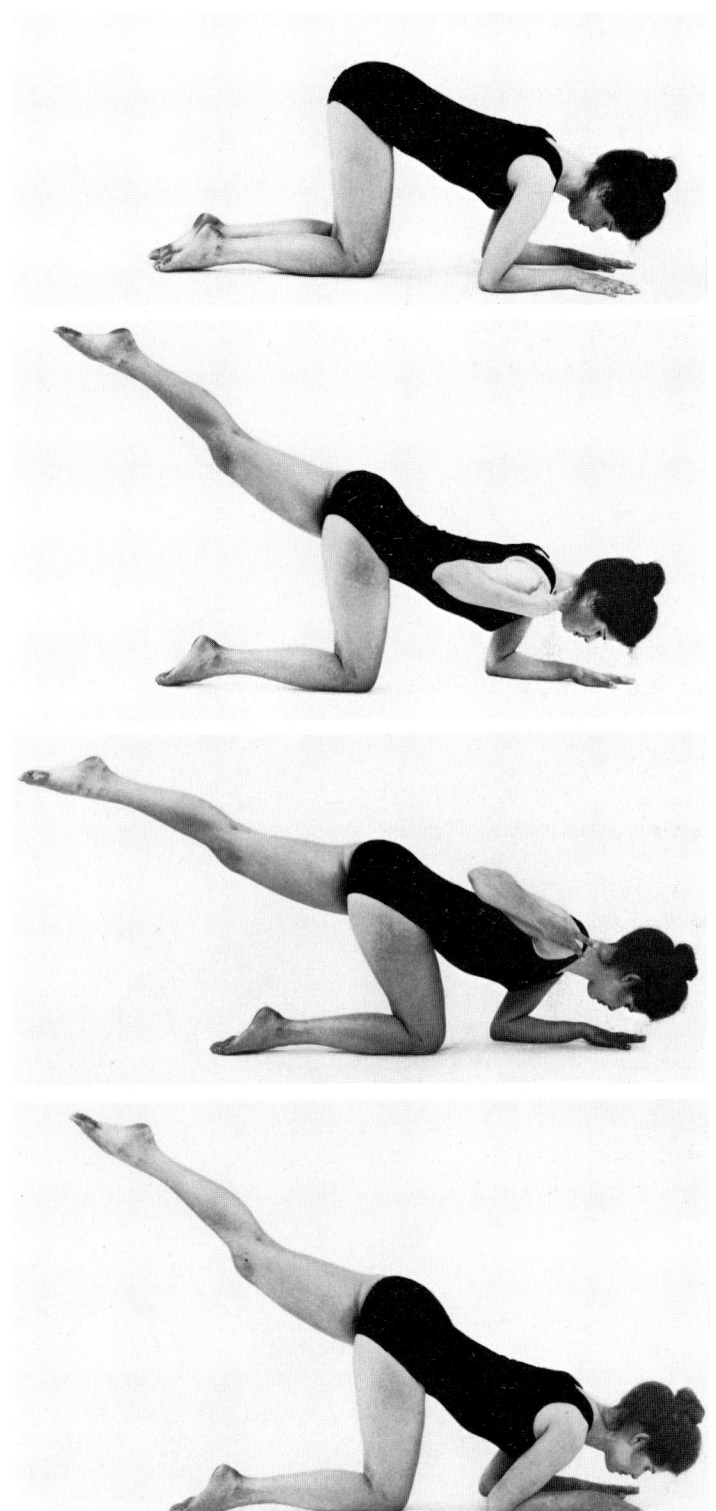

Abb. 46. ASTE „Klassischer Vierfüßler", KLA nach unten geneigt zur Entlastung der Hände bei −BWS/bei +Breiten

Abb. 47. ESTE „Klassischer Vierfüßler", KLA nach unten geneigt zur Entlastung der Hände bei +TP-Abstand

Abb. 48. ESTE „Klassischer Vierfüßler", KLA nach unten geneigt zur Entlastung der Hände bei +frontotransversalem Thorax-∅

Abb. 49. ESTE „Klassischer Vierfüßler", KLA nach unten geneigt zur Entlastung der Hände bei −BWS/+Gewicht am KA Brustkorb/+frontotransversalem Thorax-∅

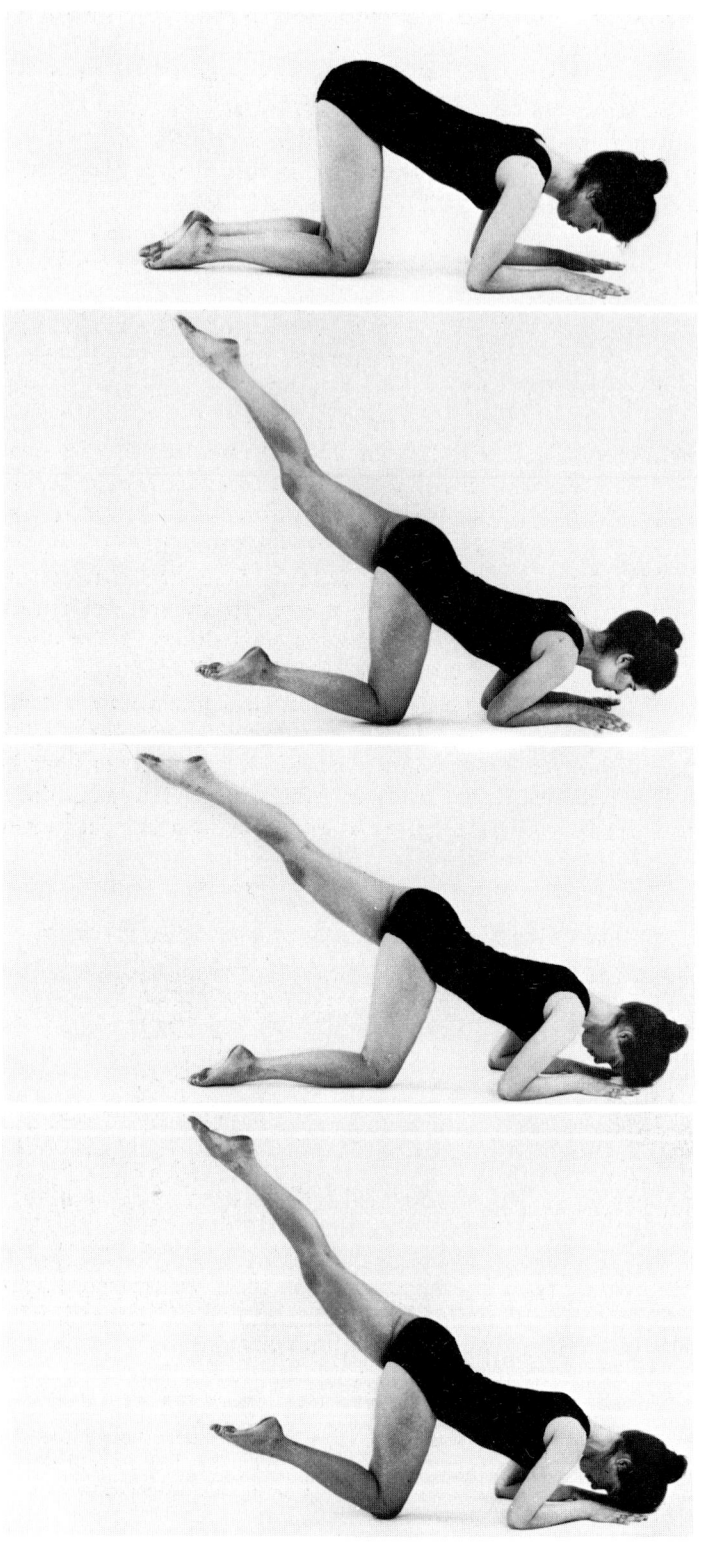

Grundstellung zu den Abb. 50 – 52. ASTE „Klassischer Vierfüßler", KLA nach unten geneigt zur Entlastung der Hände bei – BWS/bei + Breiten

Abb. 50. ESTE „Klassischer Vierfüßler", KLA nach unten geneigt zur Entlastung der Hände bei + Gewicht am KA Brustkorb/zum Training der EXT/ABD/AR der Hüftgelenke

Abb. 51. ESTE „Klassischer Vierfüßler", KLA nach unten geneigt bei – BWS/bei unstabiler WS/ bei – frontosagittalem Thorax-ϕ

Abb. 52. ESTE „Klassischer Vierfüßler", KLA nach unten geneigt bei unstabiler WS/zum Training der EXT/ABD/AR der Hüftgelenke/ + Längen der Beine

56

Unterarmstütz durch Senken bis Aufstützen des Kopfes am Boden, bringt nur das Bein in Bewegung (Abb. 51) oder hebt noch zusätzlich den Unterschenkel des Stützbeines an und macht dadurch die ROT-Komponente der WS aus übungstechnischen Gründen unstabil (Abb. 52); *hierzu das Beispiel Abb. 46 – 49 – 50 – 51 – 52* („Klassischer Vierfüßler").

Gründe für die Anpassung der ASTE durch Neigung der KLA nach vorne/oben + Unterarmstütz:

1. Zur Entlastung der Hände, Arme und des Schultergürtels
2. Wenn die Belastung der Nackenmuskulatur reduziert werden soll
3. Wenn die Tieflagerung des Kopfes nicht erwünscht ist
4. Wenn Breiten und + Gewichte sich an den KA Becken und Beine befinden.

Hierzu das Beispiel Abb. 53 – 54 („Klassischer Vierfüßler)

Hier werden für die ASTE die antagonistischen Pattern für Spielarm und -bein gewählt, und damit das Geschicklichkeitstraining für die WS, insbesondere für die ROT betont.

Gründe für eine Anpassung der ASTE durch Haltung der KLA in der Vertikalen:

1. Wenn eine Belastung der KA Arme/Kopf/Brustkorb/Becken wegen hypermobiler WS nicht erwünscht ist
2. Wenn ein Gleichgewichtstraining bei stabilisierter BWS in der Vertikalen erwünscht ist
3. Wenn das Training der Rückenmuskulatur bei funktionell belasteter Standbein-LA trainiert werden soll; *hierzu das Beispiel Abb. 55 („Klassischer Vierfüßler").*

Der LK „Standarm" kann frei getragen oder an der Wand leicht eingestützt werden. Das Knie des RE Standbeines ist ganz leicht flektiert, zur Sicherung der Aktivität des Quadrizeps. Wenn man im Standbein den Zehenstand oder nur Vorfußbelastung wählt, muß die FLEX im Knie zunehmen. In der abgebildeten ESTE wird die AW der ROT im Niveau BWS durch das Drehen nach medial der LK Ferse, koordiniert mit der + ROT des Thorax vom RE Armpattern her bewerkstelligt. Beim Auflösen der Bewegung dreht die Ferse mit dem Spielbein im Sinne einer

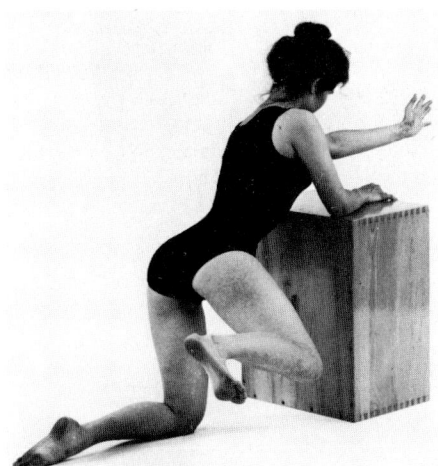

Abb. 53. ESTE „Klassischer Vierfüßler", KLA nach vorne geneigt zur Entlastung der Hände und des Schultergürtels

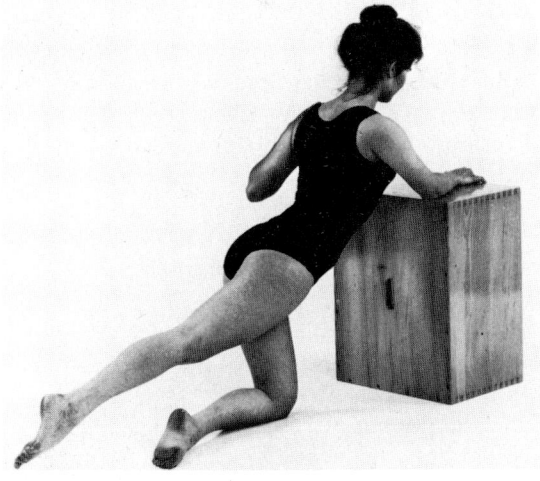

Abb. 54. ESTE „Klassischer Vierfüßler", KLA nach vorne geneigt zur Entlastung der Hände und des Schultergürtels/ + Gewicht an den Oberschenkeln

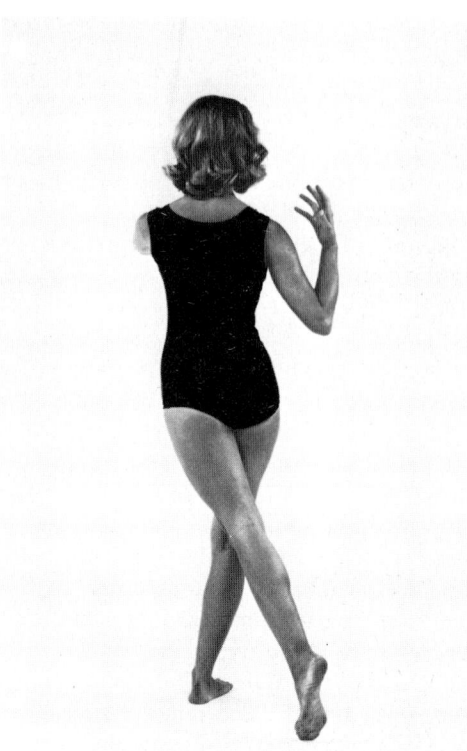

Abb. 55. ESTE „Klassischer Vierfüßler", im Stand. Bei hypermobiler WS/als Gleichgewichtstraining kann im RE Standbein mit Knieflexion + Zehenstand geübt werden/die LK Hand kann an der Wand abgestützt werden

IR im Hüftgelenk. Das Spielbein kann in der Luft getragen werden, Zehenspitze in Bodennähe oder die Fußspitze hat Bodenkontakt. Nimmt der Abstand der Fußspitze vom Boden zu, müßte die KLA im RE Standhüftgelenk im Sinne einer FLEX nach vorne geneigt werden, um eine Mobilisation der WS in EXT zu vermeiden.

4. Wenn bei vertikaler KLA in der ASTE eine Mobilisation in LATFLEX gewünscht wird; *hierzu das Beispiel Abb. 56* (Hubstellung der Mobilisation in LATFLEX). Für die Dehnstellung gehen Spielarm und Spielbein ins antagonistische Pattern, wobei das Spielbein stark hinter dem Standbein kreuzen und die KLA sich nach vorne neigen soll.

Hinweis. Selbstverständlich kann bei vertikaler KLA auch die Mobilisation in FLEX/ EXT und die Stabilisation der proximalen Gelenke geübt werden.

Gründe, die eine Anpassung der ASTE durch direkte Unterstützung der KA Becken und Brustkorb erfordern:
1. Wenn eine Entlastung der Stützextremitäten erwünscht ist
2. Wenn der Kreislauf des Patienten geschont werden soll
3. Bei alten Patienten
4. Bei reduziertem AZ
5. Bei Schmerzen im lumbalen Bereich.
Hierzu das Beispiel Abb. 57 – 58 – 59 („Mobilisation in LATFLEX)
Diese Übung eignet sich als Startübung, weil sie einfach ist, z. B. morgens im Bett als

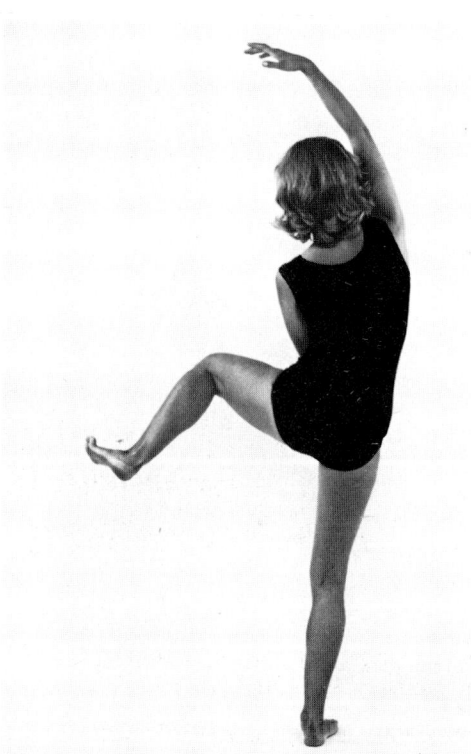

Abb. 56. ESTE „Vierfüßler zur Mobilisation der WS in LATFLEX", Hubstellung. Die LK Hand kann an der Wand abgestützt werden

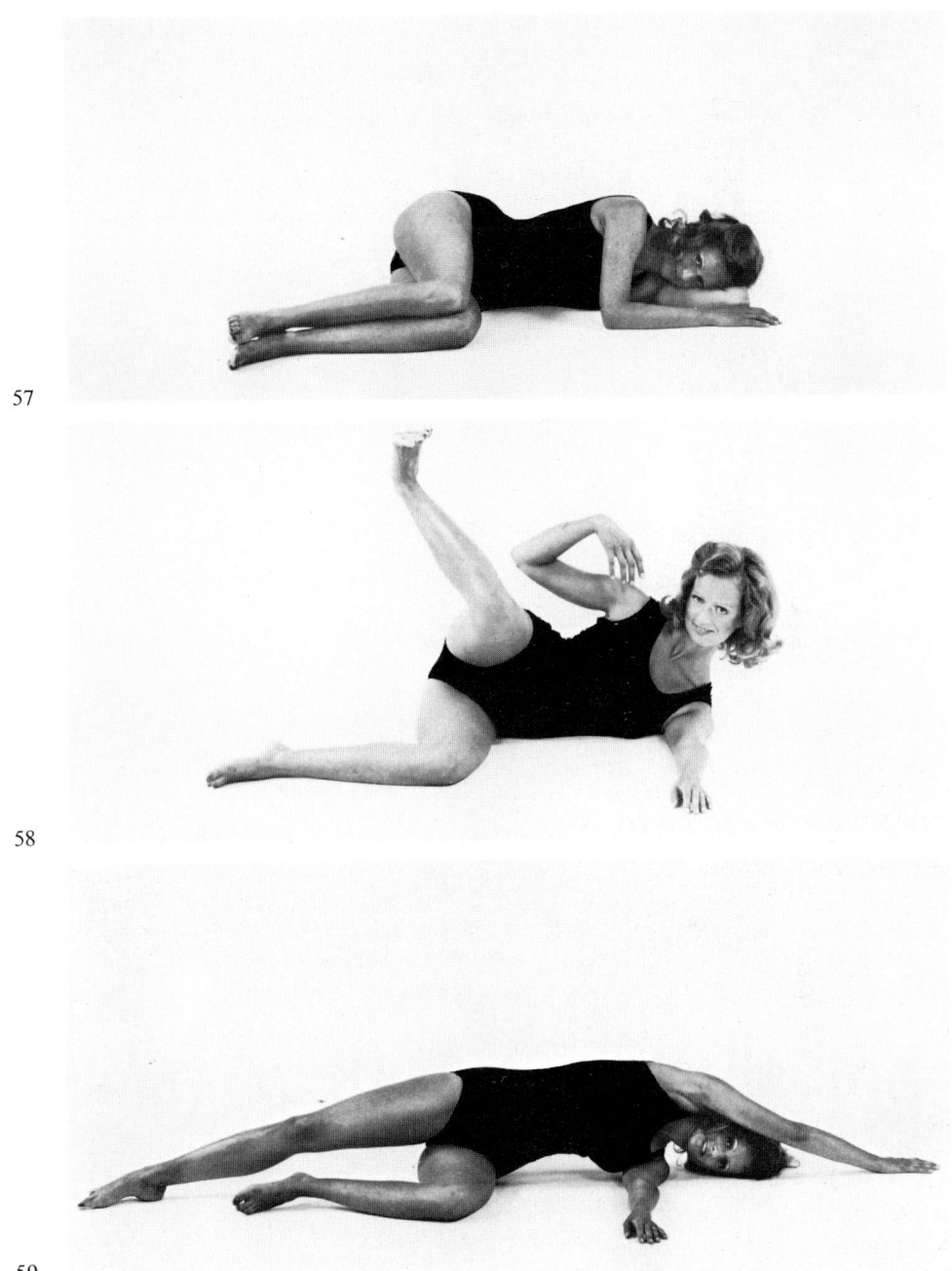

57

58

59

Abb. 57. ASTE „Vierfüßler zur Mobilisation der WS in LATFLEX" mit direkter Unterstützung der KA Becken/Brustkorb bei reduziertem AZ

Abb. 58. ESTE I „Vierfüßler zur Mobilisation der WS in LATFLEX" mit direkter Unterstützung der KA Becken/Brustkorb, Hubstellung (RE/konkave LATFLEX)

Abb. 59. ESTE II „Vierfüßler zur Mobilisation der WS in LATFLEX" mit direkter Unterstützung der KA Becken/Brustkorb, Dehnstellung (LK/konkave LATFLEX)

„Aufwachritus" für die Wirbelsäule. Es ist
darauf zu achten, daß man die Atmung, wie
beim Modell „Der klassische Vierfüßler" beschrieben, von Anfang an richtig einstellt
(Gähnen in der Dehnstellung usw.).

3. Funktionelles Rotationstraining um die KLA und um die Oberschenkellängsachsen

Definition

Das funktionelle Rotationstraining um die KLA und um die Oberschenkellängsachsen lenkt die Aktivität auf die physiologischen Ansprüche an diese Bewegungskomponenten.

Merke

1. Weil die KLA und die O'sch-LA bei der für den Menschen typischen, aufrechten Haltung vertikal stehen, sind Rotationen um diese Achsen unentbehrlich für eine ökonomische Fortbewegung und für einen ökonomischen Gebrauch der Hände [→ S. 47].
2. Weil die KLA die ROT-Achse der in sich beweglichen Wirbelsäule ist, muß sich die Wirbelsäule leicht stabilisieren lassen. Diese Stabilisation ist eine wichtige Aufgabe des funktionellen Rotationstrainings [→ S. 54].
3. Bei Rotationen im Hüftgelenk um die O'sch-LA als Rotationsachse können sich beide Hebelarme oder vorwiegend der proximale oder der distale bewegen. Da die Bewegung des proximalen Hebelarmes (Verbindungslinie der Spinae am KA Becken) für das Bewegungsverhalten des Menschen besonders wichtig ist, werden wir diese Rotationen in unserem Training betonen [→ S. 20 u. 21].

Grundsätzliches über die Lage der KLA und der O'sch-LA im Raum beim Rotationstraining

1. Wenn die KLA und die O'sch-LA annähernd vertikal stehen, sind Rotationen um diese Achsen hubfrei.
2. Hubfreie Rotationen im Bereich der Wirbelsäule können aber nur stattfinden, wenn die WS im betreffenden Abschnitt durch Stabilisation rotationsfähig ist [→ S. 148].
3. Die Stabilisation der KLA im Bereich der WS ist Aufgabe der Rumpfmuskulatur. Sie verlangt eine große Versatilität dieser Effektoren und Bremsen der Bewegung. Im Modellbeispiel wird das ROT-Training bei horizontaler KLA stattfinden und mit einer Drehung des Körpers gegen die Unterstützungsfläche kombiniert. Dank dieser räumlichen Lagebeziehung ist der ständige Wechsel muskulärer Beanspruchung besonders betont. Auch steht die ROT unter Hubbelastung [→ S. 30], so daß neben Geschicklichkeit auch die Kraft der Rotatoren trainiert wird.

3.1. Das Modell „Wer dreht, gewinnt" (Abb. 60 – 61 – 62)

Merke

Das Modell „Wer dreht, gewinnt" als Rotationstraining der Wirbelsäule und Hüftgelenke eignet sich für normale Wirbelsäulen und Hüftgelenke und ihre Variationen im Rahmen der Norm.
Mäßige Bewegungseinschränkungen in diesen Bereichen sind pathologische Abweichungen, die durch das Modell günstig beeinflußt werden können.

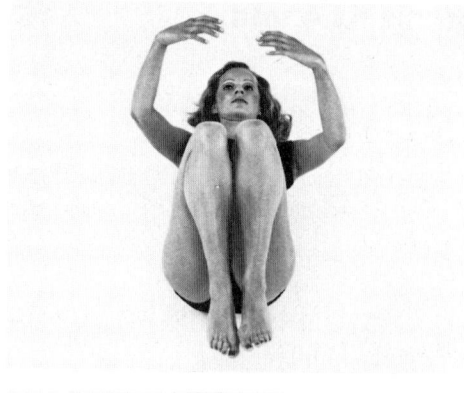

60

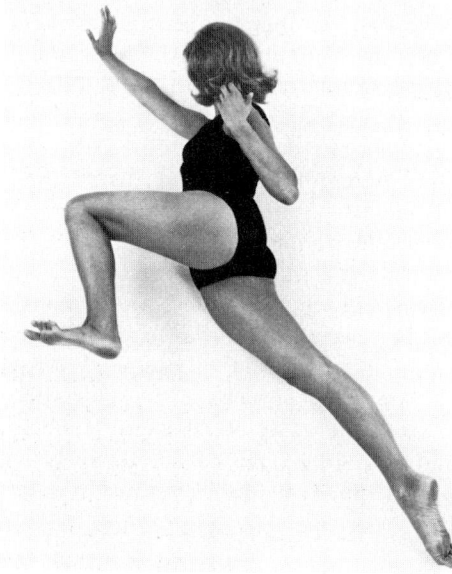

61

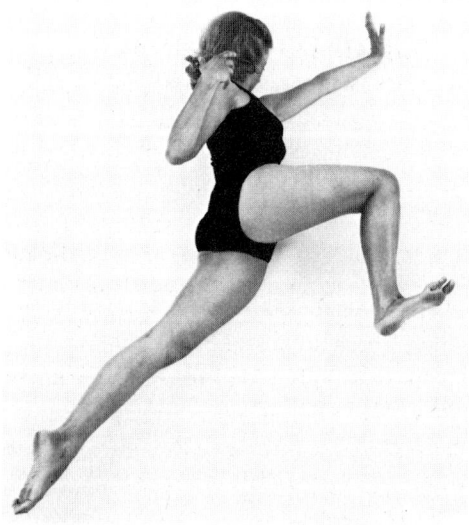

62

62

DISPOSITION

Analyse und Rezept

I.

Name des Modells: „Wer dreht, gewinnt"

II.

● **Lernziel**

II.1.

Die Fähigkeit, die Wirbelsäule zur Sicherung der Rotationsfähigkeit ökonomisch zu stabilisieren, in zeitlicher Koordination mit einer Fortbewegung des Körpers im Raum.

II.2.

Volle Rotationsausschläge in der Wirbelsäule und in den Hüftgelenken realisieren können.

II.2.1.

Unkontrollierte Beschleunigungen und Verzögerungen im Bewegungsablauf vermeiden.

III.

▶ **Lernweg der Übung** „Wer dreht, gewinnt"

III.1.

Funktionsanalyse des Modells in „Therapeutensprache".

III.1.1.

Funktionsanalyse der ASTE der Übung „Wer dreht, gewinnt" (Abb. 60)

a) Konzeption

Um mit Hilfe beschleunigender und bremsender Gewichte Rotationen um die KLA und in den Schaltstellen der Hüfte bei stabi-

---

◀Abb. 60. ASTE des Modells „Wer dreht, gewinnt"
Abb. 61. ESTE I des Modells „Wer dreht, gewinnt"
Abb. 62. ESTE II des Modells „Wer dreht, gewinnt"

lisierter WS vorzubereiten, wählen wir die ASTE so, daß die KA Kopf/Brustkorb/Becken genau in der KLA ausgerichtet sind. Die Hüftgelenke sollen potentiell beweglich und die KA Arme/Beine bereit sein, als beschleunigende oder bremsende Gewichte zu fungieren.

b) Position

Rückenlage. KA Kopf/Brustkorb/Becken eingeordnet in die KLA. KA Arme, nach oben gerichtet, ein stehendes Oval bildend. KA Beine, angebeugt, die Füße berühren den Boden nicht, die Knie stehen etwa über dem Bauchnabel, die Innenseiten der Beine berühren sich leicht.

c) Aktivierung der ASTE

1. Planung

Im Sinne der Stabilisation in bezug auf die KA Kopf-Brustkorb/Becken. Im Sinne der Spielfunktion in bezug auf die KA Arme/Beine.

2. Richtung

Die Distanzpunkte Scheitelpunkt und Spitze des Schwanzbeines streben weg vom Körpermittelpunkt. Die Distanzpunkte Handgelenke streben nach oben. Die Distanzpunkte Knie streben nach kranial/oben.

3. Intensität

Gering in den KA Arme/Beine, etwas stärker in den KA Kopf/Brustkorb/Becken.

4. Atmung

Ruheatmung oder leises inspiratorisches und exspiratorisches Pfeifen.

5. Veränderung der Unterstützungsfläche

Möglichst zusammenhängender Bodenkontakt der dorsalen Seiten der KA Kopf/Brustkorb/Becken.

6. Tempo

Sehr langsam.

7. Zeitliche Koordination

Die legere Haltung der KA Arme und Beine wird der stabilisierenden Aktivierung der KA Kopf/Brustkorb/Becken angepaßt.

8. Bewegungskomponenten (in bezug auf die Nullstellung der Gelenke)

KA Kopf, der Scheitelpunkt steht in der KLA, geringe Verminderung der HWS/Lordose.

Atlantookzipitalgelenke, so viel FLEX, daß der Blick nach ventral gerichtet ist.

KA Brustkorb und Becken, so viel Verminderung der LWS-Lordose und BWS-Kyphose, daß die Dornfortsätze dieser WS-Abschnitte Bodenkontakt haben.

KA Arme, das Akromion steht beidseits ein wenig kranial/dorsal/medial.

Schaltstellen Schulter, so viel FLEX, daß die Arme in der Transversalebene der Schultergelenke stehen/so viel HORIZONTALABD und AR, daß die medialen Seiten der Arme ein stehendes Oval bilden, und die Beugeseiten der Oberarme nach medial schauen.
Ellbogen, so viel FLEX, daß die medialen Seiten der Unterarme in die Ovalform passen.

Schaltstellen der Unterarme und Handgelenke, so viel SUPINATION, daß die Beugeseiten der Unterarme nach medial schauen, so viel FLEX, daß sich die Handflächen in das Oval einordnen.

KA Beine, Schaltstellen der Hüften, so viel FLEX/ADD/AR, daß sich die medialen Seiten der Beine berühren, und die Knie, abhängig von der Länge der Oberschenkel, ungefähr über dem Bauchnabel stehen.
Knie, so viel FLEX, daß die Unterschenkel locker an den Oberschenkeln hängen.

Schaltstellen der Füße und Zehen, locker, in leichter PLANTARFLEX/PRONATION/Zehenextension.

III.1.2.
Funktionsanalyse des Bewegungsablaufes der Übung „Wer dreht, gewinnt" (Abb. 60 – 61 – 62)

a) Konzeption

Die Fortbewegung des Körpers im Raum findet in Form einer Drehung gegen den Boden aus Rückenlage in Seitenlage statt. Um bei diesem Bewegungsablauf die möglichen Rotationsausschläge in Wirbelsäule und Hüften zu realisieren, drehen die KA Kopf und Becken, im Sinne einer Primärbewegung, in die Bewegungsrichtung, während der KA Brustkorb, im Sinne einer Widerlagerung, in die Gegendrehrichtung strebt. Der KA Beine veranlaßt im Sinne einer WB die Drehung des KA Becken, der KA Arme diejenige des KA Brustkorb. Dabei wirken die Gewichte der KA Arme und Beine teils beschleunigend, teils bremsend auf den Bewegungsablauf. Wenn sie sich das Gleichgewicht halten, nennen wir die Bewegung kontrolliert.
Der KA Kopf macht außer der Drehung (PB) [→ S. 42] die Stabilisation der KLA.

b) Aktivierung des Bewegungsablaufes

1. Planung

In der ASTE befinden sich die kritischen ROT-Zeiger der WS in der mittleren Frontalebene und liegen in bezug auf den Raum horizontal. Es sind
a) für das ROT-Niveau HWS:
kranial, die Verbindungslinie der Augen kaudal, der frontotransversale Thorax-ϕ;

b) für das ROT-Niveau BWS:
kranial, der frontotransversale Thorax-ϕ kaudal, die Verbindungslinie der Spinae;
c) für das ROT-Niveau Hüftgelenke:
kranial, die Verbindungslinie der Spinae kaudal, die FLEX/EXT-Achsen der Knie, vorausgesetzt, daß die Oberschenkel-LA parallel oder rechtwinklig zur KLA stehen.

Hinweis. Die Lagebeziehung des TP zur gleichseitigen Spina iliaca ventralis gibt sichere Information über die ROT der Hüftgelenke.
Während des Bewegungsablaufes zur ESTE befinden sich die KA Kopf/Arme/Beine in Spielfunktion.
Der KA Kopf dreht nach RE in die Bewegungsrichtung; sein ROT-Zeiger dreht positiv. Gleichzeitig bewirkt er durch eine widerlagernde Aktivität, nämlich eine TRANSLATION nach dorsal, eine Stabilisation der KLA.
Der KA Beine bringt den KA Becken dank WB ebenfalls in die Bewegungsrichtung; sein ROT-Zeiger dreht positiv. Dabei wirkt das LK Bein beschleunigend, das RE Bein verzögernd auf den Bewegungsablauf.
Der KA Arme hindert den KA Brustkorb, in die Bewegungsrichtung zu drehen, und aktiviert seinen ROT-Zeiger in negativer Drehrichtung. Dabei wirkt der LK Arm verzögernd, der RE Arm beschleunigend auf den Bewegungsablauf.

2. Richtung

Am KA Kopf strebt der Distanzpunkt Scheitelpunkt weg vom Körpermittelpunkt und nach dorsal, gleichzeitig bewegt sich der Distanzpunkt Nasenspitze nach lateral RE/dorsal/unten. *Am KA Beine* bewegt sich der Distanzpunkt LK Knie nach RE/unten, der Distanzpunkt LK Fuß nach medial/RE/unten. Der Distanzpunkt RE Fuß nach medial/kaudal/dorsal/LK/unten. *Am KA Becken* bewegt sich der Distanzpunkt LK Spina nach RE/oben, der Distanzpunkt RE Spina nach RE/unten. *Am KA Arme* bewegt sich der Distanzpunkt LK Ellbogen nach kaudal/dorsal/LK, der Distanzpunkt LK Hand nach lateral/dorsal/LK/unten, der Distanzpunkt RE Hand nach kranial/dorsal/RE/unten. *Am KA Brustkorb* bewegt sich der Distanzpunkt Incisura jugularis nach RE/unten. Die KA Becken/Brustkorb drehen gegen den Boden aus Rückenlage in die RE Seitenlage.

3. Intensität

Zunehmend: Wenn die Verbindungslinie der Spinae die Vertikale (ESTE) erreicht hat, konstant.

4. Atmung

Um eine Preßatmung zu vermeiden, wird während des Bewegungsablaufes inspiratorisches und exspiratorisches Pfeifen empfohlen. In der ESTE Ruheatmung trotz erhöhter Spannung.

5. Veränderung der U'fläche

Da der KA Kopf während des Bewegungsablaufes vom Boden abgehoben wird und der Körper aus der Rückenlage in die RE Seitenlage dreht, wird die U'fläche verkleinert und nach RE verlagert.

6. Tempo: Gleichmäßig, zähflüssig.

7. Zeitliche Koordination

Den Beginn der Bewegung bei der Drehung nach RE machen der KA Kopf und das RE Bein, indem der KA Kopf in die Bewegungsrichtung dreht und das RE Bein sich aus der Bewegungsrichtung entfernt; sobald die Drehung des Körpers gegen den Boden einsetzt, bewegt sich der LK Arm aus der Bewegungsrichtung.

8. Bewegungskomponenten (in bezug auf die ASTE und auf eine Drehung nach RE)

Das Bewegungspattern des KA Kopf macht eine Primärbewegung und bewirkt im Sinne einer WB die Drehung des Körpers gegen den Boden auf die RE Seite und eine Stabilisation der BWS in EXT. Dabei bewegen sich der Distanzpunkt Nasenspitze in einer trans-versalen, der Distanzpunkt Scheitelpunkt in einer sagittalen Ebene, bis der Blick nach unten gerichtet ist. Dabei gehen:
Die Schaltstellen der oberen Kopfgelenke und der HWS in wenig FLEX/wenig LAT-FLEX *nach LK* [→ S. 69]/volle +ROT/ TRANSLATION nach dorsal. Da der KA Kopf wenig von der Unterstützungsfläche abgehoben und in der KLA gehalten wird, hängt er mittels ventraler, bei fortschreitender Drehung lateraler und schließlich dorsaler Hals- und Rumpfmuskulatur am KA Becken.

Die Bewegungspattern der KA Beine/Becken bewirken im Sinne einer WB die Drehung des Körpers gegen den Boden auf die RE Seite und eine Stabilisation der LWS in Nullstellung (physiologische Lordose). Dabei bewegt sich der Distanzpunkt LK Spina in einer transversalen Ebene nach RE/oben, der Distanzpunkt LK Knie nach RE/unten/ ventral, der Distanzpunkt RE Knie nach LK/unten/kaudal/dorsal/medial, so daß die LWS in ihre Nullstellung kommt. Das LK Bein macht eine Primärbewegung, das RE Bein eine APW [→ S. 42 u. 43].

Während die antagonistischen Beinbewegungen das Becken weiterlaufend in die Bewegungsrichtung drehen, stoppen die ROT-Komponenten der Hüftgelenke diese Drehung, machen also eine AW (aktive Widerlagerung), sobald der KA Becken in bezug auf die mittlere Frontalebene vertikal steht.
RE Spielbein, die Schaltstellen der Zehen und Fußgelenke gehen in FLEX/ADD/ PLANTARFLEX/EVERSION, bis die LA des Fußes in der LA des Beines steht.
Das Knie geht in EXT.

Das Hüftgelenk geht in EXT/ADD/IR so viel, bis der ROT-Zeiger (Verbindungslinie der Spinae) vertikal steht und somit die ESTE erreicht hat. Die Auswirkung der WB auf die LWS, die sich in der Nullstellung befindet, ist eine Extensionsstimulation.

LK Spielbein, die Schaltstellen der Zehen und Fußgelenke gehen in EXT/ABD/DOR-SALEXT/INVERSION.
Das Knie geht in ±90° FLEX/AR.

Das Hüftgelenk geht in so viel FLEX, daß die LWS in Nullstellung flexionsstimuliert ist/in wenig ABD, so daß das Knie ventral von der gleichseitigen Spina liegt/in so viel AR, so daß die LWS in bezug auf die LAT-FLEX stabilisiert wird (AW der WB des LK Spielbeines).

Der KA Becken macht eine +ROT in bezug auf den KA Brustkorb im Niveau BWS und, unter Mitnahme des LK Spielbeines, eine IR in bezug auf das RE Bein im Niveau RE Hüftgelenk.

Die Bewegungspattern der KA Arme/Brustkorb bewirken im Sinne einer Widerlagerung [→ S. 42] die Drehung des KA Brustkorb gegen die Drehung der KA Kopf und Becken mit den Beinen. Dabei wird der KA Brustkorb beim Beginn des Bewegungsablaufes in die Drehrichtung mitgenommen. Sobald aber die LK Brustkorbseite den Bodenkontakt verliert, wirkt ihr Gewicht mit dem des LK Armes als APW [→ S. 44]. In der ESTE hat dann das widerlagernde Gewicht abgenommen, aber die AW [→ S. 42] zugenommen.

Während die antagonistischen Armbewegungen den Brustkorb weiterlaufend gegen die Bewegungsrichtung drehen, stoppt die ROT-Komponente im Schultergelenk des RE Armes diese Drehung. Diese AW setzt ein, sobald Brustkorb und RE Spielbein zuviel Gewicht aus der Bewegungsrichtung nehmen. Der RE Arm macht eine Primärbewegung [→ S. 42], der LK Arm ein APW.

LK Spielarm, die Schaltstellen der Handgelenke und des Unterarmes gehen in leichte HANDÖFFNUNG/SUPINATION. Das Ellenbogengelenk geht in ±120° FLEX.

Die Schaltstellen des Schultergelenkes und -gürtels gehen in so viel EXT/ABD/AR/RE-TRAKTION, daß die Oberarm-LA annähernd parallel zur LA des RE Beines ist, die Hand lateral von der LK Schulter steht, und der Handteller nach medial schaut.

Die WB [→ S. 40] dieses Armpatterns ist die – ROT des KA Brustkorb.

RE Spielarm, die Schaltstellen der Handgelenke und des Unterarmes gehen in eine

PATTERNHANDÖFFNUNG/PRONATION [→ S. 99].

Das Ellenbogengelenk geht in EXT.

Die Schaltstellen des Schultergelenkes und -gürtels gehen in so viel FLEX/ABD/IR/Akromion nach kranial/dorsal, daß die LA des Armes annähernd parallel zur LA des RE Beines steht.

III.1.3.

Funktionsanalyse der ESTE der Übung „Wer dreht, gewinnt"

Die ESTE I ist erreicht, wenn die Bewegungsabläufe der bewegten KA das Lernziel II.1./II.2./II.2.1. erfüllt haben, S. 62, nämlich: Ökonomische Stabilisation der WS zur Gewährleistung der Rotationsfähigkeit, in zeitlicher Koordination mit der Fortbewegung des Körpers im Raum (Drehung des Körpers gegen den Boden aus RL in SL RE), Realisation voller ROT-Ausschläge in der WS (+ROT KA Kopf/ –ROT KA Brustkorb/ +ROT KA Becken) und in den Hüftgelenken (RE IR des proximalen und distalen Hebelarmes/LK AR des distalen Hebelarmes), Vermeidung unkontrollierter Beschleunigungen oder Verzögerungen des Bewegungsablaufes (Gleichgewicht der Primärbewegungen, RE Arm/LK Bein/Becken/Kopf und der APW, LK Arm/RE Bein/Brustkorb). Dieses Gleichgewicht ist ein Balanceakt von Gewichten und Aktivitäten.

In der ESTE können wir die Aktivität über die ökonomische hinaus steigern und wieder absinken lassen.

III.1.4.

Funktionsanalyse des Bewegungsablaufes der Übung „Wer dreht, gewinnt" von ESTE I zurück zur ASTE oder direkt zur ESTE II (von Abb. 60 nach Abb. 61 zurück zu Abb. 60 oder direkt zu Abb. 62)

Der Weg von der ESTE I zurück zur ASTE erfolgt durch ein koordiniertes Nachlassen der Spannung einerseits und andererseits durch das Zurückdrehen des KA Kopf. Die ASTE ist dann erreicht, wenn der KA Kopf wieder am Boden liegt und der Blick nach oben gerichtet ist. Nun kann man den Bewegungsablauf mit einer Drehung des Körpers auf SL LK wieder beginnen und erreicht so die ESTE II (Abb. 62).

Man kann aber auch, bevor man zur ASTE zurückkehrt, einige Male direkt zwischen der ESTE I und der ESTE II wechseln. In diesem Falle wird der KA Kopf nicht abgelegt, sondern leitet direkt die Drehung zur Gegenseite ein.

III.2.
Instruktion der Übung „Wer dreht, gewinnt" in „Patientensprache"

III.2.1.
Verbal didaktische Hilfen

III.2.2.
Perzeptiv didaktische Hilfen

III.1.1. ASTE, b) Position
„Leg' Dich auf den Boden, wie ein Käfer, der auf dem Rücken liegt und alle Beinchen in die Luft streckt. Auch der Kopf liegt auf dem Boden."

Man kann bereits bei Einnahme der Position die KA Kopf/Arme/Beine zurechtrücken.

III.1.1. ASTE, c) Aktivierung
„Mach' einen breiten und vor allen Dingen einen langen Rücken. Spür' den Boden, auch mit dem Hinterkopf, dem Nacken und der Taille. Mit den Armen hältst Du ein Luftballon-Ei. Die Beine berühren sich innen, es macht gar keine Mühe, sich so zu halten."

Bei dieser Aktivierung achtet der Therapeut auf die ökonomische Aktivität und darauf, daß die Intensität im Bereich der KLA am höchsten ist, was durch einen diskreten Stauchungswiderstand am Scheitelpunkt stimuliert werden kann. Auch achte man auf die Atmung.

III.1.2. b) Aktivierung des Bewegungsablaufes
„Heb' den Kopf wenig vom Boden und schaue über die RE Schulter. Wenn Du den Boden siehst, dann bleibe mit Deiner Nasenspitze weg davon. Du wirst wie auf einem Kugellager zur RE Seite rollen, wenn Du den RE Fuß unter dem LK Bein durchfädelst und einen großen Schritt rückwärts machst, bis das RE Bein lang und gestreckt ist. Gleichzeitig spannt die LK Hand einen Pfeilbogen. Wenn Du meinst, Du rollst bis auf den Bauch, ziehe mit der LK Hand die Handbremse oder die Fußbremse, indem Du mit der RE Ferse gegen den Boden steuerst, Du hast sogar noch eine Kopfbremse; sie reagiert auf das Kommando: ‚Weg vom Boden mit der Nase'. Wenn alles gut funktioniert, verwandelst Du Dich in eine atmende Statue."

Soll dieser Bewegungsablauf lernzielgerecht funktionieren, müssen die Gewichte der KA und die Aktivitäten in ihrer zeitlichen Koordination auf jeden Patienten abgestimmt werden. Die manipulierende Hilfe des Therapeuten wird darum Teilgewichte heben oder aufhalten, und Aktivitäten durch Führungswiderstände stimulieren.

Wenn das nicht genügt, ist es günstig, kleinere Lernschritte zu machen. Der Therapeut gibt erst einmal gesondert widerlagernde Widerstände, die der Patient in der ESTE erlebt, z. B. Stauchungswiderstand am RE Arm und Zugwiderstand am LK – oder Stauchungswiderstand am RE Bein und Zugwiderstand am LK – oder Zugwiderstand am LK Arm und LK Bein – oder Stauchungswiderstand am RE Arm und RE Bein – oder

III.1.3. ESTE

„Die Statue hält jetzt gut zusammen. Wenn es Dir gelingt, laß' den Atem frei gehen oder pfeife leise eine Melodie, wie wärs mit ‚Mit dem Pfeil, dem Bogen, durch Gebirg und Tal'? ‚Mit dem Pfeil, dem Bogen' exspiratorisch, ‚durch Gebirg und Tal' inspiratorisch oder wie es Dir gefällt."

In der ESTE kann der Therapeut kleine Verbesserungen durch hintippen anbringen und sagen: „Hier ein wenig kürzer, dort länger. Die Hände leicht bewegen" usw.

III.1.4. Von der ESTE zur ASTE

„Der Blick wendet sich zurück. Die Spannung des Bogens läßt nach, und das RE Bein kehrt zum LK zurück. Es ist wieder wie am Anfang. Der Käfer liegt auf dem Rücken, der Kopf auch. Du schaust nach oben, und die Beine hängen bequem. Sie berühren sich innen. Mit den Armen hältst Du den Luftballon. Er ist oval und sehr leicht."

Der Therapeut achtet darauf, daß auch jetzt nicht zuviel Beschleunigung in die Bewegung kommt. Zurückhalten muß man meistens den KA Becken, besonders, wenn der TP-Abstand konstitutionell groß ist. Durch feine Führungswiderstände an den Armen und Beinen dirigiert der Therapeut den Patienten ohne Umwege zur ASTE zurück.

III.1.4. Von der ESTE I direkt zur ESTE II (Abb. 61 – 62)

„Der Blick wendet sich nach links. Schaue über die linke Schulter, bis Du den Boden wieder siehst, aber die Nasenspitze strebt vom Boden weg. Die Arme haben die Spannung des Bogens gemindert, aber nur um ihn nach links zu spannen. Jetzt mußt Du noch den linken Fuß unter dem rechten Bein ‚durchfädeln' und mit dem linken Bein den großen Schritt rückwärts machen, bis das Bein gestreckt ist. Die Bremsen sind dieselben, nur bremst jetzt die rechte Hand und die linke Ferse. Natürlich funktioniert auch die Kopfbremse."

Auch hier muß der manipulierende Therapeut auf das Gewicht des KA Becken achten. Bei mehreren Hin- und Herbewegungen kommt es leicht zu einer Drehung der KLA in der Horizontalebene. Man achte darauf, daß die KLA eine Parallelverschiebung im Raum macht. Die Ursache der Horizontaldrehung liegt meistens im aktiv widerlagernden Bein, das im Hüft- und Kniegelenk die volle EXT nicht erreicht. Dann liegen Knie und Fuß in bezug auf die mittlere Frontalebene nicht mehr dorsal.

III.3.

3.2. Anpassung der Übung „Wer dreht, gewinnt" an Kondition und Konstitution

III.3.1.

Merke

Wenn mit Hilfe des Modells „Wer dreht, gewinnt" das Lernziel (Stabilisation der WS zur Gewährleistung der Rotationsfähigkeit, volle ROT-Ausschläge in der WS und in den Hüftgelenken) nicht erreicht werden kann, werden wir eine Aufteilung vornehmen und in zwei anpassenden Übungen einerseits die Rotationen der Wirbelsäule, andererseits die der Hüftgelenke trainieren.

Die Hauptprobleme, die bei diesem Modell eine Anpassung notwendig machen sind:
KONDITIONELL: Schmerzen, die während der Übung auftreten. – Die Unmöglichkeit, die KA Kopf/Brustkorb/Becken in die KLA einzustellen – Beugekontrakturen in einem oder beiden Hüftgelenken – ABD/ADD-Kontrakturen in einem oder beiden Hüftgelenken – AR/IR-Kontrakturen in einem oder beiden Hüftgelenken – Zustände, bei denen das Drehen des Kopfes Schwindel auslöst.
KONSTITUTIONELL: + Breiten des TP-Abstandes/ + Gewicht am KA Becken/ – Breiten des frontotransversalen Thorax-ϕ.

III.3.2.
Formen der Anpassung
A) Wenn der funktionelle Status ergeben hat, daß Rotationsausschläge im Bereich der WS, aus welchem Grund auch immer, kontraindiziert sind, beschränken wir das funktionelle Rotationstraining auf die Hüftgelenke.
B) Wenn der funktionelle Status ergeben hat, daß wir die Rotationsausschläge in der Wirbelsäule betonen möchten, blockieren wir die Bewegungsmöglichkeiten in den Hüftgelenken.

FORM A)

3.2.1. Beispiel: „T.V.P." = „Der träumende Verkehrspolizist"

DISPOSITION

Analyse und Rezept

ad I.
Name der Übung: „T.V.P." = „Der träumende Verkehrspolizist"

ad II.
● **Lernziel**

Bei in der KLA stabilisierter Wirbelsäule aus liegender Stellung, gegen den Boden und in den Hüftgelenken drehend, eine Fortbewegung bewerkstelligen können (Abb. 63 – 64 – 65 – 66 – 67 – 68).

ad III.
▶ **Lernweg der Übung** „Der träumende Verkehrspolizist"

ad III.1.
Funktionsanalyse der Anpassung in „Therapeutensprache"

ad III.1.1.
Funktionsanalyse der ASTE „T.V.P."

b) Position
(Abb. 63)

Rückenlage
KA Kopf/Brustkorb/Becken, eingeordnet in die KLA.
KA Arme, nach oben gerichtet, ein stehendes Oval bildend.
KA Beine, gegrätscht, am Boden liegend, eingeordnet in die Körperdiagonalen.

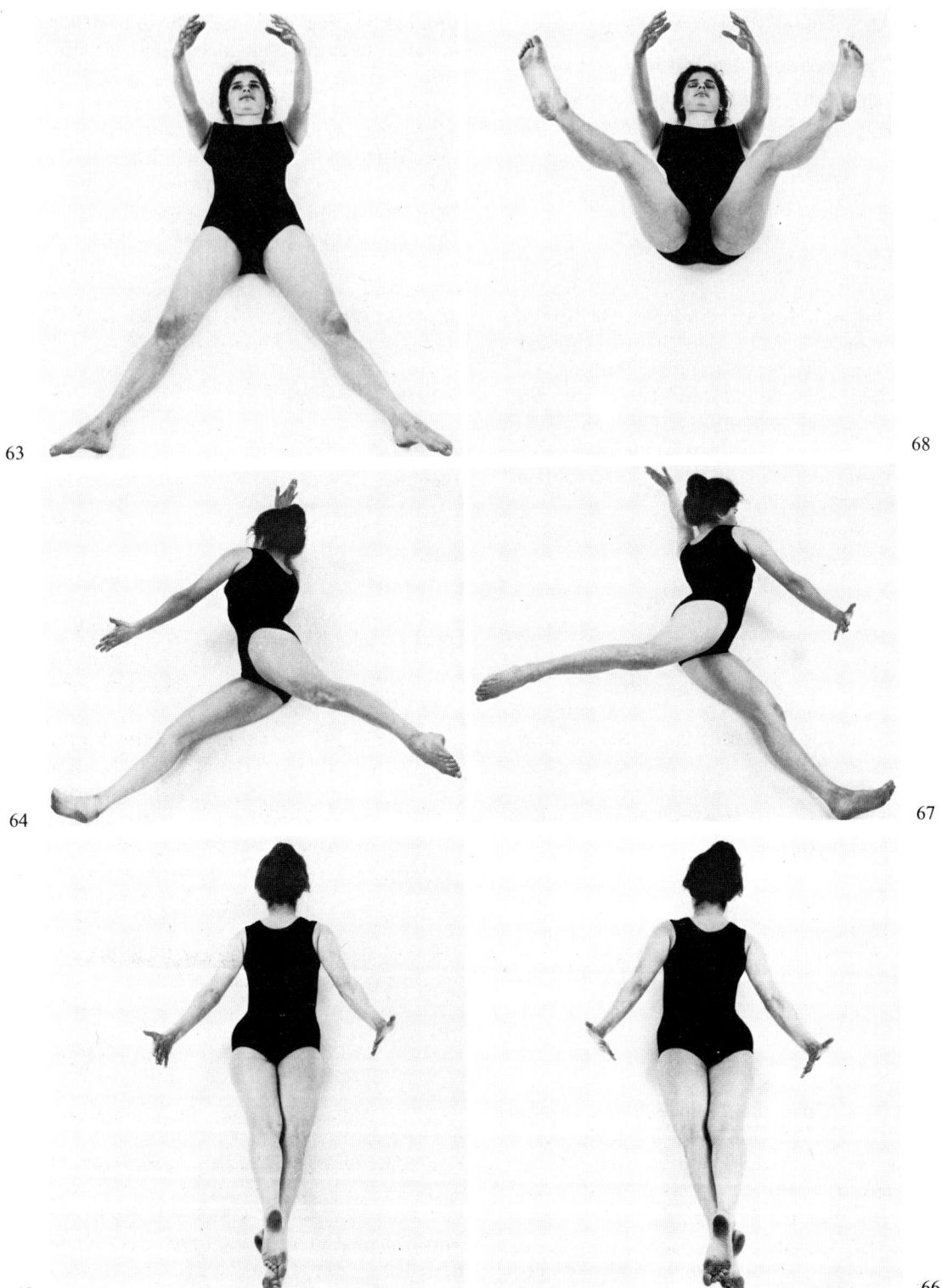

63

68

64

67

65

66

c) Aktivierung der ASTE

8. Bewegungskomponenten des KA Beine

Schaltstellen der Zehen- und Fußgelenke, FLEX / ADD / PLANTARFLEX / PRONATION.

Kniegelenke, EXT.

Hüftgelenke, EXT / ABD / so viel AR, daß die Patellae nach oben / nur wenig nach außen schauen.

Die Distanzpunkte Fußgelenke streben weg vom Körpermittelpunkt [→ S. 14]. Die Divergenz der LA der Beine bewirkt im Sinne der WB eine Stabilisation der Hüftgelenke in EXT und eine Aktivierung der BWS in EXT.

ad III.2.

Funktionsanalyse des Bewegungsablaufes der Übung „T.V.P."

Variante I: Von Abb. 63 über Abb. 64 nach Abb. 63 oder von Abb. 63 über Abb. 67 nach Abb. 63.

Variante II: Von Abb. 63 über Abb. 64 nach Abb. 68 oder von Abb. 63 über Abb. 67 nach Abb. 68.

Variante III: Von Abb. 63 über Abb. 64 – 65 – 66 – 67 nach Abb. 68 oder von Abb. 63 über Abb. 67 – 66 – 65 – 64 nach Abb. 68.

Wir analysieren Variante III:

Von Abb. 63 über Abb. 64 – 65 – 66 – 67 nach Abb. 68.

a) Konzeption

Die Fortbewegung des Körpers im Raum findet in Form einer Drehung gegen den Bo-

---

Abb. 63. ASTE „Der träumende Verkehrspolizist"

Abb. 64. PHASE I „Der träumende Verkehrspolizist"

Abb. 65 u. 66. PHASE II „Der träumende Verkehrspolizist"

Abb. 67. PHASE III „Der träumende Verkehrspolizist"

Abb. 68. ESTE „Der träumende Verkehrspolizist"

den statt. Dabei steht die KLA horizontal und verschiebt sich parallel. Die Bewegung beginnt in RL (Rückenlage) und geht über SL RE (Seitenlage auf rechts), BL (Bauchlage), SL LK (Seitenlage auf links) wieder in RL. Gleichzeitig soll bei stabilisierter WS (auch in bezug auf ROT) eine ROT des Körpers in den Hüftgelenken stattfinden.

Dazu benützen wir die Gewichte der KA Kopf / Beine / Arme, und lassen sie teils beschleunigend als PB (Primärbewegung), teils bremsend als APW (aktiviertes passives Widerlager), teils stabilisierend auf die KLA einwirken.

b) Aktivierung des Bewegungsablaufes

1. Planung

Phase I = Aus RL nach SL RE (Abb. 63 – 64).

Der Körper rotiert im RE Hüftgelenk im Sinne einer IR.

Der KA Kopf und der RE Arm stabilisieren die KLA im Sinne einer WB und bewirken in bezug auf die Fortbewegungsrichtung eine AW.

Das LK Bein gibt durch Fersenabdruck vom Boden den Bewegungsimpuls, wird dann zum APW und wirkt als solches bremsend auf den Bewegungsablauf.

Der LK Arm und das RE Bein machen PB. Sie bringen Gewicht in die Bewegungsrichtung und wirken darum beschleunigend auf den Bewegungsablauf.

Der Körper hat sich gegen den Boden aus RL nach SL RE fortbewegt.

Phase II = Aus SL RE nach BL (Abb. 64 – 65).

Der Körper rotiert im RE Hüftgelenk im Sinne einer IR.

Der LK Arm bremst den Bewegungsablauf durch Abstützen am Boden.

Das LK Bein wirkt weiter als APW.

Sobald die Abstützung des LK Armes nicht mehr gebraucht wird, richten die KA Kopf / Arme / Beine ihre Aktivität nach dorsal / oben und bewirken als WB die EXT der ganzen WS.

71

Der Körper hat sich gegen den Boden aus SL RE in die BL fortbewegt.

Phase III = Aus BL nach SL LK (Abb. 65 – 66 – 67).

Der Körper rotiert im LK Hüftgelenk im Sinne einer AR.

Der KA Kopf und der LK Arm stabilisieren die KLA im Sinne einer WB und machen in bezug auf die Fortbewegungsrichtung eine PB.

Der RE Arm gibt durch Handabdruck vom Boden den Bewegungsimpuls, wird dann zum APW und wirkt als solches bremsend auf den Bewegungsablauf.

Das LK Bein wirkt als APW.

Das RE Bein macht eine PB. Es bringt Gewicht in die Bewegungsrichtung und wirkt darum beschleunigend auf den Bewegungsablauf.

Der Körper hat sich gegen den Boden aus BL nach SL LK fortbewegt.

Phase IV = Aus SL LK nach RL (Abb. 67 – 68 (ESTE) oder Abb. 63 (ASTE)).

Der Körper rotiert im LK Hüftgelenk im Sinne einer AR.

Das RE Bein bremst den Bewegungsablauf durch Abstützen am Boden (Abb. 63) oder bewegt sich gegen die Bewegungsrichtung und bremst als APW mit dem RE Arm den Bewegungsablauf (Abb. 68). Beide Arme stellen sich in die Vertikale ein, wie in der ASTE. Der KA Kopf legt sich auf den Boden und vergrößert sie U'fläche. Die Beine sind symmetrisch gegrätscht und liegen am Boden (Abb. 63) oder stellen sich in die Transversalebene der Hüftgelenke ein (Abb. 68 ESTE).

Der Körper hat sich gegen den Boden aus SL LK in die RL fortbewegt. In bezug auf die ASTE hat eine Fortbewegung des Körpers gegen den Boden um zwei Körperbreiten nach RE stattgefunden.

2. Richtung

Wenn der Therapeut kaudal vom Patienten steht, dreht der Körper gegen den Boden im Gegenuhrzeigersinn, also negativ und parallel zur KLA.

3. Intensität

Beim Wechsel von BL oder RL in die SL erfolgt eine Steigerung der Intensität durch Hubbelastung. Beim Wechsel von SL in BL oder RL erfolgt eine Steigerung der Intensität durch Bremsbelastung.

4. Atmung

Bei Steigerung der Intensität darf keine Preßatmung entstehen.

5. Veränderung der U'Fläche

Diese Drehbewegung des Körpers gegen den Boden veranschaulicht die beiden Rollen, die die Veränderung der U'fläche während eines Bewegungsablaufes spielen kann. Sie bietet dem Körper Widerstand: Einmal, um sich in die Bewegungsrichtung abzudrücken, einmal, um sich vor dem Fallen abzustützen. Beim Abdruck erfolgt die Vergrößerung der U'fläche weg von der Bewegungsrichtung (Fersenabdruck LK, *Phase I* und Handabdruck RE, *Phase III*). Bei der Abstützung erfolgt die Vergrößerung der U'fläche in der Bewegungsrichtung (Handstütz LK, *Phase II*).

6. Tempo

Möglichst gleichmäßig.

7. Zeitliche Koordination

Damit die im Lernziel geforderte ROT in den Hüftgelenken optimal stattfinden kann, müssen die Bewegungen der verschiedenen KA zeitlich richtig koordiniert werden.

Phase I = Fersenabdruck LK, PB LK Arm und Halten des KA Kopf erfolgen simultan, damit der Körper en bloc im RE Hüftgelenk innenrotiert. Gleichzeitig widerlagert das RE Bein die IR des KA Becken aktiv, bis das LK Bein zum APW wird, und die SL RE erreicht ist.

Phase II = Die Abstützung des LK Armes verhindert ROT in der WS und erlaubt eine volle IR des Körpers im RE Hüftgelenk, wenn sie bis zum Kontakt des Bauches mit dem Boden ausgenützt wird.

Phase III = Handabdruck RE und PB RE Bein erfolgen simultan, damit der Körper im LK Hüftgelenk en bloc außenrotiert. Gleichzeitig widerlagert das LK Bein die AR des KA Becken aktiv, bis das LK Bein zum APW wird, und die SL LK erreicht ist.

Phase IV = Die Abstützung der RE Ferse verhindert die ROT in der WS und erlaubt die volle AR des Körpers im LK Hüftgelenk. Wenn wir die ESTE (Abb. 68) wählen, müssen die APW des RE Beines und des RE Armes zeitlich gut koordiniert sein, damit die AR im LK Hüftgelenk vollzogen und die ROT in der WS vermieden werden kann.

8. Bewegungskomponenten (in bezug auf die Hüftgelenke)

In der SL (Abb. 64 u. 67) steht die Verbindungslinie der Spinae annähernd vertikal. Wenn wir die Schrittstellung so groß wie möglich machen und dafür sorgen, daß die LWS annähernd in ihrer Nullstellung bleibt, besteht zwischen der FLEX-Komponente des einen und der EXT-Komponente des anderen Hüftgelenkes eine AW, die sich im Sinne von zwei WB, die sich widerlagern, als FLEX/EXT-Stabilisation der LWS auswirkt.

Auf dem Weg von der RL in die SL macht der KA Becken als proximaler Hebelarm im unteren Hüftgelenk eine FLEX/ADD/IR, die vom unteren Bein als distalem Hebelarm aktiv widerlagert werden soll.

Auf dem Weg von der BL in die SL macht der KA Becken als proximaler Hebelarm im unteren Hüftgelenk eine FLEX/ABB/AR, die vom unteren Bein als distalem Hebelarm aktiv widerlagert werden soll.

---

ad III.2.
Instruktion der Übung „T.V.P." in „Patientensprache"

ad III.2.1.
Verbal didaktische Hilfen

ad III.2.2.
Perzeptiv didaktische Hilfen

ad III.1.2. b) Aktivierung des Bewegungsablaufes

„Das LK Knie schaut ein wenig nach RE, und Du drückst Dich mit der LK Ferse vom Boden ab, der LK Arm zieht schräg über den Bauch, und der Kopf kommt mit, wenn Du Dich auf die RE Seite drehst und mit den Beinen eine große Schrittstellung machst. Das RE Bein ist unten und vor Dir, die Fußsohle schaut vorwärts, genau wie die LK Hand. Der RE Arm ist nach hinten gegangen. Das LK Bein ist oben und hinter Dir, die Fußsohle schaut zurück. Beide Beine schweben. Wenn Du jetzt auf den Bauch drehst, kreuzen die Beine übereinander, das LK ist das obere. Du darfst Dich mit der LK Hand am Boden stützen, bis Du auf dem Bauch liegst. Jetzt brauchst Du keine Stütze mehr. Beide Arme sind neben dem Körper, die Handflächen schauen nach außen, und

Wenn der Bewegungsablauf nicht in der richtigen zeitlichen Koordination gelingt, gibt man entweder manuellen Widerstand an der LK Ferse oder man gibt beiden Beinen einen ABD-Widerstand, der sich in der SL in einen FLEX/EXT-Widerstand für die Hüftgelenke umwandelt. Dazu läßt man den Patienten die Armbewegungen ausführen und die Haltung des Kopfes einnehmen. So wie wir beim Drehen in SL den Abdruck vom Boden mit einem manuellen Widerstand an die Möglichkeiten des Patienten anpassen können, geben wir bei der Drehung in die BL der LK Handfläche eine manuelle Stütze. Beim Weiterdrehen in die SL LK, wechselt die manuelle Stützung auf die RE Handfläche und endet beim Weiterdrehen in die RL an der RE Ferse.

die Augen haben einen guten Abstand vom Boden. Jetzt wechselst Du die gekreuzte Stellung der Beine, so daß das RE nach oben kommt; Du drückst Dich mit der RE Hand ein wenig vom Boden ab, machst die Beine zu einem großen Schritt wieder auf und liegst auf der LK Seite. Das RE Bein ist jetzt oben und hinter Dir. Der LK Arm macht Deinen Rücken lang, der RE ist jetzt vor Dir. Wenn Du jetzt weiterdrehst, landest Du wieder auf dem Rücken; sorge dafür, daß es gemütlich und ohne Ruck gelingt. Die Beine sind gegrätscht und schauen nach oben, wie die Arme, aber sie schauen gleichzeitig auch nach außen."

Eine andere manipulierende Hilfe besteht darin, daß man als Therapeut beide Beine behutsam durch den ganzen Bewegungsablauf führt, das Gewicht anhebt respektive zurückhält, wo es nötig ist.

FORM B)

3.2.2. Beispiel: „Der Yogi"

DISPOSITION

Analyse und Rezept

ad I.
Name der Übung: „Der Yogi"

ad II.
● **Lernziel**

Die Möglichkeit, die Wirbelsäule in Rotation zu mobilisieren, dank bewegungsblockierter Hüftgelenke. Dabei eine extreme Dehnung der genuinen Rotatoren im ROT-Niveau der unteren BWS bewerkstelligen zu können (Abb. 69 – 70).

ad III.
▶ **Lernweg der Übung „Der Yogi"**

ad III.1.
Funktionsanalyse der Anpassung in „Therapeutensprache".

ad III.1.1.
Funktionsanalyse der ASTE „Der Yogi"

b) Position

Fersensitz, KA Kopf/Brustkorb/Becken, eingeordnet in die vertikal stehende KLA.
KA Arme in Stützfunktion, neben dem Körper. Die Daumen schauen nach vorne/lateral, die übrigen Finger nach hinten/lateral (keine Abb.).

ad III.1.2.
Funktionsanalyse des Bewegungsablaufes der Übung „Der Yogi"

a) Konzeption

Wir bringen den KA Beine in eine solche Lagebeziehung zur vertikal stehenden KLA, daß von kranial kommende Rotationsimpulse um diese Achse nicht in die Hüftgelenke ausweichen können.

b) Aktivierung des Bewegungsablaufes

1. Planung

Phase I = Blockierung der Hüftgelenksbewegung durch Verschiebung der Sitzfläche nach LK neben die Fersen und Überschlagen des RE Beines über den LK Oberschenkel. Die Fußsohle hat Bodenkontakt. Die Stützfunktion [→ S. 54] des LK Armes nimmt zu.

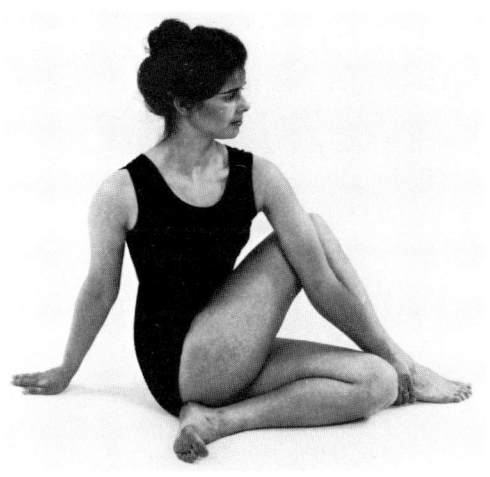

Abb. 69. ESTE „Der Yogi". +ROT KA Brust-
korb/–ROT KA Kopf, von vorne

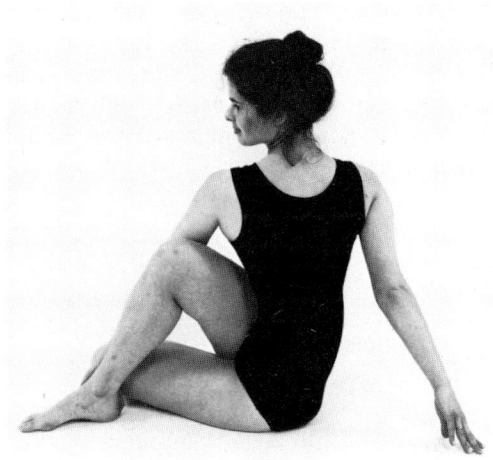

Abb. 70 ESTE „Der Yogi". +ROT KA Brust-
korb/–ROT KA Kopf, von hinten

Phase II = Rotationen um die KLA. Den Bewegungsimpuls gibt der KA Kopf, der nach
RE dreht; als WB dreht der KA Brustkorb
postiv gegen den KA Becken. Dabei wird
das Gewicht auf die RE Beckenseite verlagert.
Der RE Arm macht die Brustkorbbewegung
mit und kommt in Stützfunktion. Unterdes-
sen ist der LK Arm in Spielfunktion gekom-
men. Er überkreuzt den RE Oberschenkel,
die LK Hand umfaßt den Malleolus lateralis
RE. Mit dieser Bewegung des LK Armes ist
eine mögliche Ausweichbewegung in den
Hüftgelenken blockiert.

Phase III = Drehung des KA Kopf nach LK,
was einer –ROT in bezug auf den KA Brustkorb entspricht (Abb. 69 u. 70).

Hinweis. Bei Bewegungseinschränkungen
der Hüftgelenke ist die Übung „Der Yogi"
unausführbar. Um die ROT um die KLA
ohne AWM [→ S. 44] in den Hüftgelenken
üben zu können, kann die Übung „Der Korkenzieher" eingeschaltet werden, S. 151.

---

ad III.2.
Instruktion der Übung „Der Yogi" in „Patientensprache"

ad III.2.1.
Verbal didaktische Hilfen

ad III.2.2.
Perzeptiv didaktische Hilfen

ad III.1.1. ASTE, b) Position
„Setz' Dich auf die Fersen. Dein Rücken ist
lang, Du bist schlank, Dein Bauch ist locker,
der Atem geht mühelos. Du bist eine Mario-
nette. An Deinem Scheitel ist ein Faden

Der Therapeut achtet darauf, daß die WS
gerade und vertikal steht. Ein leichter Stau-
chungsdruck für die KLA, vom Scheitelpunkt aus, erleichtert diese Haltung und hilft

festgemacht, an dem immer leicht gezogen wird. Deine Finger stehen am Boden, neben den Füßen. Die Daumen schauen nach vorne, die Zeige- und Mittelfinger nach außen, und die Ring- und Kleinfinger nach außen und hinten."

bei einer eventuellen Korrektur. Es ist wichtig dafür zu sorgen, daß die Aktivität der Bauchmuskeln nicht zu groß ist und die Normalatmung behindert.

Wenn der Fersensitz wegen der Füße Mühe macht, kann man ein Polster unter die Fußgelenke schieben.

ad III.1.2. b) Aktivierung des Bewegungsablaufes

Phase I = Blockierung der Hüftgelenksbewegung

„Der Marionettenspieler zieht stärker am Kopffaden und führt Dich nach links, bis Du neben den Fersen sitzt. Damit Dein Rücken schön lang bleibt, hat sich Deine LK Hand gedreht, so daß jetzt die Finger nach vorne schauen, und Du Dich gut auf den Arm stützen kannst. Jetzt macht das RE Bein eine kühne Bewegung über das LK. Nach dem Kreuzen steht der RE Fuß schön am Boden und schaut nach vorne."

Beim seitlichen Absitzen neben die Fersen soll die kompensierende LATFLEX der WS ökonomisch sein, keinesfalls darf der Patient in sich zusammensinken. Das kann vermieden werden, indem der Therapeut das Ausmaß der Stützfunktion des LK Armes überwacht. Das Drehen der Hand, bis die Finger nach vorne schauen, soll ein pronatorischer Bewegungsausschlag des Unterarmes sein und keine IR im Schultergelenk, dieses bleibt in AR. So erzielen wir eine normale Stützfunktion, die die Haltung der WS günstig beeinflußt.

Phase II = Rotationen um die KLA

„Jetzt wird es spannend. Vergiß nicht, daß während der ganzen Übung an Deinem Kopffädchen gezogen wird. Wie sehr man auch an Deinem Rücken dreht, er bleibt immer lang. Jetzt gehts los. Du schaust über Deine RE Schulter; sobald Du spürst, daß die Schulter mit nach hinten dreht, mußt Du gut auf die RE Popohälfte sitzen und vielleicht mit dem RE Fuß Platz machen. Stütze Dich auf den RE Arm, er ist bereits nach hinten gegangen und erlaubt dem RE Knie nicht, daß es bei der Drehung mitmacht. Im Gegenteil, jetzt kreuzt der LK Arm über den RE Oberschenkel, die Hand legt sich, wenn sie es schafft, auf den RE äußeren Knöchel. Aber viel wichtiger ist es, daß der LK Oberarm das RE Knie am Platz hält oder sogar zurückdrängt. Wenn Du sehr gut beweglich bist, ist es eine milde Bremse, bist Du aber steif, dann braucht das Bremsen recht viel Kraft."

Der Therapeut kann die ROT der WS vom Kopf aus führen, unter leichtem Zug. Oder er führt den RE Arm außenrotatorisch nach hinten/lateral und setzt die Handfläche auf den Boden. Oder er hilft manipulierend, so daß die RE Beckenhälfte richtig belastet wird.

Auch das Kreuzen des LK Armes über den RE Oberschenkel eignet sich gut zur Manipulation, besonders bis der Bewegungsvorgang dem Patienten vertraut geworden ist. Der Therapeut faßt mit seiner LK Hand den LK Patientenarm von vorne/medial kommend dorsal. Gleichzeitig drückt er mit seiner RE Hand das RE Patientenknie nach LK. Dabei fordert er den Patienten auf, die LK Handfläche auf den RE äußeren Knöchel zu legen.

Phase III = Gegendrehung des KA Kopf

„Zu guter Letzt schaust Du noch über die LK Schulter und fühlst Dich ganz als Yogi."

Der Therapeut achtet besonders darauf, daß der KA Kopf bei der Gegendrehung keine TRANSLATION nach vorne macht.

ad III.1.3. (Abb. 69 von ventral, Abb. 70 von dorsal)

„Versuche, obwohl Du Dich in einen Schraubstock begeben hast, ohne Verlust an Länge und Drehung den Atem leicht fließen zu lassen und das Gefühl von Anstrengung zu verlieren, als ob Du gerne lange so verweilen möchtest."

Feiner manipulierender Ausgleich der ESTE. Je besser die vertikale Einstellung der WS gelingt, um so wirksamer ist die ROT-Beanspruchung im Sinne der Größe des Bewegungsausschlages und damit auch der Intensität der Dehnung der genuinen Rotatoren der WS.

4. Funktionelles Atemtraining

Definition

Das funktionelle Atemtraining strebt die ökonomische Koordination von Haltung, Atmung und Bewegung an.

Merke

Das funktionelle Atemtraining wird angewendet:
1. bei funktioneller Fehlatmung infolge eines Defizits an Haltung und Bewegung;
2. bei funktioneller Fehlatmung infolge statischer Abweichungen von der Norm;
3. bei unökonomischer Verteilung der Aktivität, z. B. bei vegetativer Dystonie. Dabei ist es gleichgültig, ob es sich um Symptome von Streß oder von Antriebsarmut handelt;
4. bei funktioneller Aerophagie (Luftschlucken);
5. bei funktioneller Hyperventilation;
6. bei allen spezifischen Krankheitsbildern, die Atemstörungen aufweisen, die von der Regulierung der Funktion aus günstig beeinflußt werden können.

Interpretation der Prinzipien des funktionellen Atemtrainings

Wenn wir Atmung funktionell trainieren wollen, müssen wir die vom Therapeuten beobachtbaren Vorgänge der Atmung und die vom Patienten wahrnehmbaren Signale des Körpers übend koordinieren und in einprägsame, einfache „Leittexte" fassen.

1. Ruheatmung

Beobachtbare Vorgänge der Atmung sind während der Inspiration:
Vergrößerung des epigastrischen Winkels; Erweiterung der Interkostalräume; Zunahme des fronto- und sagittotransversalen Thorax-ϕ; Vorwölben des Bauches, insbesondere des Oberbauches; *keine* Hyperaktivität der Skalenimuskeln.

Während der Exspiration:
Verkleinerung des epigastrischen Winkels; Verschmälerung der Interkostalräume; Abnahme des fronto- und sagittotransversalen Thorax-ϕ; Abnahme des Bauchvolumens; *keine* Hyperaktivität der Bauchmuskeln.

Wahrnehmbare Signale des Körpers sind während der Ruhepause vor dem Einsetzen der Inspiration:
Zunahme des Speichelflusses; lockere, warme Zunge, die mit ihren Rändern die Innenseite der Zähne des Unterkiefers spürt; lockere, weiche lange Oberlippe; Spüren des Pulsschlages, vor allem im oberen Bauchraum; plötzlich auftretendes Bedürfnis einzuatmen.

Während der Inspiration:
Verdunstungskühle in der Nase, verursacht durch das Vorbeifließen der Einatmungsluft an den feuchten Nasenschleimhäuten; ein helles, durch die einströmende Luft verursachtes Geräusch; spürbare Dehnung der Wände des Brust- und Bauchraumes, die den Effekt des „sich leicht Fühlens" erklärt.

Während der Atempause auf der Höhe der Inspiration:
Vermehrter Speichelfluß; Gefühl von Leichtigkeit, von Schweben; angenehmes Kitzeln im Rachen; Lust zu gähnen.

Während der Exspiration:
Zögerndes Wegfließenlassen der Luft; Wärme der wegfließenden Luft; dunkles Geräusch der ausströmenden Luft; langsames Zusammensinken des Brustkorbes und Einsinken des Bauches; die Länge der Wirbelsäule (die BWS soll sich nicht runden); das Versiegen des Luftstromes.

LEITTEXT für die RUHEATMUNG

Während der Ruhepause vor dem Einsetzen der Inspiration:
„Du bist ganz ruhig." — „Die Zunge ist warm." — „Die Zunge liegt ganz locker im Mund." — „Die Zunge schwimmt im Speichel." — „Die Zunge spürt die unteren Zähne." — „Die Oberlippe ist weich und lang." — „Das Herz schlägt ruhig." — „Du hast viel Zeit." — „Warte, bis Dein Körper nach Luft verlangt."

Während der Inspiration:
„Rieche die Luft." — „Rieche Kaffeeduft (Rotweinduft, Bergluft usw.)!" — „Die Luft, die in die Nase strömt, ist kühl."

Während der Atempause auf der Höhe der Inspiration:
„Du hast jetzt Zeit zum Nachdenken, zum Staunen." — „Du mußt fast gähnen!" — „Du fühlst Dich leicht und wohl!"

Während der Exspiration:
„Die Luft will wegfließen, laß sie nur ganz langsam gehen!" — „Jetzt fließt die Luft von ganz alleine." — „Laß die Luft wegfließen, bis der Luftstrom versiegt!" — „Die Luft, die wegfließt, ist warm."

Interpretation des Leittextes

„Du bist ganz ruhig." = Hyperventilation wird vermieden.
„Die Zunge liegt locker im Mund."
„Die Zunge spürt die unteren Zähne." = Kehlkopf entspannt sich.
„Die Zunge ist warm."
„Die Zunge schwimmt im Speichel." = Parasympathische Reaktion.

„Die Oberlippe ist weich und lang." = Verlängerung der Nasendüse.
„Das Herz schlägt ruhig."
„Du hast viel Zeit." = Keine Hyperventilation.
„Warte, bis Dein Körper nach Luft verlangt!" = Warten, bis der steigende Kohlensäurespiegel im Blut den Inspirationsreflex auslöst.
„Rieche die Luft!" = Beim Riechen werden die Nüstern gebläht, und die Nase, die Einströmungsdüse für die Luft, wird verengt. Damit die Luft durch die verengte Düse einströmen kann, muß der Sog vergrößert werden. Das geschieht reflektorisch durch die Senkung des Zwerchfelles und die Weitstellung des Thorax und dem daraus resultierenden Druckabfall im Interpleuralraum.
„Die Luft, die in die Nase strömt, ist kühl." = Derselbe Effekt wie beim Riechen, nur wird die Verengung der Nasendüse durch die Aufforderung, die Verdunstungskühle der einströmenden Luft an den feuchten Nasenschleimhäuten zu spüren, erreicht.
„Du hast jetzt Zeit zum Nachdenken, zum Staunen." = Die für die Sauerstoffaufnahme günstige Atemphase wird verlängert.
„Du mußt fast gähnen!" = Das Schlucken von Luft wird vermieden.
„Du fühlst Dich leicht und wohl" = Die inspiratorische Weite vermeidet einen Glottisschluß.
„Die Luft will wegfließen, lasse sie nur ganz langsam gehen!" = Durch die Verlangsamung der initialen Exspiration erreicht man die isotonisch exzentrische (bremsende) Arbeit der Inspirationsmuskeln und erleichtert das Senken der Rippen.
„Jetzt fließt die Luft von ganz alleine." = Der elastische Lungenzug kann sich voll auswirken.
„Laß' die Luft wegfließen, bis der Luftstrom versiegt!" = Unbehinderte Ausatmung bis zur Atemmittellage.
„Die Luft, die wegfließt, ist warm." = Die Wahrnehmung der Wärme der Ausatmungsluft reguliert und vergrößert die Ausatmungsluftmenge, die im Körper erwärmt worden ist.

2. Belastungsatmung

Merke

Unter Belastungsatmung verstehen wir im funktionellen Atemtraining die Vergrößerung des Ausatmungsvolumens und folglich auch des Einatmungsvolumens. Wir erreichen die Belastung nicht durch eine Belastung des Kreislaufes, sondern durch eine willkürliche Verlängerung der Ausatmung. Dazu machen wir eine „Zeitlupenatmung", um Hyperventilationseffekte zu vermeiden.

Beobachtbare Vorgänge der Atmung sind während der Inspiration:
Die Vergrößerung des epigastrischen Winkels; die Erweiterung der Interkostalräume; die Zunahme des fronto- und sagittotransversalen Thorax-ϕ; das Vorwölben des Bauches (insbesondere des Oberbauches); alle diese Bewegungsausschläge sind ausgiebiger als bei der Ruheatmung.
Die Aktivität der Skalenimuskeln nimmt zu.

Während der Exspiration:
Die Verkleinerung des epigastrischen Winkels; die Verschmälerung der Interkostalräume; die Abnahme des fronto- und sagittotransversalen Thorax-ϕ; die Abnahme des Bauchvolumens; alle diese Bewegungsausschläge sind ausgiebiger als bei der Ruheatmung.
Die Aktivität der Bauchmuskeln tritt bei der Verlängerung der Ausatmung in Erscheinung und bewirkt eine weitere Abflachung des Bauches, eine Verschmälerung der Taille und die simultane AW [→ S. 43] der BWS in EXT.

Wahrnehmbare Signale des Körpers sind während der Exspiration:
Bis zur Verlängerung der Ausatmung, wie bei der Ruheatmung beschrieben. Bei der Verlängerung der Ausatmung über die Atemmittellage hinaus: Zunehmende Spannung der Bauchmuskulatur; Aktivität der Stabilisation der BWS in EXT.

Während der Atempause am Ende der Exspiration:
Maximale abdominale Spannung; Speichelfluß; deutliches Spüren des Pulsschlages im Brustraum.
Während der Inspiration:
Das langsame Nachlassen der Bauchdeckenspannung und das simultane Einströmen der kühlen Luft durch die Nase.
Hinweis. Wird die Bauchmuskelspannung zu rasch losgelassen, so wird die Einatmung eingeschränkt. Das wird vom Patienten ohne Mühe wahrgenommen.
Das Einatmungsgeräusch ist deutlicher; das Einströmen der Luft ist ganz mühelos; im übrigen finden wir dieselben Wahrnehmungssignale wie bei der Ruheatmung.

LEITTEXT für die BELASTUNGSATMUNG

Während der Exspiration:
„Die Luft will wegfließen, lasse sie nur ganz langsam gehen!" (wie bei der Ruheatmung) — „Jetzt fließt die Luft von ganz alleine." (wie bei der Ruheatmung) — „Sorge dafür, daß der Luftstrom gleichmäßig weiterfließt!" — „Im Bauch baut sich eine solide Spannung auf." — „Der Rücken bleibt lang." — „Stoppe den Luftstrom, ehe er schwächer wird!"
Während der Atempause am Ende der Exspiration:
„Die Spannung im Bauch ist normal, sie soll gehalten werden." — „Die Kehle ist locker und warm."
Während der Inspiration:
„Sachte läßt Du die Spannung im Bauch nach." — „Ebenso sachte strömt die kühle Luft durch die Nase ein." — „Rieche die Luft!" (usw., wie bei der Ruheatmung)

Interpretation des Leittextes

„Sorge dafür, daß der Luftstrom gleichmäßig weiterfließt." = Die isotonisch konzentrische Aktivität der Bauchmuskeln setzt ein. Um die Ausatmungsluftmenge zu vergrößern, verkleinert der Körper den Atemraum.
„Im Bauch baut sich eine solide Spannung auf." = Das Senken der Rippen und die Ver-

schmälerung der Taille erfolgen ausgiebig dank der Aktivität der schrägen Bauchmuskeln.

„Der Rücken bleibt lang."= Als AW [→ S. 43] des Bauchmuskelzuges stabilisiert sich die BWS in EXT und verhindert damit eine aktive Insuffizienz der Bauchmuskulatur, insbesondere der schrägen [→ S. 32].

„Stoppe den Luftstrom, ehe er schwächer wird!"= Das forcierte Herauspressen der Luft, das leicht zum Luftschlucken führt, wird vermieden.

„Die Spannung im Bauch ist normal, sie soll gehalten werden."= Die lange Atempause umgeht die Gefahr einer Hyperventilation.

„Die Kehle ist locker und warm."= Die lockere Kehle vermeidet einen Glottisschluß.

„Sachte läßt die Spannung im Bauch nach."= Wenn die Glottis offen ist, koordiniert sich der Einsatz der Inspiration mit dem isotonisch exzentrischen Nachlassen der Ausatmungsmuskulatur.

„Ebenso sachte strömt die kühle Luft durch die Nase ein."= Der Übergang in die konzentrische Phase der Einatmung erfolgt nahtlos.

Merke

1. *Die Inspiration der Ruheatmung* bringt die isotonisch konzentrische Arbeit der Inspirationsmuskulatur mit sich. *Die Inspiration der Belastungsatmung* bringt in der ersten Phase die isotonisch exzentrische Arbeit der exspiratorischen Muskulatur mit sich und erst in der zweiten Phase die isotonisch konzentrische der Inspiratoren [→ S. 28].

2. *Die Exspiration der Ruheatmung* bringt die isotonisch exzentrische Arbeit der Inspirationsmuskeln mit sich. *Die Exspiration der Belastungsatmung* bringt in der ersten Phase die isotonisch exzentrische Arbeit der Inspirationsmuskeln mit sich und erst in der zweiten Phase die isotonisch konzentrische der Exspiratoren.

4.1. Das Modell „Die Löwenübung"

(Abb. 71 – 72 – 73)

Merke

Das Modell „Die Löwenübung" ist ein Ruheatmungstraining. Es eignet sich für alle Patienten, mit Ausnahme der schweren kyphoskoliotischen Deformitäten der BWS.

DISPOSITION

Analyse und Rezept

I.
Name des Modells: „Die Löwenübung"

II.
● **Lernziel**

II.1.
Eine physiologische Ruheatmung, bei vertikal stehender KLA und ökonomischer Aktivität, zum automatischen Funktionieren bringen können.

II.2.
Einen Zustand von Wohlbefinden und „Antistreß" mit Hilfe einer ökonomischen Koordination von Haltung, Atmung und Bewegung hervorrufen können.

III.
▸ **Lernweg der Übung** „Die Löwenübung"

III.1.
Funktionsanalyse des Modells in „Therapeutensprache"

III.1.1.
Funktionsanalyse der ASTE der „Löwenübung"

a) Konzeption

Die KA Becken/Brustkorb/Kopf werden, wenn auch mit Hilfe von Hyperaktivität, so übereinander gebracht, daß die KLA vertikal steht.

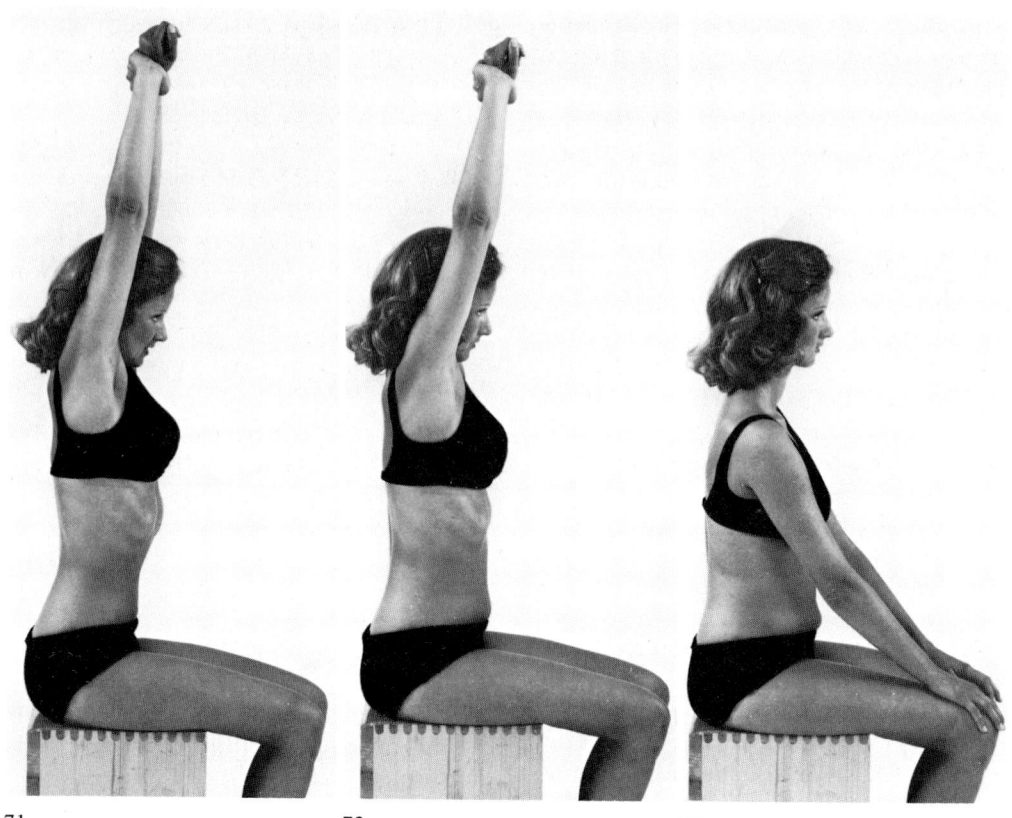

Abb. 71 – 73. Das Modell „Die Löwenübung"

Abb. 71. ASTE der „Löwenübung"

Abb. 72. Mitte Bewegungsablauf der „Löwenübung", Bauchmuskulatur entspannt

Abb. 73. ESTE der „Löwenübung", automatisch funktionierende Ruheatmung

b) Position

Aufrechter Sitz auf einem Hocker oder aufrechter Stand in leichter Grätsche.

KA Becken/Brustkorb/Kopf, eingeordnet in die vertikal stehende KLA.

KA Arme auf den Oberschenkeln geparkt.

c) Aktivierung der ASTE

Erhaltung der vertikalen KLA in leichter Hyperaktivität.

III.1.2.

Funktionsanalyse des Bewegungsablaufes der „Löwenübung"

(Abb. 71 – 72 – 73)

a) Konzeption

Um mit Hilfe der „Löwenübung" eine physiologische Ruheatmung, dank ökonomischer Aktivität der vertikal stehenden Wirbelsäule zu erreichen, muß man folgendes bedenken: Weder das Einsetzen der physiologischen Ruheatmung noch die Aktivität der ökonomischen aufrechten Haltung, können als Aktivität in Form von Anstrengung wahrgenommen werden. Darum können diese Aktivitäten auch nicht als Reaktion auf einen direkten Bewegungsauftrag hervorgerufen werden. Das Lernziel muß auf Umwegen erreicht werden. Wir geben nur bewußt kontrollierbare Bewegungsaufträge, auch wenn sie nur ein Teilstück des Lernzieles betreffen. Unvermeidbare Fehler nehmen wir in Kauf, aber wir müssen sie wieder rückgängig machen, ohne dabei das bereits Erreichte zu verlieren. Dieses Hin und Her wird solange fortgesetzt, bis das Lernziel erreicht ist. Das gelingt immer, weil das Befolgen der verschiedenen, bewußt kontrollierbaren Instruktionen in der Kombination schließlich automatisch zum angestrebten Ziel führt. Es ist für den Patienten leicht wahrnehmbar, nämlich als ein Zustand von allgemeiner Entspannung und müheloser, angenehmer Atmung.

b) Aktivierung des Bewegungsablaufes

1. Planung

Wir unterscheiden

I) *Bewegungsaufträge, die nur ein Teilstück des Lernziels erreichen können.*
— Die vertikal stehende KLA wird aktiviert (in Abb. 71 mit Hilfe der Arme).
II) *Unvermeidbare Fehler.*
— Das Hochziehen des Schultergürtels, mit der Fixierung der Kopfstellung und daraus resultierend der Verlust der potentiellen Beweglichkeit der HWS.
— Die FLEX des KA Becken in den Hüftgelenken und daraus resultierend eine totale EXT der WS, im Sinne einer WB, und die Verschiebung und leichte Neigung der KLA nach vorne.
— Die Hyperaktivität der Bauchmuskulatur. Durch die Einziehung des Bauches wird der Bauchinhalt nach oben/hinten geschoben, und der Brustkorb wird im Sinne einer EXT der BWS gehoben (Abb. 71).
— Der Verschluß der Glottis.
III) *Bewegungsaufträge, die die erwähnten Fehler rückgängig machen.*
— Man fordert den Patienten auf, mit dem Kopf bejahend leicht zu nicken, verneinend den Kopf leicht zu schütteln und fragend den Kopf leicht seitlich zu wiegen. Dadurch wird der KA Kopf wieder potentiell beweglich.
— Man fordert den Patienten auf, die Spannung im Kreuz loszulassen, dadurch wird der KA Becken wieder potentiell beweglich.

— Den Glottisschluß zu lösen.
— Die Hyperaktivität der Bauchmuskeln zur ökonomischen zu reduzieren, bis spontan die Ruheatmung einsetzt (Abb. 72).
— Den hochgezogenen Schultergürtel zu senken und auf dem Brustkorb zu parkieren, indem man die Arme behutsam senkt, die Hände auf die Oberschenkel legt, ohne daß dabei der Brustkorb zusammensinkt (Abb. 73).

Merke

Die aufrechte Haltung ist durch Hyperaktivität erreicht worden, die physiologische Ruheatmung durch den Abbau der Hyperaktivität der Bauchmuskeln, unter Beibehaltung des äußeren Erscheinungsbildes der aufrechten Haltung.
Bei entspannten Bauchmuskeln aber ist die stabilisierende EXT der BWS die einzig mögliche Aktivität, die diese aufrechte Haltung bewahren kann.
Diese Aktivität ist ein physiologischer Haltungsreflex und wird nicht als Anstrengung wahrgenommen. Funktioniert dieser Haltungsreflex und ist die Bauchmuskulatur locker, oder besser gesagt, nicht an der Aufrichtung des Brustkorbes beteiligt, so setzt die physiologische Ruheatmung ein.
Das Lernziel wurde erreicht.

---

2. Richtung

Der Distanzpunkt Scheitelpunkt strebt immer nach oben. Der Distanzpunkt Incisura jugularis strebt immer nach vorne/oben. Wird die Übung im Stehen gemacht, streben außerdem die Distanzpunkte RE/LK TP so weit nach vorne, daß sie in der mittleren Frontalebene stehen oder in derselben Ebene wie der Scheitelpunkt.

3. Intensität

Phase I = Aktivierung der vertikal stehenden KLA = starke Hyperaktivität

Phase II = Abbauen der Fehler = Rückkehr zur ökonomischen Aktivität.

4. Atmung

Sie ist in dieser Übung das Lernziel.

Phase I = Reflektorisches Anhalten der Atmung durch Glottisschluß.

Phase II = Willkürliche Öffnung der Stimmritze. Spontanes Einsetzen der physiologischen Ruheatmung durch Nachlassen der Bauchdeckenspannung. Beibehalten dieser Atmung trotz Reduktion der hyperaktivierten Aufrichtung der KLA.

5. Veränderung der U'fläche

Phase I = Leichte Verlagerung der U'fläche nach vorne und Umwandlung der Parkierfunktion des KA Beine in eine angedeutete Stützfunktion als Folge der Aktivierung der KLA.

Phase II = Rückkehr zur U'fläche der ASTE durch den Abbau der Hyperaktivität.

6. Tempo

Sehr langsam und behutsam.

7. Zeitliche Koordination

Phase I = Zuerst greift die eine Hand die andere von dorsal her, dann setzt der Zug der greifenden Hand nach oben ein und dauert fort, bis die maximale Länge der Wirbelsäule erreicht ist.

Phase II = Zuerst die Glottis wieder öffnen, dann die Spannung im Kreuz reduzieren, dann die potentielle Beweglichkeit des KA Kopf wiederherstellen, dann die Bauchmuskeln loslassen und den Einsatz der normalen Ruheatmung abwarten, zuletzt die Arme in die ASTE zurückführen und den Schultergürtel entspannen, ohne daß der Thorax zusammensinkt.

8. Bewegungskomponenten (in bezug auf die ASTE)

Phase I = Aktivierung der vertikal stehenden KLA:

Das Bewegungspattern des KA Arme beginnt distal und läuft nach proximal. Dabei faßt die eine Hand die andere von dorsal her ums Handgelenk und übt einen Zug in der Richtung der LA der Arme aus.

Dabei gehen:

Die Unterarme in PRONATION.

Die Ellbogen in EXT.

Die Schaltstellen der Schultergelenke und des -gürtels in FLEX/in wenig ADD/IR/und das Akromion beidseits nach kranial/medial/dorsal, bis die LA der Arme die mittlere Frontalebene erreicht haben und parallel zur verlängerten KLA stehen.

Die WB der Armpattern bewirkt eine EXT der BWS und LWS, ein HEBEN der Rippen mit der Inspiration, eine leichte FLEX des proximalen Hebelarmes Becken in den Hüftgelenken. Dabei wechselt der Aktivitätszustand des KA Beine von der Parkierfunktion in die Stützfunktion.

Das Bewegungspattern des KA Kopf ist eine TRANSLATION nach DORSAL.

Phase II = Abbauen der Hyperaktivität bis zum Einsetzen der physiologischen Ruheatmung:

Die Stimmritze wird geöffnet und Luft strömt aus.

Der KA Becken macht im Hüftgelenk eine leichte EXT, dabei wird kompensatorisch die extensorische Verankerung des Beckens an der WS im lumbosakralen Übergang gelöst. Die KLA bewegt sich im Sinne einer WB aus einer leichten Vorneigung zurück in die Vertikale. Der KA Beine kommt durch die Rückwärtsbewegung des Schwerpunktes wieder in Parkierfunktion.

Die Bauchmuskulatur wird willkürlich entspannt.

Am KA Brustkorb beginnen die exspiratorischen und inspiratorischen Heb- und Senkbewegungen der Rippen, koordiniert mit den Zwerchfellbewegungen. Das betonte Heben des Brustkorbes durch die Skaleni in der inspiratorischen Phase hört auf. Dafür sind die inspiratorische Vergrößerung und die exspiratorische Verkleinerung des epigastrischen Winkels ausgeprägt. Die Ruheatmung hat automatisch eingesetzt.

Das Bewegungspattern des KA Arme beginnt proximal und läuft nach distal.
Dabei gehen:
Die Schaltstellen der Schultergelenke und des -gürtels in EXT/so wenig ABD/AR, bis die Nullstellung erreicht ist/beide Akromion nach kaudal/lateral/ventral, bis der Schultergürtel auf dem Brustkorb und die Hände auf den Oberschenkeln parkiert [→ S. 55] sind.

III.1.3.

Funktionsanalyse der ESTE der „Löwenübung" (Abb. 73)
Das funktionelle Ziel, die automatisch funktionierende Ruheatmung bei vertikaler KLA und ökonomischer Aktivität, wird während des Bewegungsablaufes erreicht. In dieser Stellung, die Wohlbefinden auslöst, kann man beliebig lange verharren. Sie soll bewußt erlebt werden, damit sie jederzeit reproduziert und den täglichen Gewohnheiten einverleibt werden kann.

III.2.

Instruktion der „Löwenübung" in „Patientensprache"

III.2.1.

Verbal didaktische Hilfen

III.2.2.

Perzeptiv didaktische Hilfen

III.1.1. ASTE, b) Position
„Setz' Dich auf den Hocker. Die Beine stehen bequem in kleiner Grätsche. Knie und Fußspitzen schauen in dieselbe Richtung, ein wenig nach außen. Die Hände liegen auf den Schenkeln, Du kannst sie auch falten. Der Hocker ist hart, Du spürst Deine Sitzknochen, die auf den Hocker drücken. Dein Brustkorb steht genau über dem Becken, und der Kopf über dem Brustkorb. Du schaust geradeaus."

Der Therapeut kontrolliert die Sitzhöhe. Der Abstand Hüftgelenke/Boden ist größer als der Abstand Kniegelenke/Boden. Auf alle Fälle muß bei vertikal stehender KLA für die Hüftgelenke ein Bewegungsspielraum in Richtung FLEX vorhanden sein. Oberschenkel-LA und Fuß-LA derselben Seite liegen in einer Ebene. Der Kopf steht in der KLA.

III.1.3. b) Aktivierung des Bewegungsablaufes
Phase I = Aktivierung der vertikal stehenden KLA
„Die RE Hand faßt das LK Handgelenk von oben her und zieht den LK Arm lang. Die durch den Griff vereinigten Hände ziehen nach oben, bis sie über dem Kopf stehen, schön in der Mitte. Du ziehst, bis der Hals zwischen den Schultern verschwunden ist. Du bist lang und schlank. Lang ist auch der Bauch und der Rücken."

Der Therapeut kann den Zug an den Armen richtig einstellen und dafür sorgen, daß sich die durch den Griff vereinigten Hände in der Symmetrieebene bewegen. Bei Flexionseinschränkungen im Schultergelenk läßt man besser nur den Schultergürtel aktiv nach oben ziehen. Ist die EXT der BWS nicht befriedigend, kann sie manipulierend unterstützt werden. Dabei fixiert der Therapeut die BWS mit einer Hand von dorsal und hebt mit der anderen Hand von ventral her das Gewicht des Brustkorbes an.

Phase II = Abbau der Hyperaktivität bis zum spontanen Einsetzen der physiologischen Ruhe-atmung

„Du hast die Luft angehalten, jetzt läßt Du den Atem wieder gehen. Auch das Kreuz läßt Du los und merkst, wie Du etwas nach hinten schwankst. Der Kopf ist natürlich mit-gekommen. Auch ihn läßt Du los, dann wird es ganz leicht zu nicken, als ob Du ‚ja‘ sa-gen wolltest, oder den Kopf zu schütteln, als ob Du ‚nein‘ sagen wolltest, oder den Kopf hin und her zu bewegen, als ob Du ‚viel-leicht‘ sagen wolltest. Und jetzt kommt das Beste: Merkst Du, daß Du den Bauch einge-zogen hast? Den läßt Du ganz langsam los. Wenn er locker ist, spürst Du deutlich, wie der Atem den Brustkorb ohne Dein Dazutun bewegt, Du fühlst Dich wohl und entspannt. Diese Atmung mußt Du behalten, wenn Du langsam die Arme herunterläßt, bis die Hän-de wieder auf den Oberschenkeln liegen und der Schultergürtel sich mit einem leisen Plumps auf den Brustkorb gelegt hat.“

Beim Lösen der muskulären lumbosakralen Verankerung die darüberliegende Haut leicht berühren. Die potentielle Beweglich-keit des KA Becken in den Hüftgelenken manipulierend andeuten, indem man das Becken um die FLEX/EXT-Achsen hin und her dreht. Die Herstellung der potentiellen Beweglichkeit des KA Kopf können wir ebenfalls sachte manipulierend begünsti-gen, insbesondere achten wir darauf, daß der Kopf in der KLA steht und der Blick nach vorne gerichtet ist.

Während der Entspannung der Bauchmus-kulatur beobachten wir die kostale Atmung und die zurückgehende Aktivität der Skale-ni. Wir wiederholen die Aufforderung zum Lockerlassen. Wenn die Ruheatmung nicht richtig einsetzt, kann der Therapeut den Zug an den Armen unterstützen oder, wie vorhin beschrieben, das Gewicht des Brust-korbes halten. Mit dieser Manipulation ge-lingt es immer, die spontane Ruheatmung hervorzurufen.

III.3.

4.2. Anpassung der „Löwenübung" an Kondition und Konstitution

III.3.1.

> **Merke**
>
> Wenn mit Hilfe der „Löwenübung" das Lernziel — automatisch einsetzende Ru-heatmung, verbunden mit der Wahrneh-mung eines Zustandes des Wohlbefindens — nicht spontan erreicht wird, müssen wir dem Patienten die ökonomische Sta-bilisation seiner vertikal stehenden KLA vorerst erlassen. Statt dessen werden wir ihn so lagern, daß das erstrebte Lernziel doch erfüllt werden kann.

III.3.2.

Formen der Anpassung
A) Lagerung des Patienten bei horizontaler KLA.
B) Lagerung des Patienten bei annähernd vertikaler KLA.

FORM A)

4.2.1. Beispiel: „Der Schläfer"
(Abb. 111)

DISPOSITION

Analyse und Rezept

ad I.
Name der Übung: „Der Schläfer"

● **Lernziel**

Die Fähigkeit, die automatisch funktionierende Ruheatmung und einen Zustand des Wohlbefindens hervorzurufen.

ad III.

▶ **Lernweg der Übung „Der Schläfer"**

ad III.1.1.

Funktionsanalyse der ASTE „Der Schläfer"

b) Position

Halbseitenlage auf RE (Abb. 111)
KA Kopf/Brustkorb/Becken sind in die KLA eingeordnet. Der Bauch und bei ausgeprägter – BWS auch der Brustkorb werden mit Kissen gut unterpolstert.
Der RE Arm liegt annähernd parallel zur KLA und hinter dem Körper. Der LK Arm liegt vor dem Körper, der Unterarm vor dem Gesicht.
Das RE Bein liegt annähernd in der KLA. Das LK Bein liegt vor dem Körper. Hüft- und Kniegelenke sind in ± 90° FLEX.

ad III.1.2.

Funktionsanalyse des Bewegungsablaufes „Der Schläfer"

a) Konzeption

Die in „Position" geschilderte Lagerung hat folgende Vorteile: Alle Gelenke haben Bewegungstoleranzen um annähernd alle Freiheitsgrade. Insbesondere trifft das für die Wirbelsäule zu. Die BWS wird durch die Lagerung in EXT gehalten, die kostale Atembewegung ist begünstigt. Die Unterpolsterung des Bauches mit Kissen bringt den Bauchinhalt in eine mäßige Kompression, was insbesondere bei schlaffen Bauchdecken oder bei Blähbäuchen die diaphragmale Atembewegung widerlagert. Sollten alle vorgeschlagenen Positionen nicht realisierbar sein, besteht immer noch die Möglichkeit, den Unterbauch mit einer Schaumgummibandage zu komprimieren.

b) Aktivierung des Bewegungsablaufes

1. Planung

Wenn in der beschriebenen Lagerung die physiologische Ruheatmung spontan in Erscheinung tritt, ist das Lernziel bereits erreicht und der Patient erlebt an Hand der Leitsätze für die Ruheatmung die Wahrnehmungssignale, die ihm sein Körper vermittelt. Ist der Effekt der Lagerung nicht ausreichend, wird das manipulierende Eingreifen des Therapeuten hilfreich sein. Entweder manipuliert der Therapeut die Atembewegungen, oder er nützt die in der Konzeption erwähnten Bewegungstoleranzen aller Schaltstellen der Bewegung, um die einzelnen Bewegungssegmente manipulierend und möglichst hubarm zu mobilisieren. Dabei hat der Patient die Aufgabe, den Therapeuten gewähren zu lassen. Macht es dem Patienten Mühe, eine solche Bewegungsmanipulation mit sich geschehen zu lassen, erhält er vom Therapeuten Informationen, wohin bestimmte Distanzpunkte in bezug auf die Orientierung an seinem Körper bewegt werden [→ S. 3].
Sobald der Patient gelernt hat, der Bewegungsmanipulation keinen Widerstand mehr entgegenzusetzen, wird er aufgefordert, bei der Bewegung behutsam mitzumachen. Schließlich wird ein Zustand erreicht, in dem der Patient nicht mehr weiß, wer eigentlich die Bewegung ausführt, der Therapeut oder er selbst. Jetzt ist der Patient so weit, die Bewegung selbständig weiterzuführen, ganz mühelos, wie ein Perpetuum mobile. Wenn das eine Zeitlang gut funktioniert hat, beendet man die Bewegung, nicht plötzlich, sondern so, daß sie potentiell weitergehen oder auch verstärkt wieder einsetzen könnte.
Nun geht der Therapeut zur Manipulation eines anderen Bewegungssegmentes über usw. Diese Art der Bewegung führt dazu, allmählich jede überflüssige Aktivität abzubauen und sich ganz entspannt seiner Unterstützungsfläche zu überlassen. Ist so die ökonomische Aktivität erreicht, tritt auch die physiologische Ruheatmung mit Sicherheit ein.

ad III.2.

Instruktion der Übung „Der Schläfer" in „Patientensprache"

ad III.2.1.

Verbal didaktische Hilfen

ad III.2.2.

Perzeptiv didaktische Hilfen

ad III.1.2. b) Aktivierung des Bewegungsablaufes

Manipulation der Atembewegungen durch den Therapeuten

„Du liegst ganz bequem. Mit der Zunge spürst Du den inneren Rand Deiner unteren Zähne. Der Atem kommt von alleine. Du spürst ein kühles Lüftchen in der Nase. Es riecht nach Kaffee. Beinahe mußt Du gähnen. Ja laß' die Luft raus, aber langsam, Du hast Zeit und jetzt fühl' Dich wieder bequem und ruhig usw."

Die RE Hand des Therapeuten liegt leicht und flach auf der LK Flanke des Patienten. Die LK Hand des Therapeuten liegt flach auf dem LK Beckenkamm. Mit der Einatmung schiebt der Therapeut die Rippen sanft nach ventral/kranial, gleichzeitig übt er am Becken einen leichten Zug nach dorsal/kaudal aus, im Sinne einer widerlagernden Bewegung. Während der Inspirationspause wechselt der Therapeut die Hände (LK Hand zum Brustkorb, RE Hand in die Mitte der BWS). Wenn die Ausatmung beginnt, drückt der Therapeut die Rippen sanft nach dorsal/kaudal, während er gleichzeitig durch einen sanften Druck nach ventral die BWS extendiert.

Beispiel. Manipulation eines Bewegungssegmentes als Übung für die Perzeption der ökonomischen Aktivität in einer Körperhaltung, die die Entspannung begünstigt.

Manipulation LK Schulterblatt gegen den Brustkorb

„Ich führe jetzt Deine Schulter auf Deinem Brustkorb spazieren. Zuerst geht es zur Nasenspitze und dann wieder weg davon, und so hin und her, es geht ganz leicht. Jetzt machst Du mit, Du kennst ja den Weg, strenge Dich nicht an, werde nicht langsamer. Du machst es jetzt ganz allein. Laß' die Bewegung ausklingen. — Jetzt bin ich wieder dran. Ich führe die Schulter spazieren, zum Bauchnabel und wieder weg davon usw."

Der Therapeut schiebt seine LK Hand unter dem LK Oberarm des Patienten durch und umfaßt das Schultergelenk von ventral. Die RE Hand des Therapeuten legt sich von dorsal auf das Schulterblatt und schiebt den halben Schultergürtel mit dem Arm, dessen Gewicht auf dem LK Therapeutenarm ruht, nach kranial/ventral/medial und auf dem Rückweg nach kaudal/dorsal/lateral. Der andere Weg führt zuerst nach kaudal/ventral/medial und zurück nach kranial/dorsal/lateral.

Hinweis. Es gibt ungezählte Möglichkeiten dieser Manipulationen von Bewegungssegmenten. Es ist die Meinung, daß der Patient mit der Zeit solche unkonventionellen Bewegungen in der beschriebenen Entspannungslage selbständig durchführen kann und soll.

FORM B)

4.2.2. Beispiel: „Der Pascha" (Abb. 140)

DISPOSITION

Analyse und Rezept

ad I.
Name der Übung: „Der Pascha"

ad II.
● **Lernziel**

Die Fähigkeit, die automatisch funktionierende Ruheatmung und einen Zustand des Wohlbefindens hervorzurufen.

ad III.
▶ **Lernweg der Übung „Der Pascha"**

ad III.1.1.
Funktionsanalyse der ASTE „Der Pascha"

b) Position

Sitz auf Stuhl mit einer der physiologischen Form des Rückens angepaßten Lehne (z. B. Abo back) oder entsprechenden Kissen. Sitzhöhe: Abstand Knie/Boden ≦ Abstand Hüften/Boden.
KA Kopf/Brustkorb/Becken, eingeordnet in die KLA.
KA Arme auf den Oberschenkeln, einem hohen Tisch oder auf den Seitenlehnen des Stuhles geparkt.
KA Beine, in physiologischer Grätsche, am Boden geparkt.

ad III.1.2.
Funktionsanalyse des Bewegungsablaufes „Der Pascha"

a) Konzeption

Die in „Position" geschilderte ASTE ist eigentlich eine Lagerung im Sitzen. Durch die der Form der WS angepaßte Rückenlehne wird das Gewicht des KA Brustkorb nicht an die Extensoren der BWS gehängt, sondern von der Rückenlehne abgestützt. Je besser der KA Kopf über den KA Brustkorb gebracht wird, um so vollständiger gelingt die Abstützung. Dabei spielt das Gewicht des KA Arme eine wichtige Rolle. Es muß ebenfalls auf Seitenlehnen des Stuhles, auf den Oberschenkeln des Patienten oder auf einem hohen Tisch geparkt werden. Diese Lagerung bedeutet für die WS immer noch eine Stauchungsbelastung, aber ohne gezielte Aktivität. Da die Lagebeziehung der KA für die Atmung optimal ist, muß nur noch die eventuell bestehende Hyperaktivität der Bauchmuskeln reduziert werden, damit die physiologische Ruheatmung automatisch einsetzen kann.
VARIANTE: Sollte das nicht der Fall sein, stellt sich der Therapeut hinter den Patienten, umfaßt den KA Brustkorb des Patienten und hebt sein Gewicht im Sinne einer EXT der BWS an, fordert den Patienten auf, die Bauchmuskeln „loszulassen", und wartet, bis er das Einsetzen der kostalen Atembewegungen spürt.

4.3. Das Modell „Die Zeitlupenatmung"

Merke

Das Modell „Die Zeitlupenatmung" ist ein Belastungsatemtraining. Es eignet sich für alle Patienten, die die Ruheatmung beherrschen.

DISPOSITION

Analyse und Rezept

I.
Name des Modells: „Die Zeitlupenatmung"

II.

● **Lernziel**

Die Ausatmung über die Atemmittellage hinaus zu verlängern. Beim Übergang von der Inspiration in die Exspiration und von der Exspiration in die Inspiration die Glottis nicht zu verschließen und eine Hyperventilation zu vermeiden.

III.

▶ **Lernweg der Übung** „Die Zeitlupenatmung"

III.1.

Funktionsanalyse des Modells in „Therapeutensprache".

III.1.1.

Funktionsanalyse der ASTE „Die Zeitlupenatmung"

a) Konzeption

Die KA Becken/Brustkorb/Kopf werden bei beliebiger Lage der KLA im Raum in diese eingeordnet.

b) Position

Aufrechter Sitz auf einem Hocker oder aufrechter Stand in leichter Grätsche, wie für „Die Löwenübung" beschrieben. Oder Halbseitenlage auf RE, wie für die anpassende Übung „Der Schläfer" beschrieben. Oder Sitz auf einem Stuhl mit einer der physiologischen Form des Rückens angepaßten Lehne, wie in der anpassenden Übung „Der Pascha" beschrieben.

III.1.2.

Funktionsanalyse des Bewegungsablaufes der Übung „Die Zeitlupenatmung"

a) Konzeption

Die Form der „Zeitlupenatmung" als Belastungsatemtraining wurde aus folgenden Gründen gewählt:
1. Ist bei vielen Patienten, die ein Belastungsatemtraining brauchen, eine Belastung des Kreislaufes durch gesteigerte körperliche Hubaktivität nicht angezeigt.

2. Bietet die Belastung des Kreislaufes zur Auslösung einer vertieften Atmung bei vorbestehender funktioneller Fehlatmung kaum die Chance zur Verbesserung des funktionellen Fehlverhaltens.

3. Sollte es gelingen, durch die „Zeitlupenatmung" die funktionelle Fehlatmung zu überwinden, kann man immer noch mit der Belastung des Kreislaufes durch Hubaktivität beginnen.

b) Aktivierung des Bewegungsablaufes

1. Planung

Wir setzen voraus, daß der Patient die „Löwenübung" beherrscht, so daß die funktionelle Ruheatmung als *Phase I* und als ZWISCHENPHASE der „Zeitlupenatmung" benützt werden kann. Die *Phase II* ist die eigentliche Belastung, indem der Ausatmungsluftstrom der Ruheatmung, bevor er sich abschwächt, willkürlich so lange wie möglich gleichmäßig aufrecht erhalten wird. Das gelingt am besten, wenn die zunehmende Stabilisation der BWS in EXT als aktives Widerlager die optimale Aktivität der schrägen Bauchmuskeln — maximale Senkung der Rippen und die Verkleinerung des epigastrischen Winkels — ermöglicht. Es leuchtet ein, daß wir auf diese Weise ein gutes Training der Bauchmuskeln gegen einen körpereigenen Widerstand durchführen, und eine Verbesserung der Rippenbeweglichkeit an der Wirbelsäule erreichen.
Der Trainingserfolg zeigt sich an der Zunahme der ausgeatmeten Luftmenge. *Phase III* ist die Inspiration, die durch das behutsame Nachlassen der Bauchdeckenspannung und simultanes Einlassen der Luft durch die Nasendüse eingeleitet wird. Eine Vergrößerung der aktiven Inspiration im Vergleich zur Ruheatmung ergibt sich von selbst und beendet die Inspirationsphase.

2. Richtung

In der „Zeitlupenatmung" tritt der Antagonismus der Aktivitätsrichtungen besonders deutlich zu Tage. Ende der *Phase II* = Aktivität der Stabilisation der BWS nach kranial/dorsal, Aktivität der Bauchmuskeln nach kaudal/ventral. Ende der *Phase III* = Aktivität der inspiratorischen Muskeln nach kranial/ventral [1], Wirkung des Gewichtes des Brustkorbes bei Nachlassen der Stabilisationsaktivität nach kaudal/dorsal.

3. Intensität

Höchste Intensität am Ende der Ausatmung. Niedrigste Intensität beim Beginn der Ausatmung.

---

[1] Die Aktivität des sich abflachenden Zwerchfelles kann funktionell als Abdruck verstanden werden. Das setzt allerdings einen guten Bauchdeckentonus voraus. Fehlt er, so ist ein Bandagieren des Unterbauches sehr zu empfehlen.

4. Atmung

Ist in dieser Übung das Lernziel

5. Veränderung der U'fläche

Beim Stehen oder Sitzen mit dem Ende der Ausatmung eine leichte Verlagerung nach hinten, im Liegen nach kranial zu beobachten.

6. Tempo

Sehr langsam und behutsam.

7. Zeitliche Koordination

Phase II = Nachlassen der Bauchdeckenspannung und Einsetzen der Einatmung müssen zeitlich gut koordiniert sein.
Phase III = Einsetzen der Ausatmung und Zunahme der Stabilisation der BWS müssen aufeinander abgestimmt sein.

8. Bewegungskomponenten

Phase II = Einleitung der Ausatmung durch isotonisch exzentrische Aktivität des Zwerchfelles und der inspiratorischen Interkostalmuskulatur und Senken der Rippen. Ende der verlängerten Ausatmung durch isotonisch konzentrische Aktivität der exspiratorischen Interkostalmuskeln und der Bauchmuskeln. Bei stabilisierter BWS gelingt die maximale Senkung der Rippen.
Phase III = Einleitung der Einatmung durch isotonisch exzentrische Aktivität der Bauchmuskeln und der exspiratorischen Interkostalmuskeln. Fortsetzung der Einatmung durch isotonisch konzentrische Aktivität des Zwerchfelles und der inspiratorischen Interkostalmuskeln. Auf der Höhe der Einatmung soll nun die inspiratorische Weite während einer ausgiebigen Atempause gehalten werden. Dabei sind die Rippen maximal angehoben, während die EXT der BWS eine mäßige Minderung erfährt. Damit ist die für die Aufnahme von Sauerstoff günstigste Phase innerhalb der Atmung erreicht.

III.2.

Instruktion der Übung „Zeitlupenatmung" in „Patientensprache"

III.2.1.
Verbal didaktische Hilfen

III.2.2.
Perzeptiv didaktische Hilfen

III.1.2. b) Aktivierung des Bewegungsablaufes

Phase II = Ausatmungsphase der „Zeitlupenatmung"

„Laß' die Luft langsam wegströmen, anfänglich mußt Du bremsen. Die Luft kitzelt Dich ein wenig in der Nase. Jetzt fließt sie leicht dahin, so soll es weiter gehen. Laß' den gleichmäßigen Luftstrom nicht versiegen. Du wirst jetzt immer länger und schlanker, die Spannung, die Du im Bauch spürst, ist gut. Wenn der Luftstrom versiegt, dann halte die Spannung im Bauch. Deine Zunge ist locker und warm, sie schwimmt im Speichel."

Es kann sehr hilfreich sein, wenn der Therapeut seine Hände so auf den Brustkorb legt, daß bei Beginn der Ausatmung die Therapeutenhand der Atembewegung der Rippen folgt, um dann bei der Verlängerung der Ausatmung das Senken der Rippen, bei gleichzeitigem extensorischem Druck auf die BWS, manipulierend zu unterstützen. Die Manipulation der Rippensenkung ist bogenförmig und nach kaudal/dorsal gerichtet.

Phase III = Einatmungsphase der „Zeitlupenatmung"

„Du hast viel Zeit zu warten, bis die Lust einzuatmen sich meldet. Ganz sachte läßt Du den Bauch los und sorgst dafür, daß die Luft nicht zu schnell durch die Nase einströmt, Du mußt noch Zeit haben, das kühle Lüftchen in der Nase zu spüren. Wenn der Körper sich weitet, wirst Du ein Luftballon, der schwebt, und die Spannung im Bauch verschwindet ganz; wieder kitzelt es in der Nase, beinahe könntest Du gähnen. Laß' die Zunge die Zähne spüren."

Beim Einsetzen der Einatmung nimmt der Therapeut die berührenden Hände weg, aber nur so wenig, als wollte er den Thorax durch einen Magneten mitziehen. Bei der Vergrößerung der Einatmung ist die Manipulation der Rippenhebung nach kranial/ventral gerichtet und wird durch einen diagonalen Gegenzug am Becken nach kaudal/dorsal unterstützt. Die Manipulation soll auf die BWS leicht flektierend einwirken. — Auch ein manipulatives Zusammendrücken und ein Ziehen der Oberlippe nach vorne ist hilfreich.

Phase I = Zwischenphase der „Zeitlupenatmung" = Ruheatmung
wird zur Vermeidung einer Hyperventilation eingeschaltet.

4.4. Anpassung der „Zeitlupenatmung" an Kondition und Konstitution

III.3.1.

Fehler, deren Ursache eine Anpassung verlangt

Merke

Wenn ein Patient ein zu geringes Ausatmungssekundenvolumen aufweist und deshalb bei einer beschleunigten Ausatmung einen zu kleinen Prozentsatz seiner Vitalkapazität reproduziert, ist seine Atmung uneffektiv, aus was für Gründen auch immer (Tiffenau-Test).
Mit der „Zeitlupenatmung" kann man zwar die Vitalkapazität verbessern, wir brauchen aber außerdem noch eine Übungsform, durch die das Ausatmungssekundenvolumen und damit auch das Atemminutenvolumen (Atemgrenzwert) vergrößert werden kann.

III.3.2.

Formen der Anpassung
A) Rhythmisierung der Zeitlupenatmung
B) Geschicklichkeitstraining der Atemmuskulatur.

FORM A)

4.4.1. Beispiel: „Rhythmische Atmung"

DISPOSITION

Analyse und Rezept

ad I.
Name der Übung: „Rhythmische Atmung"

ad II.
● **Lernziel**

Das optimale Ausatmungssekundenvolumen reproduzieren können.

ad III.
▶ **Lernweg der Übung** „Rhythmische Atmung"

ad III.1.1.
Funktionsanalyse der ASTE „Rhythmische Atmung"

b) Position

Sitz auf Hocker/aufrechter Stand/Sitzen an einem Tisch mit aufgestützten Armen.
KLA vertikal — KA Becken/Brustkorb/Kopf, eingeordnet in die KLA.

ad III.1.2.

Funktionsanalyse des Bewegungsablaufes der „Rhythmischen Atmung"

a) Konzeption

Um eine schnelle Reproduktion einer möglichst großen Ausatmungsluftmenge zu trainieren, wählen wir eine bestimmte Zeiteinheit, in der wir die Ausatmungsluftmenge in verschieden vielen und verschieden großen Portionen abgeben. Das Ziel besteht darin, daß die ganze Luftmenge schließlich in einer einzigen Portion abgegeben werden kann. So lernt der Patient, die gleiche Luftmenge verschieden aufzuteilen und trotz der unvermeidlichen Sakkadierung der Ein- und Ausatmung ohne Stimmritzenverschluß auszukommen. Ein solcher würde übrigens mit dem geforderten Tempo gar nicht vereinbar sein.

b) Aktivierung des Bewegungsablaufes

Als Grundmetrum wählen wir einen 4/4 Takt im Tempo 100 Schläge/Min. und eine Phraseneinheit von zwei Takten. Der erste Takt und das erste Viertel des zweiten Taktes sind für die Ausatmung bestimmt, der Rest für die Einatmung. Die Ausatmung wird vorerst durch den Mund getätigt. Die Lippen sind in Pfeifstellung. Die Tonhöhe entspricht ± dem Kammerton (= eingestrichenes a, 435 Sekundenschwingungen). Der Ton ist sehr leise und wird mit einem Zischlaut zwischen H und CH hervorgebracht. Die Einatmung geschieht immer durch die Nase, wenn diese durchgängig ist. Bei einer bestehenden Obstruktion wird durch den Mund (in derselben Pfeifstellung auf demselben Ton) *saugend* eingeatmet. Bei guter Beherrschung dieser Technik kann die ganze „Rhythmische Atmung" auch durch die Nase getätigt werden.

Hier das Schema des Grundrhythmus, der natürlich beliebig variiert werden kann:

AUS   EIN

Merke

Die aufgezeichneten fünf Phraseneinheiten von zwei Takten sollen mehrmals hintereinander ausgeführt werden, ohne daß der Patient dabei außer Atem kommt. Aber nach etwa vier Wiederholungen muß eine Atempause eingeschaltet werden, bis das in der Ruheatmung beschriebene Wahrnehmungssignal des Körpers „bitte Luft" auftritt. Nur so können Hyperventilationssymptome vermieden werden.

FORM B)

Merke

Wenn die Übung „Rhythmische Atmung" noch verfrüht ist oder wenn der

Patient bei dieser Übung immer außer Atem gerät, wählen wir eine andere anpassende Übung an die „Zeitlupenatmung".

4.4.2. Beispiel: „Doppelhecheln"

DISPOSITION

Analyse und Rezept

ad I.
Name der Übung: „Doppelhecheln"

ad II.
● **Lernziel**

Zwerchfell, Interkostalmuskeln, Bauchmuskeln, Muskulatur des Kehlkopfes, der Zunge und des Schlundes mit Hilfe von Geschicklichkeitsübungen funktionell trainieren können.

ad III.
▶ **Lernweg der Übung „Doppelhecheln"**

ad III.1.1.
Funktionsanalyse der ASTE „Doppelhecheln"

b) Position

Indifferent. Diese Übung kann und soll bei jeder beliebigen Körperhaltung oder Bewegung ausgeführt werden.

ad III.1.2.
Funktionsanalyse des Bewegungsablaufes der Übung „Doppelhecheln"

a) Konzeption

Um die an der Atmung beteiligten Muskeln auf Geschicklichkeit zu trainieren, kombinieren wir die Atemübung mit anderen körperlichen Aktivitäten und wählen agogisch ein gleichmäßiges Tempo von ca. 120 metrischen Einheiten/Min. Dynamisch soll die Übung „PIANO" vonstatten gehen, rhythmisch „STACCATO" ausgeführt werden.

94

Das *Tempo* 120/Min. verlangt einen raschen Wechsel in der Koordination der betroffenen Bewegungssegmente.

Die *Dynamik* „PIANO" vermindert die Gefahr der Preßatmung.

Der *Rhythmus* „STACCATO" verlangt hohe Geschicklichkeit, weil bei einer sakkadierten Atmung nach jedem Ein- respektive Ausatmungsluftstoß eine Pause gemacht werden muß, ohne daß während dieser Pause Luft ein- oder ausströmt. Da ein Stimmritzenschluß für das Einhalten der Pause nicht in Frage kommt (wegen des verlangten Tempos und der geforderten Dynamik), muß die inspiratorische respektive exspiratorische Muskulatur die gerade erforderliche Weite respektive Enge des Atemraumes für die Dauer der Pause halten.

b) Aktivierung des Bewegungsablaufes

Als Grundmetrum wählen wir einen 4/8 Takt im Tempo 120 Schläge/Min. Jeweils die zwei ersten Achtel dienen der Ausatmung, die zwei letzten Achtel der Einat-

mung. Ein- und Ausatmung geschehen durch den Mund, der wiederum in Pfeifstellung ist; die Dynamik soll „PIANO", der Rhythmus eine Achtel-Bewegung in „STACCATO" sein. Das Tempo kann selbstverständlich variiert werden, ebenfalls Tonhöhe und Zischlaut, wenn eine Anpassung erforderlich ist. Die Übung kann auch in Form einer Nasenatmung gemacht werden:

4/8
aus ein | aus ein | aus ein | aus ein |

> **Merke**
>
> Das „Doppelhecheln" soll um die Atemmittellage ausgeführt werden. Die Luftmenge, die aus- und einatmend bewegt wird, soll äußerst gering und stets gleich groß sein. Es darf weder zu Dyspnoe noch zu Hyperventilation führen. Es gibt keine zeitliche Begrenzung für diese Form des Atmens.

---

ad III.2.
Instruktion der Übung „Doppelhecheln" in „Patientensprache"

ad III.2.1.
Verbal didaktische Hilfen

ad III.2.2.
Perzeptiv didaktische Hilfen

ad III.1.2. b) Aktivierung des Bewegungsablaufes

„Mache ein spitzes Mäulchen. Sei ganz ruhig und warte, bis Dein Körper Lust hat zu atmen. Dann saugst Du zwei Fingerhütchen kühle Luft durch den Mund ein, dieselben zwei Fingerhütchen stößt Du durch den Mund wieder aus:
ein/ein, aus/aus, ein/ein, aus/aus, ein/ein, aus/aus usw. Viel weniger Luft ist nötig. Mach' weiter, bis Du vergessen hast, wie man wieder aufhören könnte. Stehe jetzt auf, hechle immer weiter, indem Du Dich anziehst und die Treppen raufgehst. Ein

Vor dem Beginn des „Doppelhechelns" manipulierend die Oberlippe lockern und dem Patienten zeigen, wie er das selber tun kann und soll, sobald er spürt, daß er außer Atem kommt. Auch Kieferbewegungen gegen leichten Führungswiderstand sind eine gute Hilfe.

Die palpierende Kontrolle ergibt eine deutliche interkostale Rippenbewegung, eine normale Zwerchfellaktivität, die besonders deutlich am Oberbauch fühlbar ist. Entspannte seitliche Halsmuskulatur und eine

Ratschlag: Jedesmal wenn Du Dich an-
strengst, beginnst Du gleichzeitig mit dem
‚Doppelhecheln'."

ruhige Pulsfrequenz. Außerdem ist eine
reichliche Speichelabsonderung zu bemerken.

4.5. Das Modell „Der Luftschluk-
ker" (Abb. 74 – 75 – 76 – 77 – 78)

Merke

Das Modell „Der Luftschlucker" ist eine
Anweisung, wie man einerseits das
Schlucken von Luft vermeiden kann, und
andererseits bereits geschluckte Luft wieder los wird. Sie eignet sich für alle Patienten, bei denen die Kompression des
Bauchraumes erlaubt ist.

DISPOSITION

Analyse und Rezept

I.
Name des Modells: „Der Luftschlucker"

II.
● **Lernziel**

II.1.
Geschluckte Luft aus dem Darmtrakt beseitigen

II.2.
Geschluckte Luft aus dem Magen entfernen

II.3.
Das Luftschlucken vermeiden

III.
▶ **Lernweg der Übung** „Der Luftschlucker"

III.1.
Funktionsanalyse des Modells in „Therapeutensprache"

Hinweis. Das Lernziel des Modells „Der
Luftschlucker" hat drei Etappen, die wir ge-
trennt analysieren werden:
ETAPPE I = Das Auslösen von Darmwin-
den
ETAPPE II = Das Auslösen von Rülpsern
ETAPPE III = Das Verhindern des Luft-
schluckens.

III.1.1.
Funktionsanalyse der ASTE des Modells
„Der Luftschlucker"

4.5.1. ETAPPE I = „Der Darmwind"

b) Position

Die Position der ASTE ist abhängig von der
für den Patienten günstigsten Form des Bewegungsablaufes, z. B. Sitzen auf einem
Stuhl, einem Hocker oder einer Kiste (Abb.
74 u. 75), Knien vor einem Hocker, einer
Kiste oder dem Bett (Abb. 76), Rückenlage
(Abb. 77).

III.1.2.
Funktionsanalyse des Bewegungsablaufes
des „Luftschluckers".
ETAPPE I = „Der Darmwind"

a) Konzeption

Wenn die Gewohnheit des übermäßigen
Luftschluckens S. 99 zu Flatulenz des
Bauches geführt hat, wollen wir versuchen,
funktionell „Darmwinde" auszulösen. Das
Vorgehen muß einfach sein, damit es vom
Patienten jederzeit reproduziert werden
kann. Es muß an etwaige Bewegungseinschränkungen, z. B. Coxarthrosen, oder andere pathologische Zustände, z. B. Herzin-
suffizienzen, angepaßt werden können.
Unter den erwähnten Vorbehalten werden

Abb. 74 – 78. Das Modell
„Der Luftschlucker"

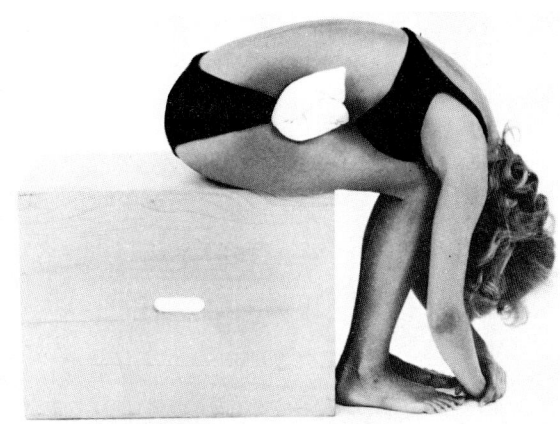

Abb. 74. ESTE „Der Luft-
schlucker", Kompression
des Bauchraumes

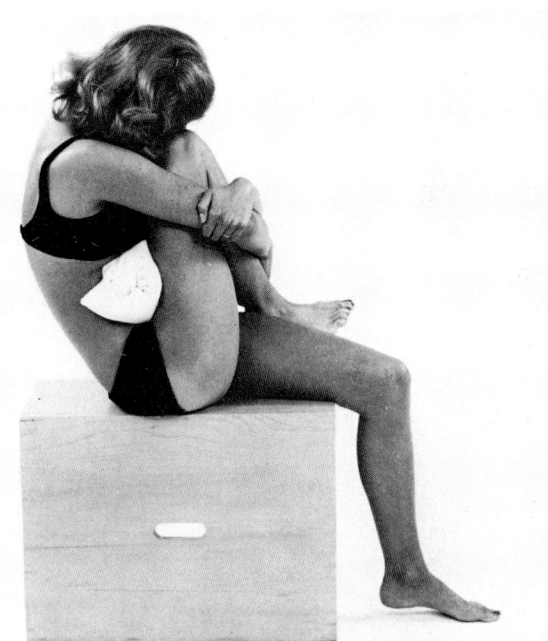

Abb. 75. ESTE „Der Luft-
schlucker", besonders wirksame Kompression des
Unter- und Oberbauches

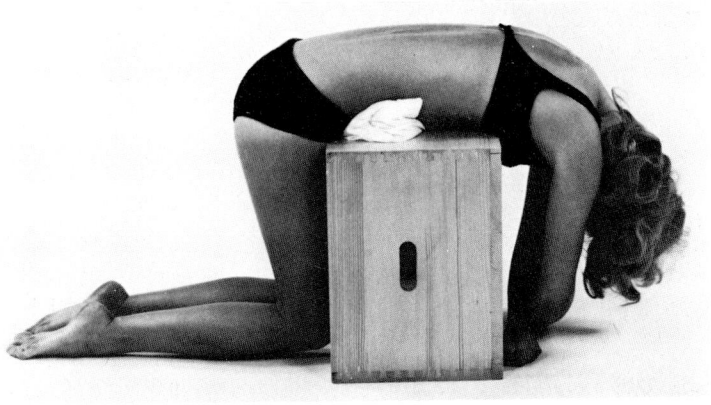

Abb. 76. ESTE „Der Luft-
schlucker", Kompression
des Bauchraumes bei Ein-
schränkung der Hüftflexion

97

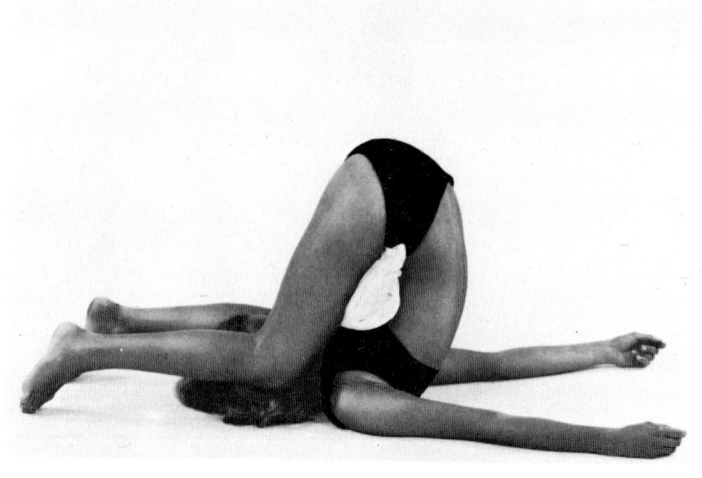

Abb. 77. ESTE „Der Luft-schlucker", sehr wirksame Kompression des Unter- und Oberbauches bei frei beweglichen Wirbel- und Hüftgelenken

wir eine Kompression des Bauchraumes von außen vornehmen, um dann zusätzlich durch vertiefte Einatmung und dem damit verbundenen Senken des Zwerchfells, die Einengung des Bauchraumes zu vervollständigen. Die überschüssige Luft wird mit einiger Geduld und nach Überwindung etwaiger Hemmungen dem Weg des geringsten Widerstandes folgend via Darm nach außen entweichen.

b) Aktivierung des Bewegungsablaufes

1. Planung

Zur Kompression des Bauches von außen benützen wir ein Federkissen oder eine Schaumgummirolle. Die benötigte Kissen-größe hängt von der Dicke des Bauches (kleiner Bauch braucht großes Kissen) und von der Beweglichkeit der Hüftgelenke ab. Das Kissen soll kaudal vom unteren Brust-korbrand bis zu den Leisten reichen. Wir zeigen in den Abbildungen vier verschiedene Möglichkeiten.

Abb. 74: Diese Stellung ist am einfachsten untertags einzunehmen. Die Hüftgelenke sollten aber eine gute FLEX aufweisen, und das Tiefhängen des Kopfes darf nicht kontraindiziert sein.

Abb. 75: Diese Stellung ist besonders günstig und hilft am besten auch für die Entfernung geschluckter Luft aus dem Magen. Sie erfordert allerdings frei bewegliche Hüftgelenke. Sehr günstig ist es auch, den Kopf frei zu tragen. Er sollte dann so eingestellt werden, daß die HWS ihre volle potentielle Beweglichkeit hat, so daß weder Extensoren noch Flexoren

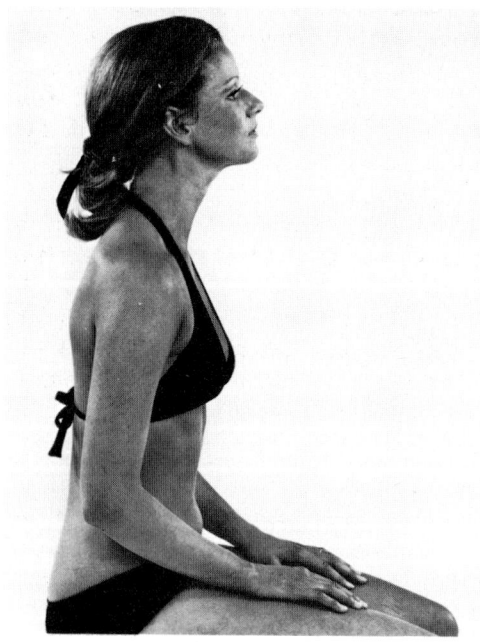

Abb. 78. Bewegungsablauf des „Leerschluckens"

98

noch Lateralflexoren eine gegen die Schwerkraft gerichtete Aktivität benötigen. Die KA Kopf/Brustkorb/Arme/RE Bein sollen im Raum so angeordnet werden, daß sie im Gleichgewicht zum am Boden parkierten LK Bein sind. Auf diese Weise benötigt eine ökonomische Aktivität die relativ geringste Intensität, deren Maximum in den Flexoren der Hände liegt.

Abb. 76: Diese Stellung empfiehlt sich bei Flexionseinschränkung der Hüftgelenke. Statt einer Kiste eignet sich für diese Stellung auch ein normaler Eßtisch. Man braucht dann nicht auf den Boden zu knien und kann auch den Kopf auf der Tischplatte aufstützen.

Abb. 77: Diese Stellung ist bei gut beweglichen und jüngeren Patienten außerordentlich erfolgreich, besonders für die Entfernung der Luft aus dem Darm.

4. Atmung

Wenn eine der vier in der Planung beschriebenen Stellungen eingenommen ist, stellt man zuerst die Ruheatmung ein S. 78, und geht dann zur Belastungsatmung über S. 80. Dabei soll die Atempause auf der Höhe der Einatmung etwas verlängert werden. Das Wahrnehmungssignal ist jetzt ein zunehmender Druck im Bauch, verursacht durch die Kompression durch das Kissen. Dieses Druckgefühl ist erwünscht. Mit dem „Loslassen" der unteren Körperöffnungen können die „Darmwinde" entweichen.

III.1.1.
Funktionsanalyse der ASTE des Modells „Der Luftschlucker"
ETAPPE II = „Das Rülpsen"

b) Position
Am besten sitzend oder stehend.

III.1.2.
Funktionsanalyse des Bewegungsablaufes des „Luftschluckers"

4.5.2. ETAPPE II = „Das Rülpsen"

a) Konzeption

Die normale Art, überschüssige Luft aus dem Magen zu entfernen, ist das „Rülpsen". Gewöhnlich schluckt man beim Essen und Trinken Luft. Das Aufstoßen des Säuglings nach einer Mahlzeit ist ein normales und von der Mutter erwünschtes Verhalten, tritt es nicht ein, wird dieses als pathologisches Zeichen gewertet. Beim Erwachsenen zählt das Rülpsen bei Tisch in unserem Kulturkreis zu den schlechten Manieren, während es in Ostasien für die Männer zum guten Ton gehört und dem natürlichen Bedürfnis entspricht, das unangenehme Völlegefühl im Magen zu mindern.

Bei pathologischen Luftschluckern sind die Ursachen nicht immer eindeutig. Sicher schlucken sie auch außerhalb der Mahlzeiten Luft. Meine Erfahrung im Umgang mit solchen Patienten hat mich gelehrt, daß es vornehmlich zwei Typen von Luftschluckern gibt. Einmal sind es Patienten mit Verdauungsbeschwerden oder solche, die Operationen im Magen-Darm-Bereich hinter sich haben. Viel größer aber ist die Zahl der nervösen Luftschlucker. Hyperaktivität, Ungelassenheit, Unzufriedenheit, psychischer Streß sind häufige Merkmale der pathologischen Luftschlucker. Alle Luftschlucker haben Anzeichen einer funktionellen Fehlatmung, im Sinne einer Preßatmung, die zuerst nur in Streßsituationen auftritt und später zur Gewohnheit wird. Hypothetisch bin ich der Meinung, daß die chronischen Luftschlucker sich in einem habituellen „Ministreßzustand" befinden.

Hinweis. Mag das chronische Luftschlucken ätiologisch zur Symptomatik eines Magenleidens oder zu einer vegetativen Dystonie gehören, therapeutisch muß außer der spezifischen Behandlung immer eine allgemeine Entspannungsgymnastik mit dem Patienten durchgeführt werden.

b) Aktivierung des Bewegungsablaufes

1. Planung

Um geschluckte Luft aus dem Magen zu entfernen, bedient sich der Körper des Rülpsreflexes. Wenn dieser nicht automatisch auftritt, müssen wir versuchen, ihn auszulösen. Soll die Auslösung funktionell herbeigeführt werden, muß der Patient lernen, seine überflüssige Luft herauszuwürgen. Wir beschreiben zwei Möglichkeiten:

„Das Leerschlucken"

Wenn man aus einer Atemmittellage dreimal — ohne Zwischenatmung — leer zu schlucken versucht, wird man feststellen, daß die Schlund- und Bauchmuskulatur dabei ungewöhnlich stark beansprucht wird. Es fehlt der normale Schluckreiz, der durch den Widerstand des Schluckgutes entsteht. Der Patient versucht deshalb, so viel Speichel wie möglich zu Hilfe zu nehmen. Die Beanspruchung bleibt. Sie wird beim zweiten Leerschlucken größer und beim dritten noch größer. Zur Erleichterung läßt man den Patienten mit dem Kopf begleitende FLEX/EXT-Bewegungen ausführen. Eine ähnliche Bewegung kann man bei Tieren beobachten (Abb. 78). Diese ungewöhnlich starken konvulsivischen Kontraktionen der Schlundmuskulatur, unterstützt durch die Kontraktionen der Bauchmuskulatur, lösen unter Umständen das Rülpsen direkt aus oder erleichtern wesentlich die Bereitschaft es zu tun. Durch kräftige Mobilisation der Luft im Magen entweicht diese, dem Wege des geringsten Widerstandes folgend, durch den Mund nach außen. Die Übung des „Leerschluckens" wird vom Patienten rasch gelernt und kann von ihm selbständig bei Bedarf angewendet werden (Abb. 78).

„Das Leerspucken"

Beim *normalen*, automatisch ablaufenden Spucken atmet man zuerst ein, schließt die Glottis, komprimiert mit den exspiratorischen Muskeln die eingeatmete Luft, bis die Glottis gesprengt wird. Das wegzuspuckende Substrat benutzt den beschleunigten Luftstrom als Vehikel.

Beispiel. Eine Gruppe Jugendlicher macht eine Wette, wer wohl Kirschsteine am weitesten wegspucken kann. Abgesehen vom Spieleifer und vorbestehendem Training wird derjenige Sieger sein, der mit Zunge und Mund eine gute, enge Düse formen kann, dazu eine große Vitalkapazität bei gleichzeitigem optimalem Atemgrenzwert besitzt S. 93.

Beim *Leerspucken* atmet man aus der Atemmittellage auf einen Zischlaut „SCH"/„S" mit crescendo (anschwellend) aus (der Mund ist in Pfeifstellung), und hält kurz an. Ohne vorher einzuatmen spuckt man dreimal leer. Man spürt die starke Verkürzung der Bauchmuskulatur und die Anspannung der Glottis. Wegen der fehlenden Luft im Atemraum muß dieser bei der Absicht leer zu spucken durch die Kontraktion der Ausatmungsmuskulatur maximal eingeengt werden. Die im Magen befindliche Luft wird dabei mobilisiert, nimmt den Weg des geringsten Widerstandes und gelangt mit dem „Rülpsen" nach außen.

Diese für den Patienten leicht zu lernende Übung kann stets dann angewendet werden, wenn das unangenehme Völlegefühl im Magen wahrgenommen wird.

Ob „Leerschlucken" oder „Leerspucken" wirksamer ist, wird jeder Patient für sich selbst entscheiden.

Hinweis. Bei der Funktionsanalyse in bezug auf Richtung, Intensität, Atmung, Veränderung der U'fläche, Tempo, zeitliche Koordination und Bewegungskomponenten werden wir im folgenden zusammenfassend vorgehen.

„LEERSCHLUCKEN" aus Atemmittellage wird zuerst im Stehen oder Sitzen versucht. Dreimal ohne Zwischenatmung. Dabei gehen die Lippen in mäßige Pfeifstellung, die Zungenspitze stützt sich leicht an die unteren vorderen Zähne. Der Ansatz einer schnalzenden Zungenbewegung stimuliert den Speichelfluß und erleichtert das Schlucken, das auftaktisch von einer FLEX und beim Schlucken von einer EXT im oberen Kopfgelenk unterstützt wird. Dabei bewegt sich der Distanzpunkt Kinnspitze während der FLEX nach kaudal/dorsal, während der EXT zuerst nach kranial/ventral, dann nach kranial/dorsal, um dann in die Nullstellung zurückzukehren.

Die Intensität dieser begleitenden Bewegungen nimmt bei jedem Schluckakt zu, während das Tempo wegen des wachsenden Widerstandes träger und langsamer wird.

Macht „das „Leerschlucken" Mühe, kann man eine erleichternde ASTE einnehmen, nämlich Sitzen auf einem Stuhl mit Rückenlehne und seitlichen Armstützen. Der Patient lehnt sich so an, daß LWS und untere BWS gestützt sind. Mit den Unterarmen stützt er sich so stark auf, daß er deutlich die Verminderung des Körperdruckes auf der Sitzfläche des Stuhles wahrnimmt, während er gleichzeitig feststellt, daß seine KA Brustkorb und Becken am Schultergürtel hängen. Einleitend reduziert er die Aktivität der Bauch- und Lendenmuskulatur und kann nun, wie oben beschrieben, mit dem Schlucken beginnen.

Nach Beendigung des dritten Schluckaktes werden die Spannung der Bauch- und Schlundmuskeln langsam vermindert und ebenso langsam die Einatmung zugelassen. In diesem Augenblick stellt sich das „Rülpsen" leicht reflektorisch oder willkürlich ein.

„LEERSPUCKEN" aus Atemmittellage beginnt man mit einer intensiven Ausatmung auf einen Zischlaut. Man kann dabei stehen oder sitzen oder die im „LEERSCHLUCKEN" beschriebene ASTE auf einem Stuhl mit Lehne und Armstützen einnehmen. Am Ende der Ausatmung wird dreimal ohne Zwischenatmung leer gespuckt. Es gibt verschiedene Arten wieder einzuatmen. Man wird diejenige wählen, welche dem Patienten am besten gelingt. Wir beschreiben drei Beispiele:

1. Man versucht, bereits in der Ausatmungsstellung nach dem Spucken aufzustoßen, und atmet dann beliebig, aber langsam ein.
2. Man achtet darauf, daß am Ende des Spuckens eine Pause, aber kein Stimmritzenverschluß gemacht wird, und läßt mit dem langsamen Nachlassen der Bauchmuskulatur die Luft durch die Nase einströmen. Am Ende der nicht übertriebenen Einatmung soll das „Rülpsen" erfolgen oder mühelos willkürlich auszulösen sein.
3. Am Ende des Spuckens wird wieder eine Pause gemacht, diesmal jedoch mit Stimmritzenverschluß, den man während der Entspannung der Bauchmuskeln beibehält. Erst dann wird die Stimmritze langsam geöffnet, damit die Einatmungsluft nicht zu schnell hineinströmt. Auch nach dieser Einatmungsform kann sich das „Rülpsen" spontan einstellen oder es gelingt willkürlich ohne Schwierigkeiten.

Alle Patienten können das „Rülpsen" lernen, auch wenn es nicht auf Anhieb gelingt.

III.1.2.
Funktionsanalyse des Bewegungsablaufes des Modells „Der Luftschlucker"

4.5.3. ETAPPE III = „Das Verhindern des Luftschluckens"

a) Konzeption

Luftschlucken ist zur Gewohnheit geworden. Wahrgenommen werden nur die Folgen, nicht das Luftschlucken selbst. Wie soll man sich etwas abgewöhnen, wenn man gar nicht merkt, wie es geschieht. Es gibt ein sicheres Rezept: Man sucht nach einer Aktivität, die die Fehlleistung nicht zuläßt. Es gilt also, nach Aktivitäten zu suchen, die es verunmöglichen, Luft zu schlucken. Gelingt es, den Patienten über einen längeren Zeitraum am Luftschlucken zu hindern, wird er das Fehlverhalten verlernen können.

Merke

Eine Aktivität, bei der man nicht gleichzeitig Luft schlucken kann, ist das Pfeifen, wenn es ohne Unterbrechung sowohl in der Exspirations- als auch in der Inspirationsphase beibehalten wird. Jede andere Tätigkeit läßt sich dabei mühelos ausführen.

Offene Frage

Auf welche Weise, außer beim Essen und Trinken, Luft geschluckt wird, kann nur mit einer *Hypothese* beantwortet werden. Die folgende hypothetische Antwort ist das Ergebnis praktischer, jahrelanger Erfahrung im Umgang mit Patienten.

Hypothetische Antwort

Das Luftschlucken beruht auf einer Fehlatmung. Am Ende einer in der Initialphase zu hastigen *Einatmung* blockiert ein Stimmritzenverschluß die Luft im Atemraum. Reflektorisch erschlafft dadurch die inspiratorische Muskulatur, weil das abgeschlossene Luftpolster ihre Aktivität überflüssig macht. Normalerweise sollte die inspiratorische Muskulatur den Thorax weit halten. damit die eingeatmete Luft nicht gleich entweicht. Die Atempause auf der Höhe der Einatmung ist für den Gasaustausch besonders wichtig. Bei der oben beschriebenen Form von Fehlatmung aber kann Luft leicht in den Magen gelangen. Für die *Ausatmung* muß nun die Stimmritze wieder geöffnet werden. Weil die Luft im Atemraum gestaut und die inspiratorische Muskulatur nicht für ihre exzentrische Bremsaktivität bereit ist, erfolgt die Stimmritzenöffnung explosiv, besonders dann, wenn die Brustwirbelsäule ihre Stabilisation verloren hat, was meistens der Fall ist. Die Luft entweicht initial zu schnell und in zu großer Menge, während in der Endphase nicht genügend Luft ausgeatmet werden kann. Die Regulation der Ausatmungsluft obliegt dann fast ausschließlich den Stimmbändern.

Vorschlag. Ein Experiment, das man selber an sich durchführen sollte und zu dem man interessierte Patienten ohne weiteres erziehen kann, beruht darauf, daß man bei offener Stimmritze willkürlich die inspiratori-schen Bewegungen ausführt, also das Zwerchfell kräftig senkt und simultan die Rippen hebt und spreizt. Dann kann man spüren, wie die Luft eingesogen wird. Schließt man während dieses Bewegungsvorganges die Stimmritze und öffnet sie wieder, dann schießt die verhinderte Luft inspiratorisch ein. Nun kommt die Gegenbewegung, indem man bei in EXT stabilisierter BWS und offener Stimmritze langsam die inspiratorische Muskulatur entspannt, dann allmählich die Rippen maximal senkt, den epigastrischen Winkel verkleinert und die Bauchdecken physiologisch verkürzt S. 7. Man kann deutlich wahrnehmen, wie die Luft entweicht. Schließt man während dieses Bewegungsvorganges die Stimmritze, so spürt man die Drucksteigerung hinter den Stimmbändern. (Hat der Patient Schwierigkeiten, die Stimmritze willkürlich zu schließen, braucht er sich nur vorzustellen, daß er räuspern möchte.) Beim Wieder-Öffnen der Stimmritze entweicht die Luft plötzlich und hustenartig.

Ein weiteres Experiment, das die Wahrnehmung dieser Vorgänge erleichtert, besteht darin, daß man sich durch eine Kreislaufbelastung etwas außer Atem bringt und, anstatt die Atemfrequenz zu erhöhen, das Zwerchfell tief und den Thorax weit stellt (wie im ersten Experiment bereits beschrieben wurde) und bei offener Stimmritze eine lange Atempause einlegt. Diesen Vorgang kann man beliebig oft wiederholen.

b) Aktivierung des Bewegungsablaufes

1. Planung

„Das Verhindern des Luftschluckens" wollen wir durch *exspiratorisches* und *inspiratorisches* Pfeifen, als Begleitung zu einer anderen Tätigkeit, bewerkstelligen. Als melodisch rhythmische Grundlage benützen wir dem Patienten gut bekannte und vertraute Melodien, wie z. B. „Alle Vögel sind schon da." — „Ich hatt' einen Kameraden." — „O du fröhliche, O du seelige" usw.

Das exspiratorische Pfeifen bietet wenig Probleme. Es soll leise, gut rhythmisch und sparsam in bezug auf Luftmenge gepfiffen werden.

Das inspiratorische Pfeifen ist ein saugendes Pfeifen und macht anfänglich mehr Mühe, besonders bei Patienten, die eine Fehlatmung haben, da die inspiratorischen Geschicklichkeitsbewegungen der Atemmuskulatur untrainiert sind, während durch das Sprechen allein schon die exspiratorische Geschicklichkeit ständiger Übung unterliegt. Ein Trinkröhrchen ist ein gutes Hilfsmittel, wenn dabei Schwierigkeiten auftreten. Anfänglich wird man beobachten können, daß die Patienten wohl exspiratorisch pfeifen, dann aber inspiratorisch nach Luft schnappen. Es soll ununterbrochen die Melodie reproduziert werden, ohne Zwischenatmung und ohne Verzögerung beim Übergang vom inspiratorischen zum exspiratorischen Pfeifen. Dabei kann sich der Patient insofern selbst kontrollieren, als er erstens nicht außer Atem kommen darf, zweitens nicht hyperventilieren soll. Tritt beim Pfeifen ein Unbehagen auf, so wird pausiert und in Atemmittellage abgewartet, bis das körperliche Signal „bitte Luft" wahrgenommen wird. Andererseits muß der Therapeut beobachten, ob der Patient zuviel über und/oder unter der Atemmittellage pfeift.

Merke

Bei allen Übungen des funktionellen Atemtrainings, eingeschlossen die Übungen gegen das Luftschlucken, muß mit der Möglichkeit der Hyperventilation gerechnet werden, schon darum, weil die Übungen ohne spezielle Belastung des Kreislaufes vonstatten gehen. Darum schiebe man immer genügend Atempausen ein, nötigenfalls indem man dem Patienten Mund und Nase zuhält.

Das Pfeifen zur Verhinderung des Luftschluckens kann beliebig lange und als Begleitung zu vielen Tätigkeiten angewandt werden.

5. Funktionelles Training statisch bedingter lumbaler/thorakaler/zervikaler Syndrome

Definition

Das funktionelle Training statisch bedingter lumbaler/thorakaler/zervikaler Syndrome ist der Versuch, diese Irritationen im Bereich der Wirbelsäule als Folge von Fehlbelastungen durch die Normalisierung der Haltung zu beseitigen.

Merke

Die erwähnten Irritationen können
1. motorischer, sensibler, zirkulatorischer oder trophischer Art sein;
2. den Plexus cervicalis, den Plexus brachialis, die Nn. thoracii, den Plexus lumbosacralis oder den Plexus pudendalis betreffen.

Die erwähnten Irritationen können durch funktionelles Training behandelt werden, gleichgültig ob es sich um *statische Fehlbelastungen* bei normalen oder pathologischen Wirbelsäulenformen oder bei anderen krankhaften Veränderungen im Bereich der WS handelt, wie z. B. Diskopathien, Osteoporose usw.

Richtlinien für das funktionelle Training statisch bedingter lumbaler/thorakaler/zervikaler Syndrome

1. Ein funktionelles Wirbelsäulentraining sollte als „hubfreie" oder „hubarme" Mobilisation beginnen. Nur so erzielt man die in allen ökonomischen Gleichgewichtsreaktionen erforderlichen feinen Verformungen der Wirbelsäule. Diese Feinbewegungen entstehen durch die Aktivität der autochthonen Rückenmuskulatur. Sie zu stimulieren ist auch dann therapeutisch notwendig, wenn die Feinbewegungen der WS verloren gegangen sind.

2. Kriterien der „hubfreien" Mobilisation der Wirbelsäule
   a) Die KA Becken/Brustkorb/Kopf sollen, wenn immer möglich, in der KLA eingeordnet sein. Die Schaltstellen der Bewegung befinden sich dann annähernd in einer Nullstellung.
   b) Die übrigen Gelenke des Körpers sollen Stellungen einnehmen, die nach allen Richtungen Bewegungstoleranzen haben.
   c) Die Gewichte aller KA sollen entweder so gelagert oder so angeordnet sein, daß sie nicht an anderen KA hängen und an der Wirbelsäule wuchten können. Ein solches Wuchten würde die Feinbewegungen vergröbern und der Abnützung der passiven Strukturen Vorschub leisten.
   d) Die Bewegungsachsen der zu mobilisierenden Bewegungsausschläge müssen vertikal stehen. Dann bringt die hubfreie Mobilisation eine alternierende, isotonisch konzentrische Aktivität der jeweiligen Primärbeweger hervor [→ S. 28, 30 u. 36, 2 b]. Diese relativ einfache Art der Muskelarbeit wird angestrebt.

3. Ausgangsstellungen der „hubfreien" Mobilisation der WS
   a) Zur „hubfreien" Mobilisation um die FLEX/EXT-Achsen der Wirbelsäule liegt der Patient auf der rechten oder linken Seite, damit die FLEX/EXT-Achsen

der WS vertikal stehen. Der Kopf, das obere Bein und der obere Arm sind so gelagert, daß ihre Gewichte nicht am Rumpf hängen (Abb. 112) S. 132.

b) Zur „hubfreien" Mobilisation um die LATFLEX-Achsen der Wirbelsäule liegt der Patient auf dem Rücken. Die ebenfalls mögliche Bauchlage hat den Nachteil, daß die Hüftgelenke in der EXT-Endstellung sind, und daß die Lagerung der KA Kopf und Arme mühsam ist. In Rückenlage stehen die LATFLEX-Achsen der WS vertikal. Die KA Kopf/Arme/Beine sind so gelagert, daß ihre Gewichte nicht am Rumpf hängen (Abb. 109).

c) Zur „hubfreien" Mobilisation um die ROT-Achsen der Wirbelsäule sitzt oder steht der Patient aufrecht, damit die ROT-Achse der WS vertikal steht. Im Sitzen sind die Beine in leichter Grätsche am Boden geparkt [→ S. 54]. Im Stehen, in leichter Grätsche und wenig flektierten Knie- und Hüftgelenken ist eine funktionelle Beinachsenbelastung von großer Wichtigkeit [→ S. 55] (Abb. 91 u. 100).

4. Kriterien der „hubarmen" Mobilisation der Wirbelsäule
a) Die KA Becken/Brustkorb/Kopf sollen, wenn immer möglich, in der KLA eingeordnet sein. Die Schaltstellen der Bewegung befinden sich dann annähernd in einer Nullstellung.
b) Die übrigen Gelenke des Körpers sollen Stellungen einnehmen, die nach allen Richtungen Bewegungstoleranzen haben.
c) Die Gewichte aller KA müssen so gelagert oder räumlich so angeordnet sein, daß am Körper hängende Gewichte unter Kontrolle gehalten werden, damit sie nicht an der Wirbelsäule wuchten, sondern im Dienste der Feinbewegungen stehen.
d) Die Bewegungsachsen der zu mobilisierenden Bewegungsausschläge können, in bezug auf die Einwirkungsrichtung der Schwerkraft, vertikal, horizontal oder schräg stehen, aber die KA Becken/

Brustkorb/Kopf müssen in der KLA eingeordnet bleiben. Eine Ausnahme dieser Regel ist die Massen-EXT/FLEX-Übung der Wirbelsäule S. 173.

---

5. Merke

„Hubfreie" und „hubarme" Mobilisationen der Wirbelsäule verlangen ein MINIMUM an Kraft und ein MAXIMUM an differenzierter Koordination im Sinne von Gleichgewichtsreaktionen und begrenzenden AW (aktiven Widerlagerungen) [→ S. 43].

---

6. Da die Wirbelsäule funktionell ein in sich antagonistisches System ist, können die drei Wirbelsäulenabschnitte LWS, BWS und HWS nicht voneinander getrennt behandelt werden. Wenn einer dieser Wirbelsäulenabschnitte gut „hubfrei" oder „hubarm" mobilisiert wird, geschieht im angrenzenden Abschnitt jeweils die AW, die im Tempo der alternierenden Bewegung jeden Bewegungsausschlag begrenzt. Der Bereich der angestrebten Mobilisation muß definiert werden, damit man gewünschte WB [→ S. 40] von AWM [→ S. 44] unterscheiden kann.

Beispiel. Funktionelles Ziel: „Hubfreie" Mobilisation der LWS in LATFLEX.
ASTE: Rückenlage, KA Kopf/Beine und Arme gut gelagert.
Bewegter Hebelarm: Verbindungslinie der Spinae (KA Becken).
Bewegungsebene: Frontalebene durch die beiden Spinae.
Distanzpunkte: RE/LK Spina, während sich die eine Spina nach kranial/medial bewegt, geht die andere nach kaudal/medial.
WB: Kaudal in den Hüftgelenken im Sinne der ABD und ADD.
AW: In der BWS, die LATFLEX der LWS begrenzend. Würde die AW nicht

stattfinden und die LATFLEX auf die BWS weiterlaufend übergreifen, wäre die Mobilisation der LWS geringer.

7. *Hypothese.* Bei statischen Veränderungen der physiologischen Krümmungen der Wirbelsäule erzeugt deren Zunahme Steifigkeit, deren Abnahme Unstabilität. Beides verursacht Störungen im Muskeltonus und in den Gleichgewichtsreaktionen im Sinne der APW (aktivierten passiven Widerlagerung) [→ S. 43 u. 44].

8. Wenn Abweichungen von der normalen Haltung lumbale, thorakale, zervikale oder gemischte Syndrome zur Folge haben, oder solche anderer Genese verstärken, muß die funktionelle Bewegungstherapie eine ökonomische Statik anstreben.

Beispiel. Steife Segmente der Wirbelsäule verunmöglichen, je nach Lokalisation, unter Umständen eine normale Statik und sind die Ursache für einen Dauerfehltonus der Muskulatur, hervorgerufen durch den Zwang zu unökonomischen Gleichgewichtsreaktionen.
Eine fixierte + + Krümmung der oberen BWS zwingt das Gewicht des KA Kopf vor die mittlere Frontalebene [→ S. 9] und ruft einen Hypertonus der zervikalen und der den Schultergürtel retrahierenden Muskulatur hervor.
Die erste Aufgabe der Bewegungstherapie liegt in der Mobilisation reversibler Steifigkeiten der Wirbelsäule, selbstverständlich nach Abklingen akuter Schmerzzustände. Die „Hubfreie Mobilisation" ist die problemloseste Form einer Bewegungstherapie der Wirbelsäule.

9. Solange die normale Statik nicht erreicht werden kann, muß der Patient ein ganzes Repertoire von Entlastungsmechanismen kennenlernen, um mit ihrer Hilfe seine Beschwerden auf das mögliche Minimum zu reduzieren und, vor allem, unabhängig von fremder Hilfe zu sein.

10. *Hypothese.* Die Wirbelsäule findet ihr eigenes Gleichgewicht am besten, wenn sich die unmittelbar mit ihr verbundenen Gewichte der KA Becken/Brustkorb/Kopf gleichsam neutralisieren. Das heißt z. B.:

a) beim „Hohlrundrücken" muß das Gewicht des KA Brustkorb in bezug auf die KA Becken und Kopf nach vorne gebracht werden;

b) beim „totalen Flachrücken" [→ S. 111] muß das Gewicht des KA Brustkorb in bezug auf die KA Becken und Kopf nach hinten gebracht werden.

11. Da die Bewegungsachsen bei der „hubarmen Mobilisation" nicht mehr vertikal stehen, erfordern die kleinen Hin- und Herbewegungen andere muskuläre Aktivitäten, als bei der „hubfreien Mobilisation". Ausgehend von der Definition der Primärbewegung [→ S. 42] kommen wir zur folgenden Unterscheidung: (a) Bei der „hubfreien Mobilisation" wechselt bei jedem Bewegungsausschlag auch die Muskelgruppe, die die Primärbewegung ausführt, (b) bei der „hubarmen Mobilisation" arbeitet immer dieselbe Muskelgruppe, mit dem Unterschied, daß sie das eine Mal isotonisch konzentrisch, das andere Mal isotonisch exzentrisch Gewicht in die Bewegungsrichtung bringt.
Es gibt zwei Varianten dieser alternierenden konzentrischen/exzentrischen Aktivität der Primärbeweger:

1. Der Muskel bewegt einen freien Hebelarm und arbeitet wie ein Kran, isotonisch konzentrisch, echten Hub leistend und isotonisch exzentrisch, negativen Hub leistend oder Gewicht hebend und Gewicht herunterlassend [→ S. 30].

2. Der Muskel arbeitet als Verspanner eines Brückenbogens. Dazu braucht es zwei Abstützpunkte des Körpers auf der U'fläche als „Brückenpfeiler". Das eine Mal arbeitet der Muskel isotonisch konzentrisch und wölbt den Brückenbogen hoch, das andere Mal arbeitet er isotonisch exzentrisch und läßt den Brückenbogen sich abflachen [→ S. 35].

12. Nach der „hubfreien und/oder hubarmen Mobilisation der Wirbelsäule" und der Instruktion notwendiger Entlastungsmechanismen kann das Training größerer Belastung für die Wirbelsäule beginnen. Ob nun Frösche, Vierfüßler, Drehübungen, Ballgymnastik, Gebrauchsbewegung oder Gangschule gewählt wird, entscheidet der Therapeut in Zusammenhang mit dem definierten funktionellen Problem und der Belastbarkeit des Patienten.

5.1. Das Modell „Hubfreie Mobilisation der Wirbelsäule" (Abb. 79 – 99)

Merke

Das Modell „Hubfreie Mobilisation der Wirbelsäule" ist ein Training der Feinbewegungen und Feinverformungen der Wirbelsäule. Es betont die Aktivierung der genuinen Rückenmuskulatur und eignet sich für alle Patienten, ausgenommen solche mit akuten Schmerzzuständen im Bereich der Wirbelsäule.

DISPOSITION

Analyse und Rezept

I.

Name des Modells: „Hubfreie Mobilisation der Wirbelsäule"

II.

● **Lernziel**

II.1.
Die Wirbelgelenke und die Wirbelkörper-Bandscheiben-Verbindungen der ganzen Wirbelsäule frei bewegen können.

II.2.
Die trophische Bedingung der knöchernen, ligamentären, knorpeligen, muskulären, ner-

valen und serösen Strukturen im Bereich der Wirbelsäule durch die Aktivierung der genuinen Rückenmuskulatur günstig beeinflussen können.

III.

▶ **Lernweg der Übung** „Hubfreie Mobilisation der Wirbelsäule"

III.1.
Funktionsanalyse des Modells in „Therapeutensprache"

III.1.1.
Funktionsanalyse der ASTE der „Hubfreien Mobilisation der WS"

a) Konzeption

Die Bewegungsachsen der drei Bewegungskomponentenpaare [→ S. 18] LATFLEX, RE/LK KONKAV — FLEX/EXT — +ROT/–ROT müssen jeweils vertikal stehen. Deshalb brauchen wir bei einer „hubfreien Mobilisation der WS" für jedes Bewegungskomponentenpaar eine eigene ASTE und eine eigene Lagerung der KA Beine/Arme/Kopf.

b) Position

KA Becken/Brustkorb/Kopf sollen in die KLA eingeordnet sein. Das gilt für alle drei ASTE. Die Positionen unterscheiden sich folgendermaßen:
ASTE I — für die „Hubfreie Mobilisation der WS" in LATFLEX (Abb. 79):
Rückenlage.
KA Beine/Arme/Kopf werden so gelagert, daß sich die Wirbelsäulenabschnitte LWS/BWS/HWS annähernd in der Nullstellung befinden.
ASTE II — für die „Hubfreie Mobilisation der WS" in FLEX/EXT (Abb. 86):
Seitenlage, vorzugsweise auf RE. Bei Schmerzen schaut die betroffene Seite nach oben.
KA Beine/Arme/Kopf werden so gelagert, daß sich die Wirbelsäulenabschnitte LWS/

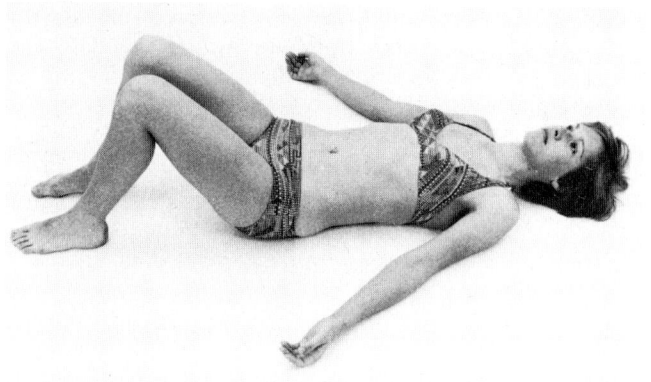

Abb. 79–99. Das Modell „Hubfreie Mobilisation der WS"

Abb. 79. ASTE I „Hubfreie Mobilisation der WS in LATFLEX", Bewegungstoleranz in EXT für die Hüftgelenke, FLEX für die LWS

BWS/HWS annähernd in der Nullstellung befinden.
ASTE III — für die „Hubfreie Mobilisation der WS" in +ROT/ –ROT (Abb. 91):
Sitz auf Hocker oder Kiste.
KLA vertikal.
KA Beine, Abstand Hüftgelenke/Boden ~
≧Abstand Kniegelenke/Boden — Bequeme

Grätsche — Abstand RE/LK Knie=Abstand RE/LK Fuß — O'schenkel-LA und Fuß-LA der gleichen Seite befinden sich in derselben vertikalen Ebene.
KA Arme, auf dem Brustkorb geparkt und mittels der gekreuzten Hände an der Incisura jugularis des Brustbeines leicht aufgehängt.

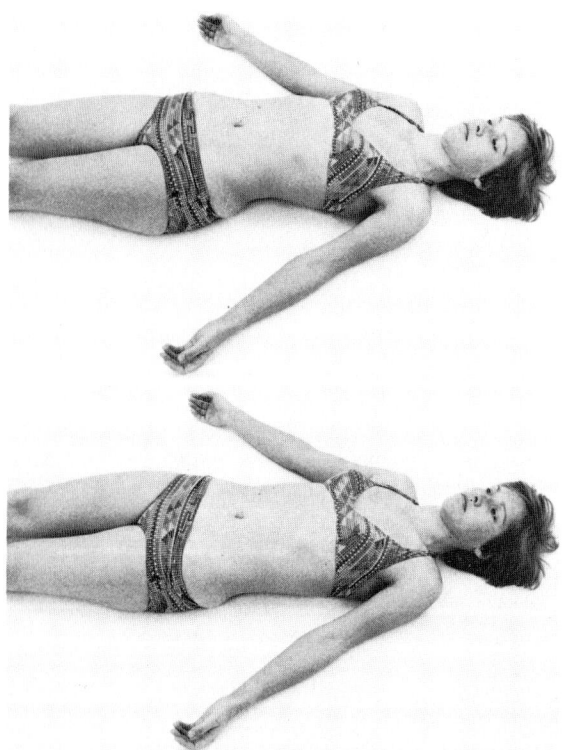

Abb. 80. „Hubfreie Mobilisation der LWS in LATFLEX", LK/konkav, Hüftgelenke ABD/RE, ADD/LK

Abb. 81. „Hubfreie Mobilisation der LWS in LATFLEX", RE/konkav, Hüftgelenke ADD/RE, ABD/LK

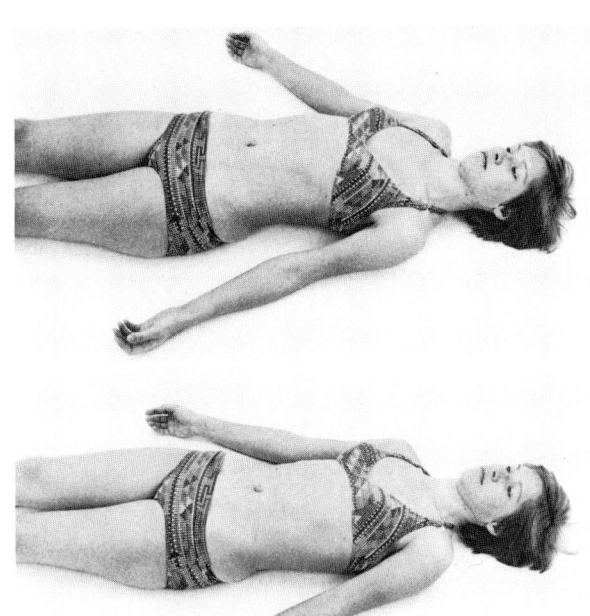

Abb. 82. „Hubfreie Mobilisation der BWS/HWS in LATFLEX", BWS LK/konkav, HWS RE/konkav

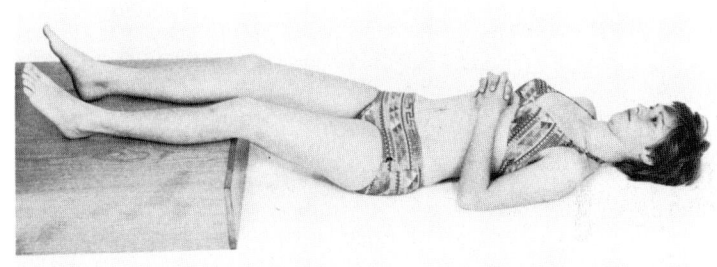

Abb. 83. „Hubfreie Mobilisation der BWS/HWS in LATFLEX", BWS RE/konkav, HWS LK/konkav

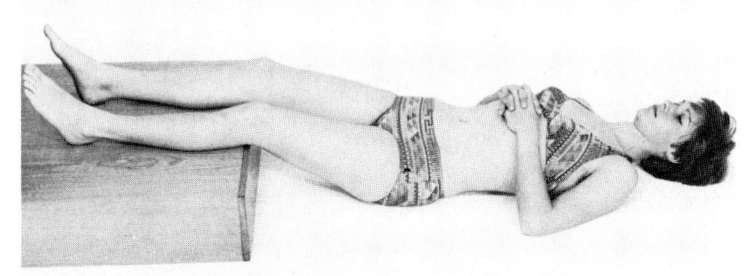

Abb. 84. „Hubfreie Mobilisation der BWS/HWS in LATFLEX", BWS LK/konkav, HWS RE/konkav, Bewegungstoleranz in EXT für die Hüftgelenke, in FLEX für die LWS

Abb. 85. „Hubfreie Mobilisation der BWS/HWS in LATFLEX", BWS RE/konkav, HWS LK/konkav, Bewegungstoleranz in EXT für die Hüftgelenke, in FLEX für die LWS

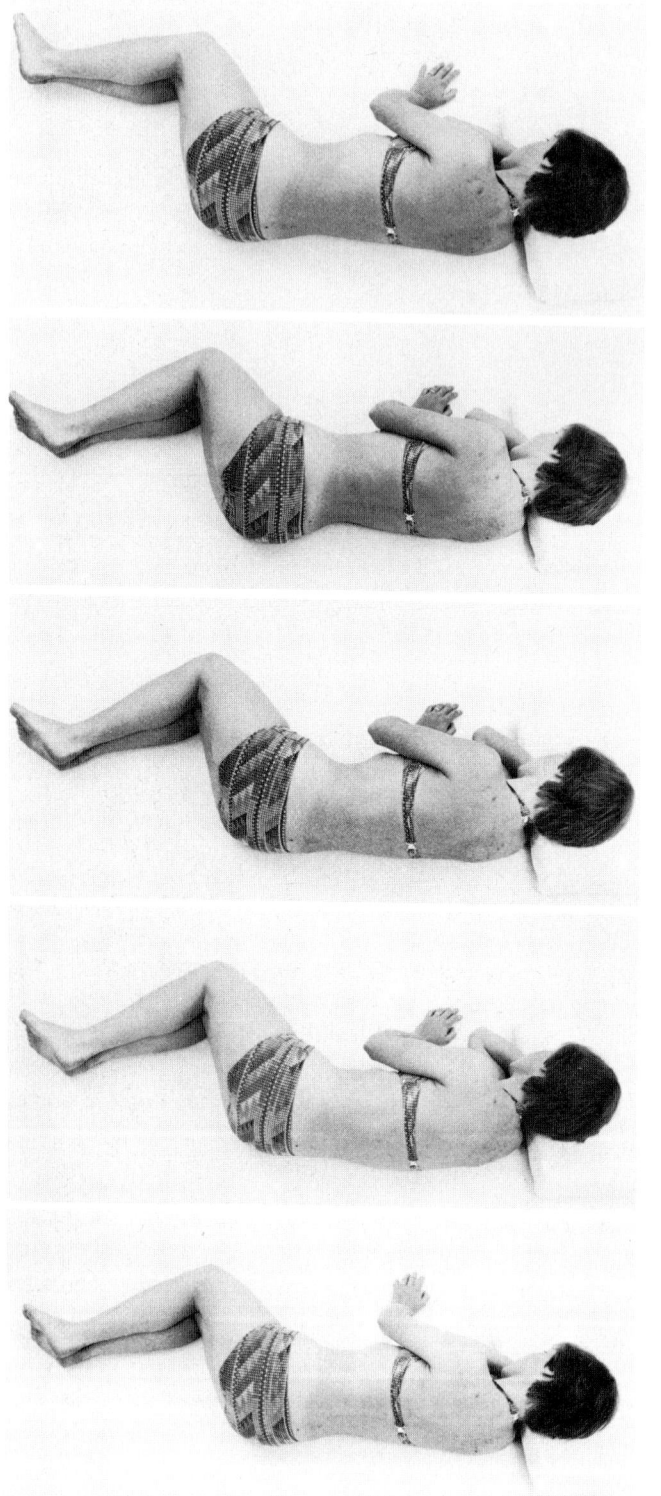

Abb. 86. ASTE „Hubfreie Mobilisation der WS in FLEX/EXT"

Abb. 87. „Hubfreie Mobilisation der LWS in FLEX/EXT", LWS-EXT, Hüftgelenke/FLEX

Abb. 88. „Hubfreie Mobilisation der LWS in FLEX/EXT", LWS-FLEX, Hüftgelenke/EXT

Abb. 89. „Hubfreie Mobilisation der BWS/HWS in FLEX/EXT", BWS-FLEX, HWS-EXT

Abb. 90. „Hubfreie Mobilisation der BWS/HWS in FLEX/EXT", BWS-EXT, HWS-FLEX

110

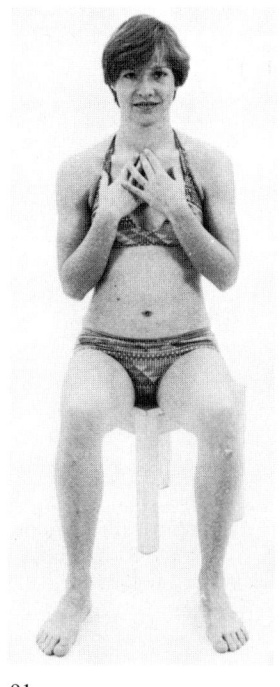

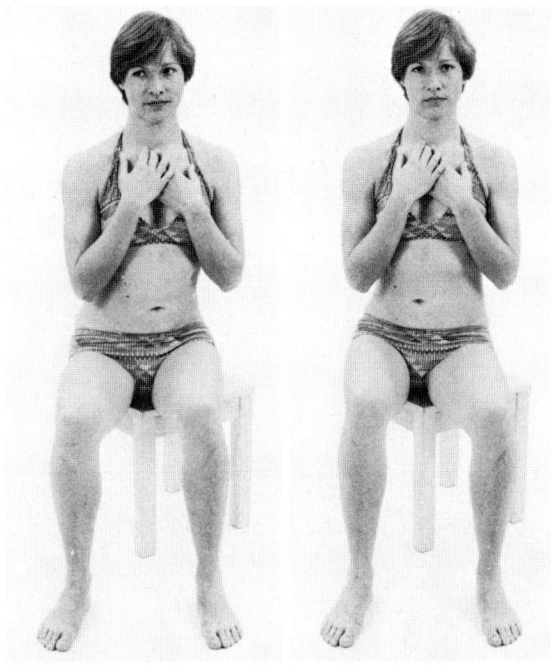

91 92 93

Abb. 91. ASTE „Hubfreie Mobilisation der WS in ROT", sitzend

Abb. 92. „Hubfreie Mobilisation der BWS in ROT", –ROT/Becken, Hüftgelenke RE/HORIZONTALABD, LK/ HORIZONTALADD

Abb. 93. „Hubfreie Mobilisation der BWS in ROT", +ROT/Becken, Hüftgelenke RE/HORIZONTALADD, LK/ HORIZONTALABD

Abb. 94. „Hubfreie Mobilisation der BWS/HWS in ROT", BWS –ROT/Thorax, HWS +ROT

Abb. 95. „Hubfreie Mobilisation der BWS/HWS in ROT", BWS +ROT/Thorax, HWS –ROT

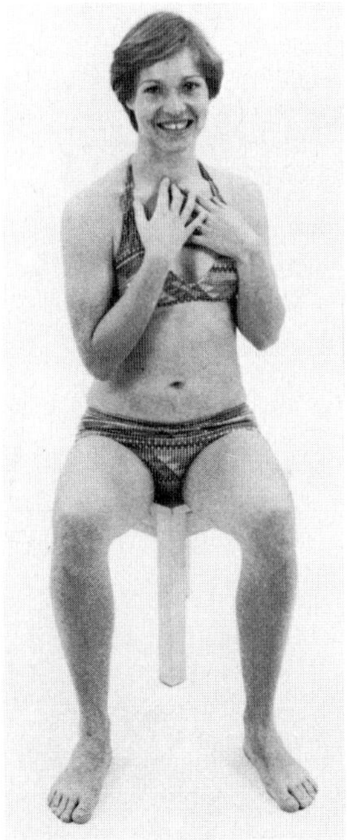

94 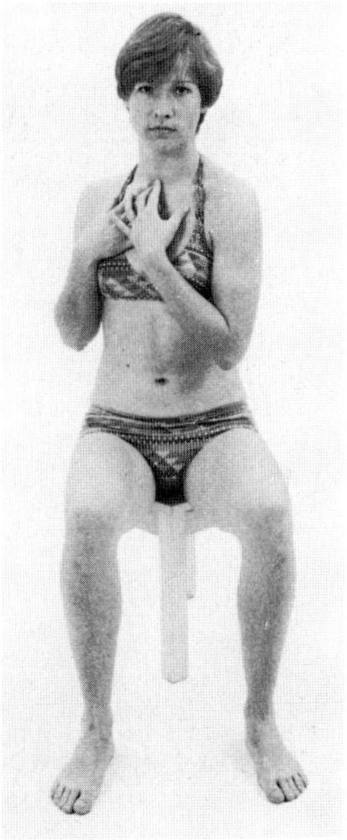 95

111

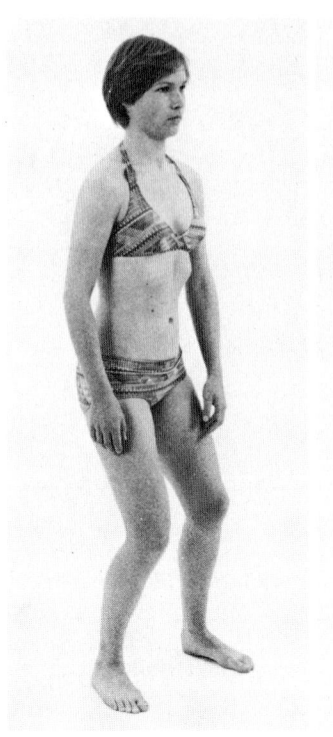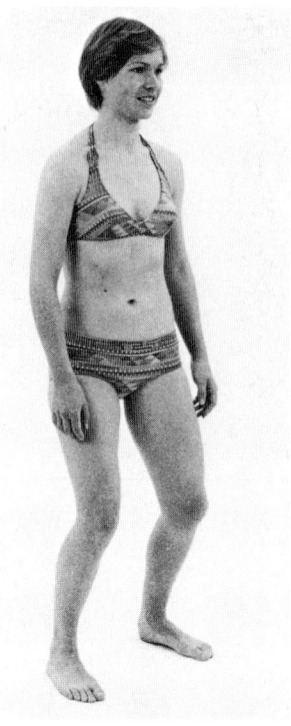

96   97

Abb. 96. „Hubfreie Mobilisation der BWS in ROT", stehend, –ROT/Becken, Hüftgelenke RE/AR, LK/IR

Abb. 97. „Hubfreie Mobilisation der BWS in ROT", stehend, +ROT/Becken, Hüftgelenke RE/IR, LK/AR

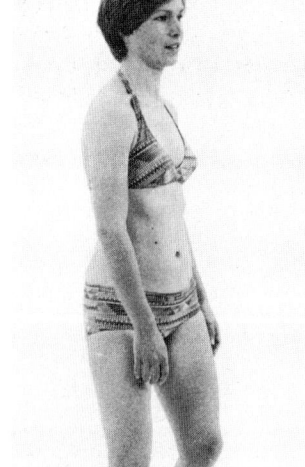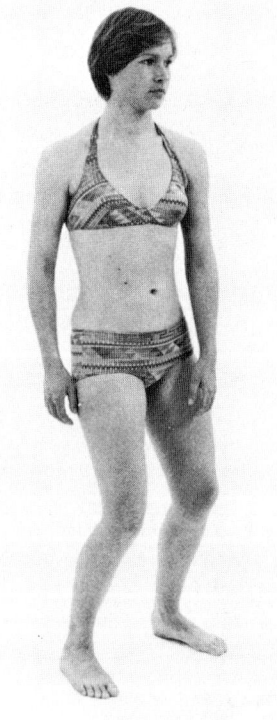

Abb. 98. „Hubfreie Mobilisation der BWS/HWS in ROT", stehend, BWS –ROT/Thorax, HWS +ROT

Abb. 99. „Hubfreie Mobilisation der BWS/HWS in ROT", stehend, BWS +ROT/Thorax, HWS –ROT

98   99

112

c) Aktivierung der ASTE

1. Planung

Die exakte vertikale Einstellung der Bewegungsachsen soll die isotonisch konzentrische Arbeit der Primärbeweger, der genuinen Rückenmuskulatur, erleichtern.

4. Atmung

Physiologische Ruheatmung.

8. Bewegungskomponenten

In allen drei ASTE achten wir darauf, daß die an die KA Becken/Brustkorb/Kopf angrenzenden KA Beine/Arme in allen Schaltstellen genügend Beweglichkeitsreserven haben, um die „Hubfreie Mobilisation der WS" nicht zu beeinträchtigen. Die WS befindet sich annähernd in der Nullstellung.

III.1.2.
Funktionsanalyse des Bewegungsablaufes der „Hubfreien Mobilisation der Wirbelsäule"

a) Konzeption

Um mit Hilfe der „Hubfreien Mobilisation der WS" Feinbewegungen und Feinverformungen der Wirbelsäule durch die betonte Aktivität der genuinen Rückenmuskulatur zu erreichen, muß man folgendes bedenken: Weder die Minibewegungsausschläge der Wirbel gegeneinander noch die Aktivität der genuinen Rückenmuskulatur können als solche wahrgenommen werden. Dank der Fähigkeit, sich am eigenen Körper zu orientieren [→ S. 3 u. 58], können wir dem Patienten wahrnehmbare Signale anbieten, die es ihm ermöglichen, die angestrebten Bewegungen zu realisieren und zu kontrollieren; außerdem bewirkt die Aktivierung der genuinen Rückenmuskulatur nach einer bestimmten Dauer und einem bestimmten Tempo des Übungsablaufes ein deutliches lokales Wärmegefühl als Nachwirkung.

b) Aktivierung des Bewegungsablaufes

1. Planung

Wir unterscheiden:
„Hubfreie Mobilisation der WS in LATFLEX" aus ASTE I, „Hubfreie Mobilisation der WS in FLEX/EXT" aus ASTE II, „Hubfreie Mobilisation der WS in +ROT/ –ROT" aus ASTE III.
Für alle drei Bewegungsabläufe gilt das Folgende:
Man bestimmt einen Hebelarm-Zeiger oder Distanzpunkt [→ S. 19 u. 21], der sich bewegt und die „hubfreie Mobilisation" in Gang bringt, einen anderen Hebelarm-Zeiger oder Distanzpunkt, der steht, die „hubfreie Mobilisation" begrenzt und auf einen bestimmten Wirbelsäulenabschnitt beschränkt, also aktiv widerlagert [→ S. 43].

2. Richtung (Tabelle 1 u. 2)

Tabelle 1. Bewegte und stehende Zeiger (Hebelarme) bei der „Hubfreien Mobilisation der WS"

	für LWS + Hüftgelenke	für BWS + HWS
bewegter Zeiger	Verbindungslinie der RE/LK Spina am Becken	Frontotransversaler Thorax-ϕ
stehender Zeiger	1. Frontotransversaler Thorax-ϕ 2. Verbindungslinie der Ohrläppchen	1. Verbindungslinie der RE/LK Spina am Becken 2. Verbindungslinie der Ohrläppchen

Tabelle 2. Räumliche Lage der Bewegungsachsen und Bewegungsebenen. Lage der Bewegungsachsen und Ebenen in bezug auf den Körper, Bewegungsrichtung der Distanzpunkte in bezug auf den Körper bei der „Hubfreien Mobilisation der WS"

	LATFLEX	FLEX/EXT	+ROT/ – ROT
Räumliche Lage der Bewegungsachsen: Bewegungsebenen:	vertikal horizontal	vertikal horizontal	vertikal horizontal
Körperliche Lage der Bewegungsachsen: Bewegungsebenen:	sagittotransversal frontal	frontotransversal sagittal	frontosagittal transversal
Bewegungsrichtungen der Distanzpunkte: RE/LK Spina	kaudal/medial kranial/medial	kranial/dorsal kaudal/ventral	ventral/medial dorsal/lateral
RE/LK Ferse	kaudal/kranial	steht	steht
Symphyse	RE/LK lateral/kranial	kranial/ventral kaudal/dorsal	RE/LK lateral/dorsal
Spitze des Schwanzbeines	RE/LK lateral/kranial	kaudal/ventral kranial/dorsal	RE/LK lateral/ventral
C7	RE/LK lateral/kaudal	kaudal/ventral kranial/dorsal	steht
Incisura jugularis [a]	RE/LK lateral/kaudal	kaudal/ventral kranial/dorsal	RE/LK, lateral/dorsal
RE/LK Schnittpunkt des frontotransversalen Thorax-ϕ mit der Brustwand	kaudal/medial kranial/medial	kaudal/ventral kranial/dorsal	ventral/medial dorsal/medial
ASTE	Rückenlage	Seitenlage	aufrechte Haltung

[a] **Hinweis.** Wenn wir die Incisura jugularis als Distanzpunkt für die FLEX/EXT der BWS verwenden, so vernachlässigen wir bewußt die Rippenbewegungen.

3. Intensität

Die „Hubfreie Mobilisation der WS" ist durch ein Minimum an Kraftaufwand gekennzeichnet. (Gerade so viel Intensität, daß die Mobilisation mühelos zustande kommt.)

Selbstverständlich kann man zu Übungszwecken die Intensität beliebig steigern, aber immer erst nachdem die Feinbewegung der Wirbelsäule in bezug auf Lokalisation und Bewegungsqualität richtig in Gang gebracht worden ist.

4. Atmung

Physiologische Ruheatmung oder inspiratorisches und exspiratorisches Pfeifen.

6. Tempo

Das Idealtempo entspricht dem optimalen Gangtempo (120 Schritte/Min.) [→ S. 145]. Besonders wichtig ist hier das Gleichmaß. Die „Hubfreien Mobilisationen der WS" sollen wie ein Perpetuum mobile ruhig, gleichmäßig und leicht dahinfließen. Wenn die Intensität gesteigert wird, ist es ratsam, das Tempo zu vermindern.

8. Bewegungskomponenten

Bei der „Hubfreien Mobilisation der WS in LATFLEX" unterscheiden wir:
1. Bewegter   Hebelarm = Verbindungslinie der Spinae. Der Distanzpunkt RE Spina geht nach kranial/medial, der Distanzpunkt LK Spina geht nach kaudal/medial.
Die LWS macht eine RE konkave LAT-FLEX, die durch die linksseitige Rumpfmuskulatur begrenzt oder aktiv widerlagert wird [→ S. 43].
Das RE Hüftgelenk geht in ADD, das LK Hüftgelenk in ABD im Sinne einer WB [→ S. 40] (Abb. 81).
Der Distanzpunkt LK Spina geht nach kranial/medial, der Distanzpunkt RE Spina geht nach kaudal/medial.
Die LWS macht eine LK konkave LAT-FLEX, die durch die rechtsseitige Rumpfmuskulatur begrenzt oder aktiviert widerlagert wird.
Das LK Hüftgelenk geht in ADD, das RE Hüftgelenk in ABD im Sinne einer WB (Abb. 80).
2. Bewegter Hebelarm = Frontotransversaler Thorax-ϕ. Der Distanzpunkt Schnittpunkt frontotransversaler Thorax-ϕ/RE Brustkorbwand bewegt sich nach kaudal/medial, der Distanzpunkt Schnittpunkt frontotransversaler Thorax-ϕ/LK Brustkorbwand bewegt sich nach kranial/medial.
Die BWS macht eine Re konkave LAT-FLEX, die durch die linksseitige Rumpfmus-

kulatur begrenzt oder aktiv widerlagert wird.
Die HWS macht eine LK konkave LAT-FLEX im Sinne einer WB (Abb. 83 u. 85).
Der Distanzpunkt Schnittpunkt frontotransversaler Thorax-ϕ/LK Brustkorbwand bewegt sich nach kaudal/medial, der Distanzpunkt Schnittpunkt frontotransversaler Thorax-ϕ/RE Brustkorbwand bewegt sich nach kranial/medial.
Die BWS macht eine LK konkave LAT-FLEX, die durch die rechtsseitige Rumpfmuskulatur begrenzt oder aktiv widerlagert wird.
Die HWS macht eine RE konkave LAT-FLEX im Sinne einer WB (Abb. 82 u. 84).
Bei der „Hubfreien Mobilisation der WS in FLEX/EXT" unterscheiden wir:
1. Bewegter   Hebelarm = Verbindungslinie der Spinae (KA Becken). Der Distanzpunkt Symphyse geht nach kranial/ventral, der Distanzpunkt Spitze des Schwanzbeines nach kaudal/ventral.
Die LWS macht eine FLEX, die durch die Extensoren der BWS begrenzt oder aktiv widerlagert wird.
Die Hüftgelenke gehen in EXT im Sinne einer WB (Abb. 88).
Der Distanzpunkt Symphyse geht nach kaudal/dorsal, der Distanzpunkt Spitze des Schwanzbeines nach kranial/dorsal. Die LWS macht eine EXT, die durch den kranialen Teil des Rectus abdominis begrenzt oder aktiv widerlagert wird. Die Hüftgelenke gehen in FLEX im Sinne einer WB (Abb. 87).
2. Bewegter Hebelarm = Frontotransversaler Thorax-ϕ. Die Distanzpunkte C7 und Incisura jugularis gehen nach kranial/dorsal.
Die BWS macht eine EXT, die durch den kaudalen Teil des Rectus abdominis begrenzt oder aktiv widerlagert wird. Die HWS macht eine FLEX (Abb. 90).
Die Distanzpunkte C7 und Incisura jugularis gehen nach kaudal/ventral.
Die BWS macht eine FLEX, die durch die Extensoren der LWS begrenzt oder aktiv widerlagert wird.
Die HWS macht eine EXT im Sinne einer WB (Abb. 89).

Bei der „Hubfreien Mobilisation der WS in ROT" unterscheiden wir:

1. Bewegter Hebelarm = Verbindungslinie der Spinae (KA Becken). Der Distanzpunkt RE Spina geht nach dorsal/lateral, der Distanzpunkt LK Spina geht nach ventral/medial.

Im ROT-Niveau untere BWS macht der KA Becken eine + ROT, die durch die antagonistische – ROT des KA Brustkorb begrenzt oder aktiv widerlagert wird.

Wenn als ASTE der aufrechte Stand gewählt wurde, geht das RE Hüftgelenk in IR und das LK Hüftgelenk in AR (Abb. 97). Wenn als ASTE der aufrechte Sitz gewählt wurde, geht das RE Hüftgelenk in HORIZONTAL-ADD, das LK Hüftgelenk in HORIZONTALABD im Sinne einer WB (Abb. 93).

Der Distanzpunkt LK Spina geht nach dorsal/lateral, der Distanzpunkt RE Spina geht nach ventral/medial. Im ROT-Niveau untere BWS macht der KA Becken eine – ROT, die durch die antagonistische + ROT des KA Brustkorb begrenzt oder aktiv widerlagert wird.

Wenn als ASTE der aufrechte Stand gewählt wurde, geht das LK Hüftgelenk in IR und das RE Hüftgelenk in AR (Abb. 96). Wenn als ASTE der aufrechte Sitz gewählt wurde, geht das LK Hüftgelenk in HORIZONTAL-ADD, das RE Hüftgelenk in HORIZONTALABD im Sinne einer WB (Abb. 92).

2. Bewegter Hebelarm = Frontotransversaler Thorax-$\varnothing$. Der Distanzpunkt Incisura jugularis geht nach lateral/RE/dorsal.

Im ROT-Niveau untere BWS macht der KA Thorax eine + ROT, die durch die antagonistische – ROT des KA Becken begrenzt oder aktiv widerlagert wird.

Die HWS macht eine – ROT im Sinne einer WB (Abb. 95 u. 99).

Der Distanzpunkt Incisura jugularis geht nach lateral/LK/dorsal.

Im ROT-Niveau untere BWS macht der KA Brustkorb eine – ROT, die durch die antagonistische + ROT des KA Becken begrenzt oder aktiv widerlagert wird.

Die HWS macht eine + ROT im Sinne einer WB (Abb. 94 u. 98).

III.1.3.

Funktionsanalyse der ESTE der „Hubfreien Mobilisation der WS"

Bei den „Hubfreien Mobilisationen der WS" gibt es keine ESTE. Das Lernziel ist erreicht, wenn die Mobilisation als „Perpetuum mobile" der Feinbewegungen richtig lokalisiert ist, wenn in diesem Wirbelsäulenabschnitt die freie Beweglichkeit der Wirbelgelenke und Wirbelkörper-Bandscheiben-Verbindungen verwirklicht wird, wenn sich durch ein subjektives Wärmeempfinden die Verbesserung der Trophik der diversen Strukturen im Bereich der Wirbelsäule ankündigt.

III.1.4.

Funktionsanalyse des Bewegungsablaufes von der ESTE zurück zur ASTE

Da die „Hubfreie Mobilisation der WS" keine ESTE kennt, gibt es auch keinen Bewegungsablauf von der ESTE zurück zur ASTE. Über das Beenden der „Hubfreien Mobilisation der WS" sei folgendes gesagt: Wenn die „Hubfreie Mobilisation der WS" wie ein „Perpetuum mobile" abläuft, hat sich die Bewegung weitgehend automatisiert. Das Aufhören soll keinesfalls plötzlich, sondern allmählich ausklingend geschehen. Dann geht die Bewegung in den erwünschten Zustand der potentiellen Beweglichkeit über [→ S. 48].

Hinweis. Funktionsanalyse des Bewegungsablaufes der „Hubfreien Mobilisation der Wirbelsäule"

1. Zur *Intensität*

Je weniger an Intensität muskulärer Aktivität bei konstantem Tempo und gleichem Bewegungsausmaß eingesetzt wird, um so sicherer gelingt die vorwiegende Beanspruchung der genuinen Rückenmuskulatur.

2. Zu den *Bewegungskomponenten*

Die Verbindungslinie der Spinae als bewegter Hebelarm mobilisiert die Hüftgelenke zwangsläufig. Ist ihre Beweglichkeit eingeschränkt, werden an ihrer Stelle die Iliosakralgelenke mobilisiert. Will man das vermeiden, muß die ASTE entsprechend verändert werden, oder man geht zur „Hubarmen Mobilisation" über.

Der frontotransversale Thorax-Φ als bewegter Hebelarm mobilisiert die HWS nur dann weiterlaufend mit der BWS, wenn der KA Kopf seine Stellung in der KLA behält und lediglich die Längendifferenzen der WS bei der „Hubfreien Mobilisation" durch Miniverschiebungen des Kopfes in der KLA nach kranial/kaudal mitmacht. Der Bewegungsimpuls, der von proximal nach distal/kranial verläuft, verformt dann mit der BWS weiterlaufend auch die HWS. Diese WB wird im oberen Kopfgelenk aktiv widerlagert [→ S. 43]. Der beobachtende Therapeut erkennt das Stattfinden dieser AW daran, daß der Blick des Patienten geradeaus gerichtet bleibt. Ein anderes Beobachtungskriterium, das die Aufmerksamkeit des Therapeuten verdient, ist die Schaltstelle der Bewegung [→ S. 18] zwischen Sternum und Klavikula, in der sich die Hebelarme um eine X-, eine Z- und eine Y-Achse drehen können.

Es handelt sich um die Bewegungen des Schultergürtels auf dem Thorax (bewegter distaler Hebelarm) und um die Bewegungen des KA Brustkorb unter dem Schultergürtel (bewegter proximaler Hebelarm) [→ S. 86 bis 90]. Bei der „Hubfreien Mobilisation der WS" gibt es zwei Möglichkeiten: Entweder wird der Schultergürtel von der Bewegung des Brustkorbes mitgenommen oder der Brustkorb bewegt sich unter dem Schultergürtel im Sternoklavikulargelenk. *Bei der „Hubfreien Mobilisation in LATFLEX"* sind beide Möglichkeiten gut realisierbar. *Bei der „Hubfreien Mobilisation in FLEX/EXT"* ist es ratsam, den Schultergürtel stehen zu lassen; der Brustkorb dreht sich dann um die X-Achse des Sternoklavikulargelenkes. Das Mitgehen des Schultergürtels würde zuviel Gewicht nach ventral und dorsal verschieben. *Bei der „Hubfreien Mobilisation in ROT"* kommt aus praktischen Gründen nur das Mitnehmen des Schultergürtels in Frage.

III.2.
Instruktion der „Hubfreien Mobilisation der WS" in „Patientensprache"

III.2.1.
Verbal didaktische Hilfen

III.2.2.
Perzeptiv didaktische Hilfen

III.1.1. ASTE, b) Position

ASTE I, „Hubfreie Mobilisation in LATFLEX"
„Leg' Dich auf den Rücken. Wir werden jetzt gemeinsam ausprobieren, wie wir Dich am bequemsten lagern können. Du kannst die Arme neben den Körper auf den Boden legen, so daß die Handflächen nach oben schauen (Abb. 79). Du kannst aber auch die Hände über dem Bauch falten. Die Augen schauen geradeaus, die Knie ein wenig nach außen. Der Atem geht ruhig und leicht."

Das Kissen, das unter den Kopf geschoben wird, soll nur die unbedingt notwendige Dikke aufweisen, so daß der KA Kopf mit seinem Gewicht darauf ruhen kann. Der Therapeut muß bedenken, daß der KA Kopf bei zunehmender Dicke des Kissens immer weiter nach ventral translatiert wird. Besondere Aufmerksamkeit verdient die Lagerung der Arme. Kurze Oberarme, besonders bei ausgeprägter Tiefe des Brustkorbes, müssen auf Kissen etwas von der Unterstützungsfläche abgehoben werden, sonst wird der Schultergürtel weiterlaufend nach ventral/kaudal verschoben und bringt die HWS in eine vermehrte EXT und beraubt sie der potentiellen Beweglichkeit. Bei der Lagerung des KA Beine ist das entscheidende Kriterium die Bewegungstoleranz der Hüftgelenke in Richtung EXT; nur so ist die potentielle Beweglichkeit der LWS gewährleistet. Oft genügt eine kleine Rolle unter den Knien. Man scheue sich nicht, die Unterschenkel so hoch zu lagern, daß die LWS in allen Richtungen potentiell beweglich ist (Abb. 84).

ASTE II „Hubfreie Mobilisation in FLEX/EXT"
„Leg' Dich auf die RE/LK Seite. Den unteren Arm kannst Du unter den Kopf legen, oder, wenn es Dir bequemer ist, auf ein Kissen. Einen langen geraden Rücken solltest Du haben. Ziehe die Knie ein wenig an, so liegst Du sicher und rollst nicht auf den Bauch. Das obere Bein liegt genau auf dem unteren. Wenn das nicht angenehm ist, schieben wir ein Kissen unter das obere Bein (Abb. 112)."

Wenn ein Kissen unter dem Kopf benötigt wird, soll es so dick wie *eine* Schulterbreite sein, daß der KA Kopf gut in der KLA gelagert ist.
Benötigt man ein Kissen unter dem oberen Bein, muß seine Dicke dem Abstand des unteren TP zum oberen Hüftgelenk entsprechen und so groß sein, daß die mediale Seite des Knies, des Unterschenkels und des Fußes aufliegt. Das untere Bein wird dann in Knie- und Hüftgelenk etwas extendiert.
Wenn der obere Arm mit seinem Gewicht die vertikale Stellung des frontotransversalen Thorax-ϕ gefährdet, muß auch er auf ein Kissen gelagert werden. Die ideale Dikke des Armkissens entspricht dem Abstand der Schultergelenke (Abb. 86 u. 112).

ASTE III „Hubfreie Mobilisation in ROT"
„Setz' Dich auf den Hocker, am besten übers Eck. Die Beine stehen in bequemer Grätsche am Boden. Die Hände liegen leicht gekreuzt auf der Brust. Der Rücken ist lang und gerade. Der Kopf balanciert über den Schultern. Laß' ihn nicht nach vorne abrutschen. Die Augen schauen geradeaus. Der Atem geht langsam und ruhig (Abb. 91)."

Der Patient soll im Tubersitz sein. Die Höhe des Hockers muß mindestens dem Abstand der Knie vom Boden entsprechen. Die Beine sollen am Boden geparkt sein [→ S. 55]. Die KA Becken/Brustkorb/Kopf sind in der KLA, die vertikal steht, eingeordnet. Die Aktivität ist ökonomisch. Das Gewicht des KA Arme ist teils auf dem KA Thorax parkiert, teils mit Hilfe der Hände an der Incisura jugularis aufgehängt, und erleichtert die Stabilisation der BWS in EXT. Bei einer − BWS [→ S. 62, Abb. 80] (Flachrücken) ist dieses ventral der FLEX/EXT-Achse der BWS wirkende Gewicht unerläßlich für die Stabilisation der BWS. Die Reduktion der Aktivität der Bauch- und Lendenmuskulatur ermöglicht erst die normale Ruheatmung und erleichtert die Rotationsbereitschaft. Die richtige Stellung des KA Kopf kann durch eine manipulierte TRANSLATION nach DORSAL für die Wahrnehmung des Patienten erleichtert werden.

III.1.2. b) Aktivierung des Bewegungsablaufes

„Hubfreie Mobilisation der WS in LATFLEX" aus ASTE I
LWS und Hüftgelenke

„Rechts und links vom Bauchnabel kannst Du unter der Haut deutlich Deine Beckenknochen spüren. Wenn Du die rechte Seite gegen die Schulter bewegst, geht die linke fußwärts. Jetzt machst Du eine Hin- und Herbewegung, ganz ohne Mühe und in einem flotten Tempo. Immer weiter. Dabei wird einmal das rechte, einmal das linke Bein ein wenig länger. Dein Brustkorb liegt ruhig, ebenso Kopf und Arme.

Laß' die Bewegung auslaufen, nicht plötzlich. Zum Schluß: Reck' Dich, Streck' Dich und gähne ausgiebig und mit Genuß. Spürst Du die feine Wärme im Kreuz? Das ist gut (Abb. 80 u. 81)."

Zum Lernen der Übung legt der Patient die Hände auf seine Spinae, und der Therapeut seine Hände auf die des Patienten. So kann er die Bewegung in Gang bringen und darauf achten, daß die beiden Distanzpunkte RE/LK Spina sich in ihrer Frontalebene bewegen. Der Patient wird zuerst gar nicht realisieren, daß er selber etwas tut, und auf diese Weise gelingt ihm die Feinbewegung der LWS am besten. Allmählich hört die Hilfe des Therapeuten ganz auf, und zuletzt nimmt der Therapeut seine Hände weg. Überträgt sich die Beckenbewegung auf den Brustkorb, so hat die AW nicht eingesetzt, und die Mobilisation findet zu weit kranial statt, im Sinne eines AWM [→ S. 44]. Der Therapeut kann manuell den fronto-transversalen Thorax-ϕ fixieren. Diese Manipulation muß sehr subtil vorgenommen werden, und darf keinesfalls für den Patienten zu einem Widerstand werden, der den AWM verstärken würde.

BWS und HWS

„Jetzt kommt der Brustkorb dran. Umarme Dich selbst und halte mit den Händen den Brustkorb fest. Die rechte Hand liegt in der linken Achselhöhle und die linke in der rechten. Wenn sich die rechte Hand mit dem Brustkorb zum Kopf bewegt, geht die linke mit dem Brustkorb fußwärts. Der Kopf bleibt liegen, die Augen schauen geradeaus. Die Bewegung läuft immer weiter, ohne Anstrengung in gleichmäßigem, flottem Tempo. Du kannst auch die Hände über dem Bauch falten oder die Arme neben den Körper legen. Aber die Beine liegen ruhig, und die Augen schauen geradeaus. Wenn

Das Vorgehen des Therapeuten ist gleich wie bei der Beckenbewegung, nur daß der Therapeut den Brustkorb mobilisiert und die Bewegung der Distanzpunkte am Brustkorb in ihrer Frontalebene kontrolliert. Wenn das Kreuzen der Arme über dem Brustkorb für den Patienten nicht günstig ist, können die Hände über dem Oberbauch gefaltet werden oder die Arme neben dem Körper liegen. Ob der Schultergürtel sich mit dem Brustkorb bewegt oder nicht, wird von Fall zu Fall entschieden. Die Verbindungslinie der Spinae bleibt in frontotransversaler Lage und zeigte an, daß die AW in LWS und

die Bewegung aufhört, spürst Du eine feine Wärme am Rücken (Abb. 82, 83, 84, 85).''

Hüftgelenken stattgefunden hat. Wenn nötig, kann der Therapeut den Kopf des Patienten manipulierend unter leichtem Zug so fixieren, daß die Verbindungslinie der Augen frontotransversal steht.

„Hubfreie Mobilisation der WS in FLEX/EXT'' aus ASTE II
LWS und Hüftgelenke

„Du liegst auf der RE Seite und kannst Dich mit der linken Hand, vor dem Bauchnabel, leicht abstützen. Ich drücke leicht auf die Stelle, wo bei einem Hund der Schwanz anfängt. Denk', Du hättest einen solchen Hundeschwanz. Einmal ziehst Du ihn zwischen die Beine, wie ein Hund, der friert, einmal stellst Du ihn hoch, wie ein Hund, der freudig wedeln will. So geht es hin und her, mühelos, in flottem Tempo. Dabei wird der Bauch kurz und lang. Genau so geht es dem Kreuz. Immer gleichmäßig lang aber bleiben Rücken und Hals. Diese Bewegung kannst Du beliebig lange weiterlaufen lassen. Wenn Du aufhörst, spürst Du eine feine Wärme im Kreuz (Abb. 87 u. 88).''

Wenn der Therapeut diese Beckenbewegung manipuliert, legt er seine eine Hand auf den Unterbauch und die andere auf das Kreuzbein des Patienten. Oder er kann den Distanzpunkt Symphyse oder Spitze des Schwanzbeines durch leichten Druck in die Wahrnehmungssphäre des Patienten bringen und die entsprechenden Abstandsveränderungen (z. B. zum Bauchnabel) instruktiv verwenden [→ S. 58]. An den Beinen beobachtet der Therapeut den Innervationswechsel, besonders an den Oberschenkeln, während sich der KA Becken in FLEX/EXT in den Hüftgelenken dreht. Bei der FLEX wird am Oberschenkel die dorsale, bei der EXT die ventrale Muskulatur aktiviert, aber ohne daß sich die Distanzpunkte RE/LK Knie räumlich verschieben. Die AW [→ S. 43] im Bereich der BWS kann vom Therapeuten durch einen feinen Widerstand deutlich gemacht werden, während der FLEX der LWS extensorisch für die BWS, durch Widerstand am Sternum, während der EXT der LWS flexorisch für die BWS, durch Widerstand am epigastrischen Winkel oder am Kinn.

BWS und HWS

„Fasse mit dem Mittelfinger der linken Hand in Dein Halsgrübchen. Diesen Punkt bewegst Du sachte zum Kinn und weg vom Kinn, ohne daß der Kopf dabei anfängt zu nicken. Du sollst nicht im Rhythmus der Bewegung atmen, am besten Du pfeifst leise durch die Zähne eine Melodie, vorwärts und rückwärts. Der Hundeschwanz macht bei dieser Bewegung nicht mit. Wenn die Bewegung aufhört, fühlst Du eine wohlige Wärme am Rücken (Abb. 89 u. 90).''

Wenn der Therapeut die Brustkorbbewegung manipuliert, legt er seine eine Hand auf das Sternum und die andere auf die mittlere BWS des Patienten. Für die FLEX der BWS gibt er einen leichten Druck auf das Sternum, für die EXT einen etwas kräftigeren auf die Dornfortsätze der BWS. Er beobachtet die Atmung, die gering und unabhängig von der Bewegung sein soll. Cave: Bei dieser Übung wird oft vom Patienten hyperventiliert. Wenn der Therapeut die AW im Bereich der LWS erleichtern möchte, gibt er bei der FLEX der BWS am Schwanzbein einen feinen Extensionswiderstand für die LWS, bei der EXT der BWS an der Symphyse einen Flexionswiderstand für die LWS.

„Hubfreie Mobilisation der WS in ROT" aus ASTE III
BWS und HWS

„Du sitzt übers Eck auf dem Hocker und legst die Hände leicht gekreuzt auf die Brust. Schau' geradeaus und schätze den Abstand zu irgendeinem Gegenstand, der in Deiner Blickrichtung liegt. Vergrößere diesen Abstand ein wenig, ohne die Blickrichtung zu verändern. Lasse den Atem mühelos fließen. Obwohl Rücken und Hals lang sind, fühlst Du keinerlei Spannung weder im Bauch noch in der Kreuzgegend. Jetzt fängt der Brustkorb an, sich unter Deinem Kopf und über Deinem Becken leicht und gleichmäßig hin- und herzudrehen. Die Hände bleiben auf der Brust liegen und machen die Bewegung nach rechts und links mit. Das Tempo ist zügig, etwa im Rhythmus eines Wanderliedes. Du sollst nicht auf dem Stuhl hin- und herrutschen. Die Beine stehen ruhig am Boden, und die Knie verändern ihren Abstand nicht. Wenn die Bewegung aufhört, fühlst Du eine feine Wärme um die Wirbelsäule, in der Taille und am Hals (Abb. 94 u. 95)."

BWS und Hüftgelenke

„Du sitzt übers Eck auf dem Hocker und legst die Hände leicht gekreuzt auf die Brust und schaust geradeaus. Schätze den Abstand zu irgendeinem Gegenstand, der in Deiner Blickrichtung liegt. Vergrößere diesen Abstand ein wenig, ohne die Blickrichtung zu verändern. Rücken und Hals sind lang, Du fühlst weder im Bauch noch im Kreuz eine Spannung. Der Atem geht mühelos und von alleine. Jetzt schiebst Du abwechselnd einmal das rechte, einmal das linke Knie ein wenig nach vorne ohne Anstrengung in flottem Tempo. Dabei rutschst Du auf dem Stuhl ein wenig mit, aber Brustkorb und Kopf bleiben ruhig. Mit den Händen, die auf Deinem Brustkorb liegen, kannst Du spüren, ob der Brustkorb sich

Bei dieser Übung muß der beobachtende Therapeut darauf achten, daß vor Beginn der ROT des KA Brustkorb die dorsale und ventrale Taillenmuskulatur in ökonomische Aktivität gebracht wird. Hyperaktivität dieser Muskeln blockiert eine ROT im richtigen ROT-Niveau der BWS. Eine manipulierende Unterstützung der TRANSLATION des KA Kopf nach DORSAL und anschließend ein leichter Stauchungswiderstand der KLA am Distanzpunkt Scheitelpunkt ist hilfreich. Der Therapeut achtet streng auf eine normale Atmung. Zur Erleichterung der AW kann der Therapeut bei der – ROT [→ S. 85] des KA Brustkorb an der LK Spina einen feinen Widerstand für die + ROT des KA Becken geben (und vice versa), aber nur so wenig, daß die Verbindungslinie der beiden Spinae (kaudaler ROT-Zeiger) räumlich fixiert bleibt. Dabei werden an den Hüftgelenken die HORIZONTAL-Abduktoren und -Adduktoren umschichtig innerviert.

Bei dieser Übung wird der Patient meistens statt im ROT-Niveau BWS die KA Becken/Brustkorb en bloc in der HWS drehen. Damit der KA Becken unter dem KA Brustkorb dreht und sich dabei (wegen der ASTE im Hockersitz) in den Hüftgelenken abduktorisch und adduktorisch bewegt, kann der Therapeut mit seinen Händen RE und LK in der Axilla den Brustkorb fassen und damit den frontotransversalen Thorax-ϕ räumlich fixieren. Die Fixation darf aber nur ganz leicht sein und sich nicht als Widerstand auswirken. Sie soll vielmehr für den Patienten die Wahrnehmung erleichtern, daß sein Brustkorb sich nicht mitdreht. Man kann auch die Beckendrehung unterstützen, indem man entweder das Becken selber an

mitbewegt. Wenn die Bewegung aufhört, fühlst Du eine feine Wärme im Kreuz und um die Hüftgelenke (Abb. 92 u. 93)."

den beiden Spinae umfaßt oder aber die Knie im Wechsel nach vorne zieht und jeweils das andere am Platz hält oder sogar leicht nach hinten stößt.

III.3.

5.2. Anpassung des Modells „Hubfreie Mobilisation der WS" an Kondition und Konstitution

III.3.1.

> **Merke**
>
> Das Modell „Hubfreie Mobilisation der WS" bedarf immer einer Anpassung an die Kondition des Patienten, sobald dieser die Modellübung gelernt und dadurch seine Kondition bereits verbessert hat.
> Das Modell wird entwickelt, indem man *eine* einschränkende Bedingung aufgibt, nämlich daß die Bewegungsachsen der Feinbewegungen der WS (in LATFLEX, FLEX/EXT, ROT) vertikal stehen müssen. Jetzt erst kann man ein ökonomisches Bewegungsverhaltenstraining für die Wirbelsäule aufbauen, das in Ruhe, Bewegung und auch bei steigender Belastung brauchbar ist, solange diese sich im Rahmen des normalerweise Zumutbaren hält.

III.3.2.
Formen der Anpassung

A) Die KLA steht vertikal oder geneigt, und die Gewichte der Extremitäten brauchen nicht mehr gelagert zu werden

B) Anpassung des Modells an besondere Probleme der LWS

C) Anpassung des Modells an besondere Probleme der BWS

D) Anpassung des Modells an besondere Probleme der HWS

E) Anpassung des Modells an ein Geschicklichkeits- und Krafttraining.

FORM A)

5.2.1. Beispiel: „Hubarme Mobilisation der Wirbelsäule" (Abb. 100 – 108)

DISPOSITION

Analyse und Rezept

ad I.
Name der Übung: „Hubarme Mobilisation der Wirbelsäule"

ad II.
Lernziel

ad II.1.
Die Fähigkeit, Feinbewegungen und Feinverformungen bestimmter Wirbelsäulenabschnitte mit Feinstabilisationen der angrenzenden Abschnitte koordinieren zu können, um die ökonomischen Gleichgewichtsreaktionen im Bereich der Wirbelsäule wieder herzustellen.

ad II.2.
Die Aktivität der genuinen Rückenmuskulatur stimulieren können, um die Toleranz gegenüber statischen Belastungen zu steigern.

ad III.
▶ **Lernweg der Übung** „Hubfreie Mobilisation der WS"

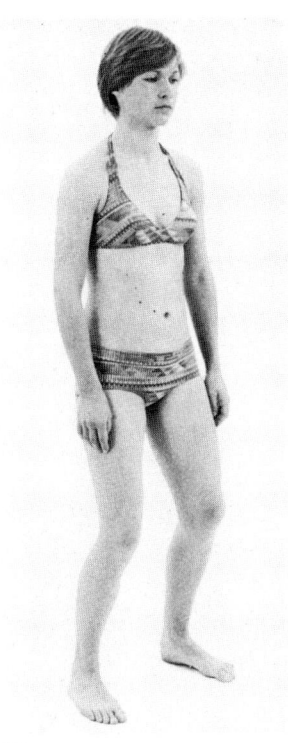

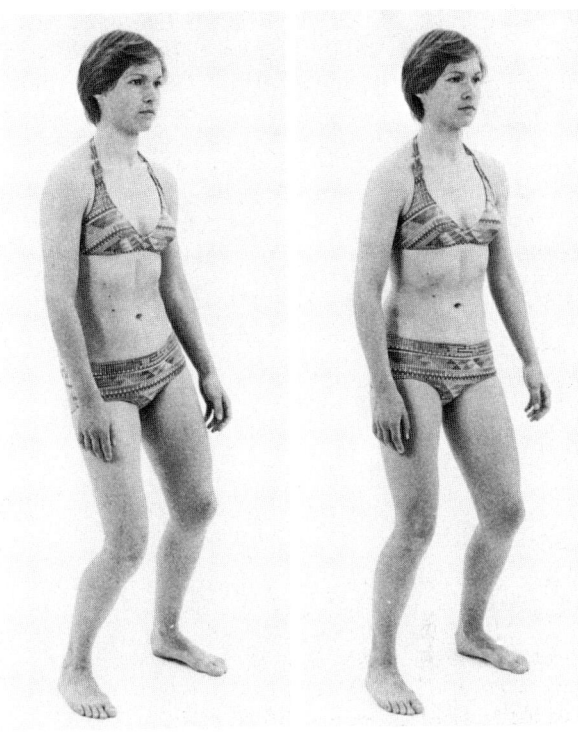

100

101   102

Abb. 100–108. „Hubarme Mobilisation der WS", stehend

Abb. 100. ASTE zur „Hubarmen Mobilisation der WS", stehend

Abb. 101. „Hubarme Mobilisation der LWS in LATFLEX", stehend, LWS LATFLEX LK/konkav, Hüftgelenke RE/ABD, LK/ADD

Abb. 102. „Hubarme Mobilisation der LWS in LATFLEX", stehend, LWS LATFLEX RE/konkav, Hüftgelenke RE/ADD, LK/ABD

Abb. 103. „Hubarme Mobilisation der BWS/HWS in LATFLEX", stehend, BWS LK/konkav, HWS RE/konkav

Abb. 104. „Hubarme Mobilisation der BWS/HWS in LATFLEX", stehend, BWS RE/konkav, HWS LK/konkav

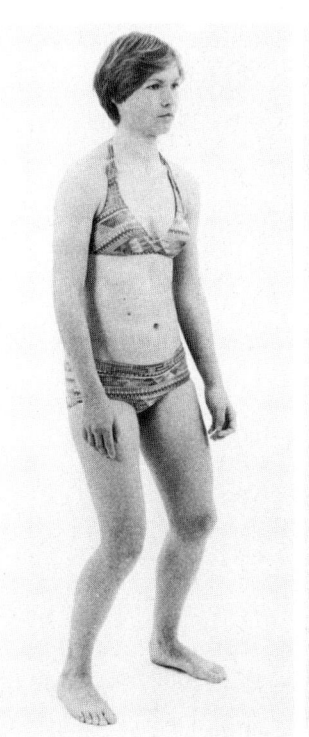

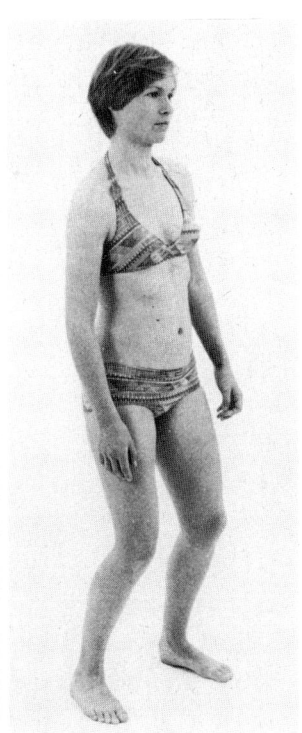

103   104

123

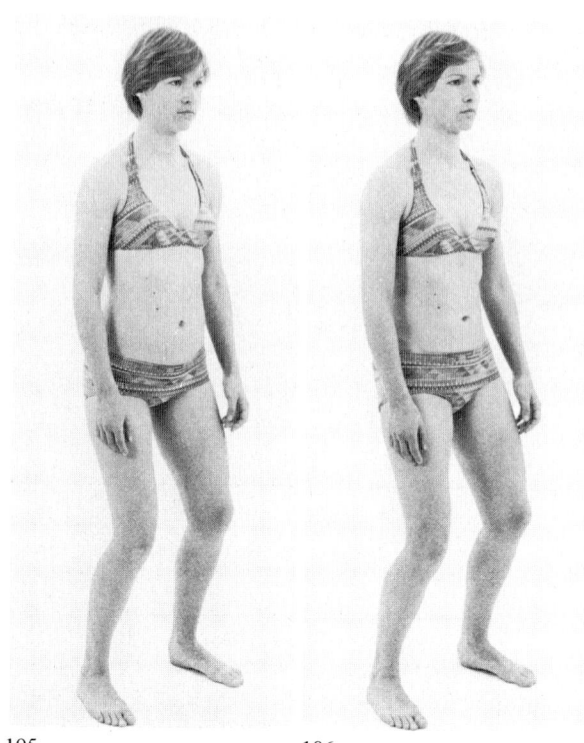

105

106

Abb. 105. „Hubarme Mobilisation der LWS in FLEX/EXT", stehend, LWS-EXT, Hüftgelenke/FLEX

Abb. 106. „Hubarme Mobilisation der LWS in FLEX/EXT", stehend, LWS-FLEX, Hüftgelenke/EXT

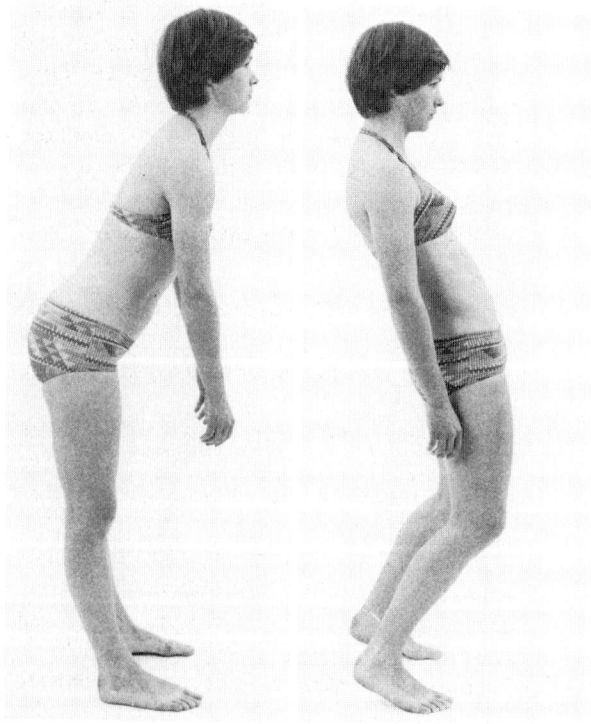

107

108

Abb. 107. „Hubarme Mobilisation der HWS in FLEX/EXT", Verschiebung des RE/LK TP nach hinten, HWS-EXT

Abb. 108. „Hubarme Mobilisation der HWS in FLEX/EXT", Verschiebung des RE/LK TP nach vorne, HWS FLEX

ad III.1.1.

Funktionsanalyse der ASTE der „Hubarmen Mobilisation der WS" in „Therapeutensprache"

a) Konzeption

Die KA Becken/Brustkorb/Kopf sollen in der KLA eingeordnet sein, damit die Funktionskoordination der drei in sich beweglichen Wirbelsäulenabschnitte (LWS, BWS, HWS) untereinander im Sinne der aufrechten Haltung des Menschen stattfinden kann.

b) Position

Obgleich bei der „Hubarmen Mobilisation der WS" jede beliebige Lage der KLA im Raum möglich ist, wählen wir für die Darstellung dieser Übungsgruppe die Vertikale, weil sie für die Statik des Menschen typisch und für die Wahrnehmung der ökonomischen Aktivität [→ S. 47] besonders geeignet ist.

c) Aktivierung der ASTE

Herstellen der ökonomischen Aktivität als Voraussetzung für ein müheloses Funktionieren der Feinbewegungen und Feinverformungen der WS. Als Kontrolle dient die Ruheatmung S. 78. Es ist die Aufgabe des Therapeuten, zu erkennen, wo der Patient seine Aktivität mehren, wo er sie mindern muß.

ad III.1.2.

Funktionsanalyse des Bewegungsablaufes der „Hubarmen Mobilisation der WS" (Abb. 100. 101/102, 103/104, 105/106 u. 107/108)

a) Konzeption

Das Prinzip der Funktionsanalyse bewegter und stehender Zeiger (Hebelarme) (S. 113, Tabelle 1), das wir für die „Hubfreie Mobilisation der WS" benützt haben, gilt auch für die „Hubarme Mobilisation der WS". Wir halten fest, daß bei Feinbewegungen und Feinverformungen der Wirbelsäule

1. in Rücken- oder Bauchlage die LATFLEX „hubfrei", die FLEX/EXT und ROT „hubarm" sind,
2. in Seitenlage die FLEX/EXT „hubfrei", die LATFLEX und ROT „hubarm" sind,
3. im aufrechten Stand die ROT „hubfrei", die LATFLEX und FLEX/EXT „hubarm" sind und
4. bei geneigter KLA LATFLEX, FLEX/EXT und ROT „hubarm" sind.

Da bei der „Hubarmen Mobilisation der WS" die Lagerung der Extremitäten wegfällt, müssen ihre Gewichte mit Vorbedacht und unter Berücksichtigung der Kondition, Konstitution und Statik des Patienten in eine günstige Lagebeziehung zu den KA Becken/Brustkorb/Kopf gebracht werden. Insbesondere bei vertikaler KLA, wie in unseren Beispielen, spielt die Verteilung der Gewichte eine wesentliche Rolle für das Verständnis der Automatik der Gleichgewichtsreaktionen, die in die Feinbewegungen und Feinverformungen der Wirbelsäule integriert werden müssen. Nur so kann das Bewegungsverhaltenstraining der Wirbelsäule das Leitbild der Natürlichkeit erreichen.

b) Aktivierung des Bewegungsablaufes

1. Planung

Die in Abb. 100 gezeigte ASTE hat viele Vorteile und ist für das Beginnen mit den „Hubarmen Mobilisationen" zu empfehlen, weil:

1. die leichte Grätsche die U'fläche um so viel vergrößert daß auch ein + +TP-Abstand (breites Becken) bei einem − frontotransversalen Thorax-ϕ TRANSLATIONEN des KA Brustkorb in der Frontalebene vermeidbar macht [→ S. 105];
2. die funktionelle Beinbelastung wegen der leicht flektierten Kniegelenke einfach zu kontrollieren ist [→ S. 127] (die Kniegelenke schauen in dieselbe Richtung wie die LA der Füße, die Zehen sind nicht eingekrallt);

3. die Hüftgelenke durch die leichte FLEX sicher eine Bewegungstoleranz in Richtung EXT aufweisen und

4. die LWS durch eine geringe Verminderung ihrer physiologischen Lordose (EXT) mit ihren Bewegungsachsen in der mittleren Frontalebene steht.

2. Richtung

Die Bewegungsrichtungen der Distanzpunkte sind die gleichen, wie bei der „Hubfreien Mobilisation der WS" S. 114, nur daß wir wegen des aufrechten Standes kranial/kaudal mit oben/unten, ventral/dorsal mit vorne/hinten bezeichnen können.

4. Atmung

Physiologische Ruheatmung oder inspiratorisches/exspiratorisches Pfeifen oder freies Sprechen.

5. Veränderung der U'fläche

Bei Bewegungen des KA Becken besteht die Tendenz einer Gewichtsverlagerung auf den Füßen nach lateral/medial und/oder vorne/hinten. Dies soll aber im Interesse guter Gleichgewichtsreaktionen in der WS vermieden werden. Der Therapeut hat darauf zu achten, daß beide Füße gleichmäßig belastet werden und bleiben, so daß die funktionelle aktive Verspannung der Längsgewölbe durch die Verwringung der subtalaren Fußplatten funktioniert.

Merke

Wenn die „hubarmen" Bewegungen des KA Becken in LWS und Hüftgelenken zu große Schwierigkeiten bereiten, was vor allem die ROT betrifft, aber auch die ABD/ADD/LATFLEX, werden wir die ASTE wie folgt verändern: Einbeinbelastung auf RE/LK mit entsprechender Verschiebung der KA Becken/Brustkorb/Kopf nach lateral RE/LK. Das andere Bein ist am Boden geparkt [→ S. 54], der Bodenkontakt des Vorfußes ist in der mittleren Frontalebene und unter dem Hüftgelenk des entlasteten Beines. Das STB ist in Knie und Hüftgelenk in Nullstellung, das geparkte Bein ist in leichter FLEX.

6. Tempo

Zu Beginn langsam, aber gleichmäßig, dann zum ökonomischen Gangtempo (120/Min.) wechselnd.

7. Zeitliche Koordination

Bei den „Hubarmen Mobilisationen" nimmt die Koordination des Bewegungsimpulses mit seiner AW [→ S. 43] eine Schlüsselstellung ein, weil ohne die richtige Begrenzung die Feinbewegung nicht am richtigen Ort stattfinden kann S. 115.

8. Bewegungskomponenten

Siehe Abb. 100 – 108 und den erklärenden Text dazu.

---

ad III.2.
Instruktion der „Hubarmen Mobilisation der WS" in „Patientensprache"

ad III.2.1.
Verbal didaktische Hilfen

ad III.2.2.
Perzeptiv didaktische Hilfen

ad III.1.1. ASTE, b) Position
„Hubarme Mobilisation der LWS in LATFLEX", Einbeinbelastung
„Du stehst in kleiner Grätsche und spürst den Druck des Bodens gegen Deine rechte

Der Therapeut umfaßt, wenn nötig, die beiden TP des Patienten und schiebt diese und

Fußsohle, genau genommen gegen die Ferse und den Vorfuß, besonders gegen den Großzehenballen. Die Zehen sind entspannt, hinten am Knie sollst Du keine Spannung spüren. Das linke Bein ist neben dem rechten am Boden abgestellt, so daß die Fußspitze neben dem Fußgewölbe des rechten Beines steht. Damit das Bein nicht zu lang wird, knicken Knie und Hüftgelenk leicht ein. Die rechte Hand stützt sich am Becken, die linke ein wenig tiefer, dort, wo die Hüfte eingeknickt ist. Die Finger schauen nach vorne, die Daumen nach hinten. Du fühlst keine Anstrengung, der Atem geht ruhig. Die Augen sehen geradeaus und halten Abstand von dem, was sie erblicken. Das gibt Dir ein Gefühl von Sicherheit und langem Rücken. Das leichte Schwanken von hinten nach vorne, im Rhythmus der Atmung, bewahrt dich vor Ermüdung."

alles, was darüber liegt, sanft über die U'-fläche der RE Fußsohle. Die Belastung des Vorfußes macht eine etwaige passive Überstreckung des RE Kniegelenkes rückgängig. Wenn die Mehrbelastung des Großzehenballens nicht gelingt, erreicht man die Aktivierung des Längsgewölbes auch durch eine verbal didaktische oder manipulierend erzielte Entlastung des Kleinzehenballens. Die RE Hand auf dem RE Beckenkamm und die LK Hand, die den LK Trochanter umfaßt, erleichtern während des Bewegungsablaufes die Wahrnehmung des sich bewegenden Zeigers (Verbindungslinie der beiden TP, Distanzpunkt LK TP).

Die Verminderung der Aktivität der Bauchmuskeln, koordiniert mit der Translationstendenz des KA Kopf nach hinten (Augendistanz), konditioniert die Ruheatmung. Die Wahrnehmung der feinen Schwankungen des Körpers erleichtert das Finden der ökonomischen Aktivität. Die FLEX des Hüft- und Kniegelenkes des geparkten LK Beines bewirkt die notwendige funktionelle Verkürzung zum Ausgleich der PLANTARFLEX des LK Fußes.

ad III.1.2. b) Aktivierung des Bewegungsablaufes

„Hubarme Mobilisation der LWS in LATFLEX", Einbeinbelastung

„In Deiner linken Hand hältst Du etwas Solides fest, es ist Dein Hüftgelenk. Das ist der Punkt, von dem aus die Bewegung startet. Ohne Mühe und gleichmäßig bewegt sich dieser Punkt mit Deiner Hand auf und ab; weder nach vorne noch nach hinten. Geht der Punkt nach unten, knickt das linke Bein noch mehr ein, geht er nach oben, wird es gerade, ohne daß irgendwann die Fußspitze den Kontakt mit dem Boden verliert oder auf den Boden drückt. Wenn Du in den Spiegel schaust, kannst du sehen, was Du ohnehin spürst: Wenn die linke Hand nach unten geht, bewegt sich die rechte nach oben und umgekehrt. Diese Bewegung kannst Du schnell oder langsam machen, wie es Dir beliebt. Aber alles, was sich oberhalb der Taille befindet, bleibt ruhig, wie ein Bild in seinem Rahmen. Beobachte Dich im Spiegel, das Bild darf sich nicht verschieben.

Der LK TP als Distanzpunkt für die LATFLEX der LWS und ABD/ADD im RE Hüftgelenk kann in seinen Bewegungsexkursionen in der mittleren Frontalebene vom Therapeuten manipulierend unterstützt werden. Die AW (Begrenzung) der ABD/ADD-Bewegungen im RE Hüftgelenk erkennt der Therapeut am Nicht-Stattfinden des sehr häufigen AWM [→ S. 44] einer INVERSION/EVERSION im RE unteren Sprunggelenk. Die AW der LATFLEX in der LWS erkennt der Therapeut an der horizontalen Ruhelage des frontotransversalen Thorax-∅. Bei den funktionellen Beinverkürzungen muß das LK Knie nach vorne gehen, sonst kann sich der KA Becken nicht in der Frontalebene bewegen. Bei der funktionellen Beinverlängerung geht das LK Knie wieder nach hinten. Der Therapeut muß darauf achten, daß das LK Bein sich weder an den

Weder nach rechts noch nach links, weder nach oben noch nach unten. Achte außerdem auf Deinen rechten Fuß. Du sollst während der Bewegung nicht von der Innenkante auf die Außenkante kippen."

Körper hängt (Spielfunktion) noch sich vom Boden abdrückt (Stützfunktion) [→ S. 54], es sei denn, daß diese Aktivitätsveränderung aus Übungszwecken erwünscht ist.

Hinweis. Auch die „Hubfreie Mobilisation der WS in ROT" (bewegter Zeiger ist die Verbindungslinie der Spinae) aus stehender Position wird vorzugsweise in der für den Patienten einfacheren Einbeinbelastung geübt.

Hypothese. Die „hubfreie" oder „hubarme" Mobilisation der Wirbelsäule ist ein ökonomisches — normales Bewegungsverhalten imitierendes — Prinzip, das sowohl für die Selbstinstruktion als auch für die Fremdinstruktion zu neuen Einsichten führt.

1. Während die taktilen, visuellen, auditiven, geruchs- und geschmacksbezogenen Wahrnehmungen als Instruktionshilfen anerkannt sind, benützt man für Gelenkbewegungen und tonische Muskelveränderungen meist unbrauchbare Signale: „Beugen/Strecken" für eine spezifische Gelenkbewegung z. B. oder „Spannen/ Entspannen" ohne nähere Erklärung für gezielte Tonusveränderungen. Die Unbrauchbarkeit solcher Instruktionen zeigt sich deutlich, sobald die betreffende Funktion oder Tonusregulierung aus was für Gründen auch immer gestört ist, und die *gewünschte Reaktion* auf einen *verkehrten Befehl* nicht mehr *über den gewohnten Weg längst einverleibter Verhaltensmuster* erfolgen kann. Nicht der Patient ist dumm, weil er den Vorstellungen des Therapeuten nicht entsprechen kann, sondern der *Therapeut hat als Instruktor versagt.* DAS IST WOHL EINER DER HÄUFIGSTEN FEHLER, DEN WIR THERAPEUTEN MACHEN.
2. Die Lageveränderung von Punkten oder Zeigern [→ S. 40] des Körpers in bezug

auf die Schwerkraft und die Unterstützungsfläche einerseits, und die Veränderung von Punkten und Zeigern innerhalb des Körpers andererseits *sind für das Veranlassen differenzierter Bewegungen echte, wahrnehmungsadäquate Stimulationen.*

Auch die Steigerung oder Minderung der Intensität wird auf diese Weise instruiert, solange es sich um isotonische Muskelaktivität handelt [→ S. 28]. Isometrische Intensitätsveränderungen erfordern Phantasiebilder, z. B. erstarren, einfrieren, einbetonieren, steif werden für Aktivitätssteigerung, aufweichen, fallenlassen, loslassen für Aktivitätsminderung.

3. Eine solche Instruktionsweise verlangt vom Therapeuten die souveräne Beherrschung der (a) Orientierungsmöglichkeiten für den Therapeuten [→ Kap. 2], (b) grundlegenden Beobachtungskriterien [→ Kap. 3], (c) funktionellen Meßtechnik [→ Kap. 5] und (d) Instruktionsmöglichkeiten [→ Kap. 4].

5.2.2. Beispiel: „Mobilisierende Massage"

DISPOSITION

Analyse und Rezept

ad I.
Name der Übung: „Mobilisierende Massage"

ad II.
Lernziel

Die Fähigkeit, durch eine Verbindung manueller Gewebsbearbeitung und manipulierter Bewegungen im Sinne der „Hubfreien/ Hubarmen Mobilisation der WS" auch dann noch eine kinästhetische Wahrnehmungs-schulung mit dem Patienten durchführen zu können, wenn Schmerzen, Unbehagen und Bewegungseinschränkungen kein selbständiges differenziertes Training zulassen.

ad III.
▶ **Lernweg der Übung** „Mobilisierende Massage"

ad III.1.
Funktionsanalyse in „Therapeutensprache"

ad III.1.1.
Funktionsanalyse der ASTE der „Mobilisierenden Massage"

a) Konzeption

Perfekte Lagerung des Patienten, wie in Abb. 109 – 112 gezeigt, ist die Voraussetzung für ein gutes Gelingen der „Mobilisierenden Massage". Beim Wechsel der Handgriffe muß (wenn nötig) die Lagerung verändert werden.

b) Position

Wenn irgend möglich, sollen die KA Bekken/Brustkorb/Kopf in die KLA eingeordnet sein. Aber keinesfalls darf diese Einordnung erzwungen werden. Eine hohe fixierte +BWS verlangt in RL unbedingt eine entsprechend höhere Lagerung des KA Kopf. Keilkissen und Schrägstellungen des Kopfteils sind keine gute Lösung.

ad III.1.2.
Funktionsanalyse des Bewegungsablaufes der „Mobilisierenden Massage"

a) Konzeption

Die „Mobilisierende Massage" ist als kinästhetische und taktile Wahrnehmungserziehung für den Patienten geplant S. 2.

1. Die manuelle Bearbeitung des Gewebes unterscheidet sich von der klassischen Massage in einem wesentlichen Punkt: Das Ge-webe — Muskeln, Haut (Epidermis/Lederhaut/Unterhaut) — wird einerseits durch manipulierte Bewegungen von Körperabschnitten oder Bewegungssegmenten (Teile von KA) zusammengedrückt oder auseinandergezogen, andererseits gleichzeitig durch die Hand des Therapeuten bearbeitet. Das ist eine rationelle, für den Patienten sehr angenehme Art der Massage.

2. Die Manipulation der Körperabschnitte oder Bewegungssegmente vollzieht sich im Sinne der „Hubarmen oder Hubfreien Mobilisation der WS" und wird auf die angrenzenden Bewegungssegmente der Extremitäten ausgedehnt.

Man manipuliert entweder wie bei den „Hubfreien/Hubarmen Mobilisationen" einen KA und beläßt die angrenzenden KA im Sinne der Widerlagerung in ihrer Position. Auf diese Weise schöpft man alle Möglichkeiten der Verformung der WS und der Bewegungsmöglichkeiten angrenzender Gelenke aus. Oder man manipuliert zwei Bewegungssegmente widerlagernd, also gegeneinander. Das wird immer dann die Technik der Wahl sein, wenn Bewegungseinschränkungen die Begrenzung der Manipulation auf das kritische Bewegungssegment erschweren. Wichtig ist dabei, daß der Therapeut die Gewichte der bewegten KA kontrolliert, d. h. ihr Gewicht mit seinen Händen übernimmt, sobald sie die Unterstützungsfläche verlieren. Diese Art der Manipulation verlangt vom Patienten ein kinästhetisches Empfinden einer Bewegung, die mit ihm geschieht. Er muß aber vom Therapeuten über die *Lageveränderungen seiner kritischen Distanzpunkte ständig informiert werden.*

3. Die Manipulation der Körperabschnitte oder Bewegungssegmente kann auch durch Widerstand mit einer primitiven Aktivitätsform für den Patienten verbunden werden. Wir unterscheiden drei Möglichkeiten:

1. Wenn die Beweglichkeit des Patienten stark eingeschränkt ist oder überhaupt fehlt, geben wir den Widerstand in die Richtung, in der die Mobilisation stattfinden sollte. Das

Kommando heißt: „Bleiben", „Nichts bewegt sich". Wenn die Aufforderung „Loslassen" kommt, hält der Therapeut den KA, der beim „Loslassen" „fallen" könnte, und wartet geduldig, bis sich die muskuläre Aufhängung am Körper [→ S. 55] so weit reduziert hat, daß das ganze Gewicht in den Händen des Therapeuten ruht. Das dauert ca. 30 sec und vollzieht sich normalerweise in drei Etappen. Der Therapeut spürt ganz genau, wenn die Entspannung der Muskulatur so weit gediehen ist, daß die Manipulation durchgeführt werden kann. Selbstverständlich muß der Patient ständig über die Bewegungsrichtung der Distanzpunkte orientiert werden.

2. Wenn die Bewegungsmöglichkeiten des Patienten es erlauben, wird mit der Manipulation des KA begonnen, auch dabei wird der Patient über die Lageveränderung der Distanzpunkte unterrichtet. Der Widerstand setzt erst ein, wenn die Manipulation beendet ist. Die nachfolgende Entspannung spielt sich genau so ab, wie unter (1) beschrieben wurde. In der antagonistischen Position wird wieder ein Widerstand aufgebaut usw.

3. Die Bewegung der „Hubfreien/Hubarmen Mobilisation" wird ausnahmsweise gegen Widerstand ausgeführt und in den jeweiligen Endstellungen gehalten. Es folgt die Entspannung, wie unter (1) beschrieben. Nach der Entspannung kann das Gewebe bearbeitet werden, bevor gegen Widerstand die antagonistische Bewegung einsetzt.

Hinweis. Welche Art der „Mobilisierenden Massage" auch zur Anwendung kommt, immer sollen intermittierende Längszüge, also manuelle Extensionen des betroffenen WS-Abschnittes eingeschaltet werden.

FORM B)

5.3. Anpassung des Modells an besondere Probleme der Lendenwirbelsäule

Die LWS als Wirbelsäulenabschnitt, der sich in der Fortbewegung, aber auch bei auf-

rechter Haltung ständig im Sinne der Feinbewegungen extensorisch/flexorisch/lateralflexorisch verformen soll, ist empfindlich gegen statische Dauerbelastungen und unkontrollierte Rotationsbeanspruchungen. Diese aber treffen die Lendenwirbelsäule darum in besonderem Maße, weil außer Fremdgewichten (Koffer — Wäschekörbe — Matratzen — schwere Tragtaschen — Kleinkinder) auch die Gewichte der eigenen KA Brustkorb/Kopf/Arme, die alle kranial von der LWS liegen, belastend auf diesen Wirbelsäulenabschnitt einwirken, ganz besonders dann, wenn die potentiellen Möglichkeiten, diesen Lastarm zu verlängern, ausgenützt werden. Die Belastung flüchtiger Stellungsveränderungen innerhalb eines Bewegungsablaufes hingegen werden gut ertragen. Deshalb wird Gehen bei annähernd normaler Statik von Patienten mit LWS-Syndromen meist als angenehm empfunden. Natürlich nur, solange kein akuter Schmerzzustand jegliche Bewegung unerträglich werden läßt.

Wenn nun die Lagebeziehung der LWS zur Schwerkraft und zu den anderen Körperabschnitten aus pathologischen oder auch nur aus statischen Gründen bei aufrechter Haltung unökonomisch geworden ist, mehren sich die Abnützungserscheinungen erheblich. Darum suchen wir die funktionellen Zusammenhänge, die solchen Störungen zu Grunde liegen und zusätzliche pathologische Prozesse in diesem Bereich verschlimmern.

Häufige Ursachen statischer Fehlbelastungen der LWS

1. Mangelnde EXT des KA Becken in den Hüftgelenken als Ursache eines unvermeidlichen, schwerkraftbedingten Hypertonus der Extensoren am lumbosakralen Übergang.

2. Eine Sitzkyphose als Ursache eines ständigen Hypertonus in der oberen LWS/ unteren BWS, wenn durch die mangelnde EXT der unteren LWS die Gewichte der kranial gelegenen KA in der Relation

zum KA Becken und zur Unterstützungsfläche zu weit vorne liegen.

3. Unstabilität der LWS in den Bandschei-
benwirbelgelenken bei Osteochondrosen,
Spondylolysen, Spondylolisthesen und
Hypermobilität.

4. Beugekontrakturen der Hüftgelenke, die
die EXT der Hüftgelenke bis an die Arretierung durch das iliofemorale Band nicht
zulassen.

5. Steifhaltungen der LWS, die eine ökonomische Statik verhindern. Die meisten
schmerzbedingten Steifhaltungen sind reversibel.

6. Insuffizienz des Extensorenfächers [→ S.
151] der Hüftgelenke infolge der verlore-
nen potentiellen Beweglichkeit [→ S.
48] des KA Becken.

7. Verlust einer funktionellen Beinachsenbelastung [→ S. 157] infolge von Fußdefor-
mitäten, fehlender Außenrotation des
proximalen Tibiaendes usw.

8. Insuffizienz des Triceps surae wegen
schlechter Ganggewohnheiten und Verlust einer physiologischen Abrollung über
die LA des Fußes des Standbeines.

Es folgen Übungsbeispiele zur funktionellen
Behandlung.

5.3.1. Beispiel: „Entlastungsstellungen für die LWS" (Abb. 109 – 122)

DISPOSITION

Analyse und Rezept

ad I.
Name der Übung: „Entlastungsstellungen für
die LWS"

ad II.
Lernziel

Die Fähigkeit, für jeden Patienten Ruhestellungen und Arbeitshaltungen bestimmen zu

können, die reflektorische, gerichtete Aktivitäten im Bereich der LWS (als Folge der
Einwirkung der Schwerkraft) erübrigen.

ad III.
▶ **Lernweg der Übung** „Entlastungsstellungen für die LWS"

ad III.1.1.
Funktionsanalyse der ASTE „Entlastungsstellungen für die LWS"

a) Konzeption

Wir brauchen grundsätzlich eine Schlaf- und
Ruhestellung, Sitzstellungen, Stellungen im
Stehen und in gebückter Haltung. Bei den
Ruhestellungen handelt es sich um perfekte
Lagerungen. Bei den übrigen Stellungen
muß es möglich sein, die Hände zu gebrau-
chen.

b) Position

I) Abb. 109 in RL/Abb. 110 in BL/Abb. 111,
112 in SL
Alle Ruhe- oder Schlaflagerungen folgen
demselben Prinzip. Die KA Kopf/Arme/
Beine werden so gelagert, daß sie nirgends
am Körper hängen. In allen kritischen
Schaltstellen der Bewegung sind Bewegungstoleranzen nach allen Richtungen vorhanden. Wenn irgend möglich, sind die KA Bek-
ken/Brustkorb/Kopf in die KLA eingeordnet.
II) Sitzen mit Rückenlehne
Abb. 141 zeigt die schwedische Rückenlehne
„Abo back", die leicht ist und für jeden normalen Stuhl, im Bett oder im Auto benützt
werden kann. Soll die LWS mit Hilfe einer
Rückenlehne wirklich entlastet werden, muß
der ganze Rücken unterstützt sein, und der
KA Kopf in die KLA eingeordnet werden.
Die Sitzhöhe darf nicht mehr Hüftflexion als
höchstens 90° zulassen, und die Fußsohlen
sollen ganz auf dem Boden stehen können.
Die Hände sind auf den Oberschenkeln geparkt und bereit, etwas zu tun. Sobald aber

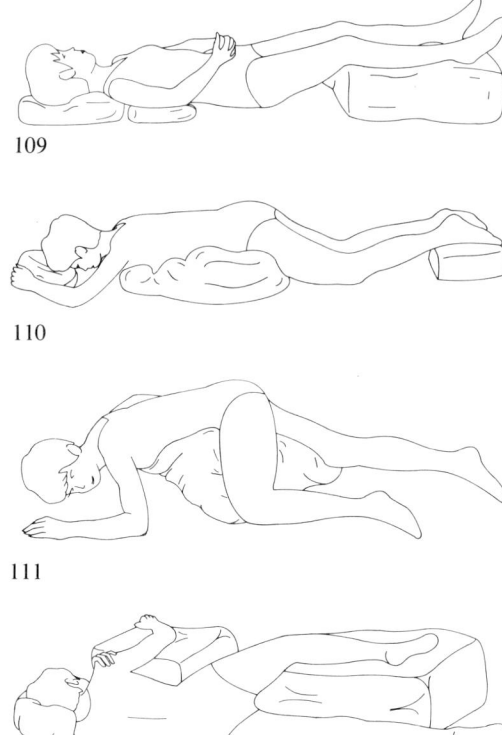

109

110

111

112

Abb. 109–122. „Entlastungsstellungen für die LWS"

Abb. 109. „Entlastungsstellung für die LWS (auch BWS/HWS)", in Rückenlage

Abb. 110. „Entlastungsstellung für die LWS (auch BWS/HWS)", in Bauchlage

Abb. 111. „Entlastungsstellung für die LWS (auch BWS)", in Halbseitenlage auf RE

Abb. 112. „Entlastungsstellung für die LWS (auch BWS/HWS)", in Seitenlage auf LK

an einem Gegenstand gearbeitet wird, der z. B. mehr als ein halbes Pfund wiegt (Stickarbeiten, Strickarbeiten), sollte man einen genügend hohen Tisch vor sich haben, der es erlaubt, Unterarme und Handarbeit zu unterstützen.

Sitzen mit angelehntem Bauch (Abb. 113)

Beim Schreiben oder Maschinenschreiben ist die in Abb. 113 gezeigte „Bauchlehne" die ideale Entlastung für die LWS. Die KLA muß von den Hüftgelenken aus nach vorne

geneigt werden, so daß die KA Becken/Brustkorb/Kopf in der KLA eingeordnet bleiben. Die ventrale Abstützung entbindet die Extensoren der LWS von jeglicher Aktivität gegen die Schwerkraft. Nur das Gewicht des KA Kopf aktiviert die dorsale Wirbelsäulenmuskulatur.

III) Im Stehen wird die LWS spontan entlastet, wenn man die KLA etwas nach hinten neigt und den Körper in Brustkorbhöhe anlehnt (Abb. 116).

Abb. 114 und 115 zeigen, wie man in gebückter Haltung die LWS entlastet, indem man ein Bein auf einen Schemel stellt, dadurch die U'fläche unter den im Hüftgelenk nach vorne geneigten Rumpf bringt und sich mit einer Hand oder, je nach Armlänge, mit einem Ellbogen auf dem Oberschenkel abstützt.

Zur Entlastung der Iliosakralgelenke dient die in Abb. 117 gezeigte Stellung. Einbeinstand, eine Fußlänge von der Wand entfernt, die dorsalen Seiten der KA Becken/Brustkorb/Kopf an die Wand gelehnt. KLA vertikal. Der Zug der RE Hand am LK Knie entlastet die Iliosakralgelenke.

Entlastung der LWS im Sitzen durch Armstütz (Abb. 118 u. 119)

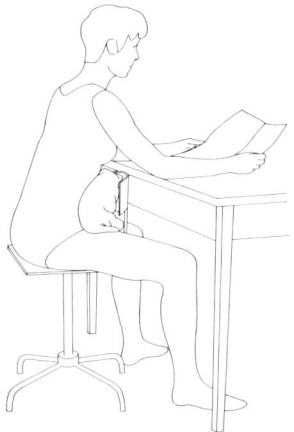

Abb. 113. „Entlastungsstellung für die LWS", im Sitzen, Arbeitsstellung

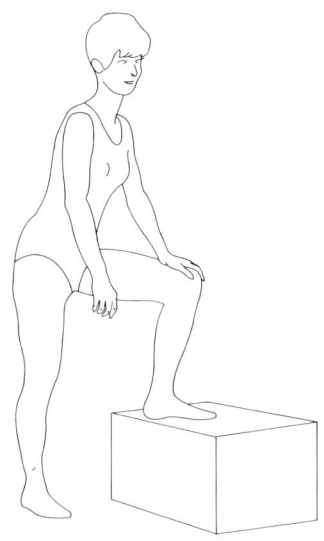

Abb. 114. „Entlastungsstellung
für die LWS", im Stand,
Arbeitsstellung

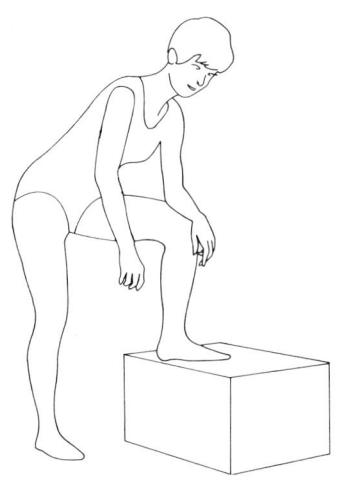

Abb. 115. „Entlastungsstellung
für die LWS", in gebückter
Haltung, Arbeitsstellung

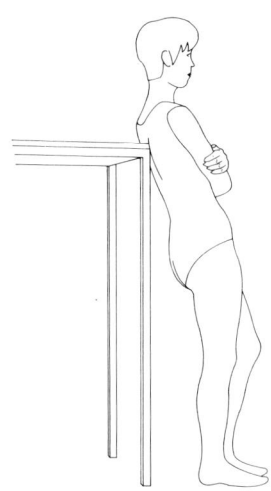

Abb. 116. „Entlastungs-
stellung für die LWS
(auch HWS)", im Stand

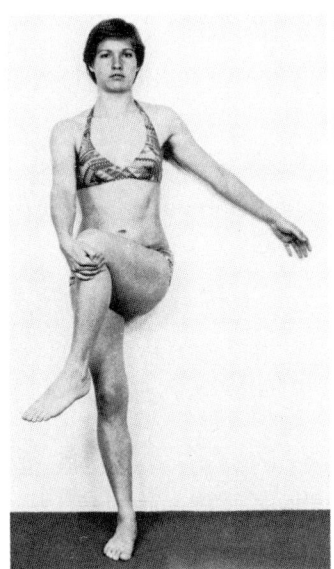

Abb. 117. „Entlastungsstellung für die LWS (Iliosakralgelenke)", im Stehen

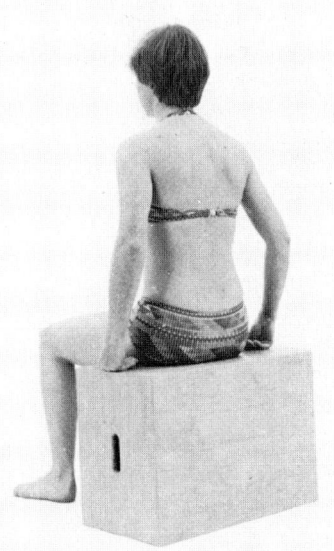

Abb. 118. ASTE für eine
„Entlastungsstellung in der
LWS", im Sitzen

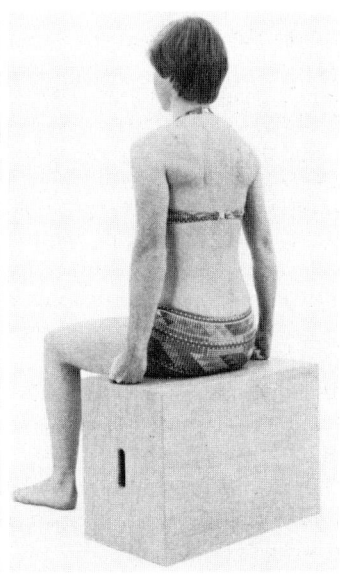

Abb. 119. „Entlastungsstellung für die LWS", im Sitzen,
durch muskuläre Aufhängung
der KA Brustkorb/Becken
am Schultergürtel

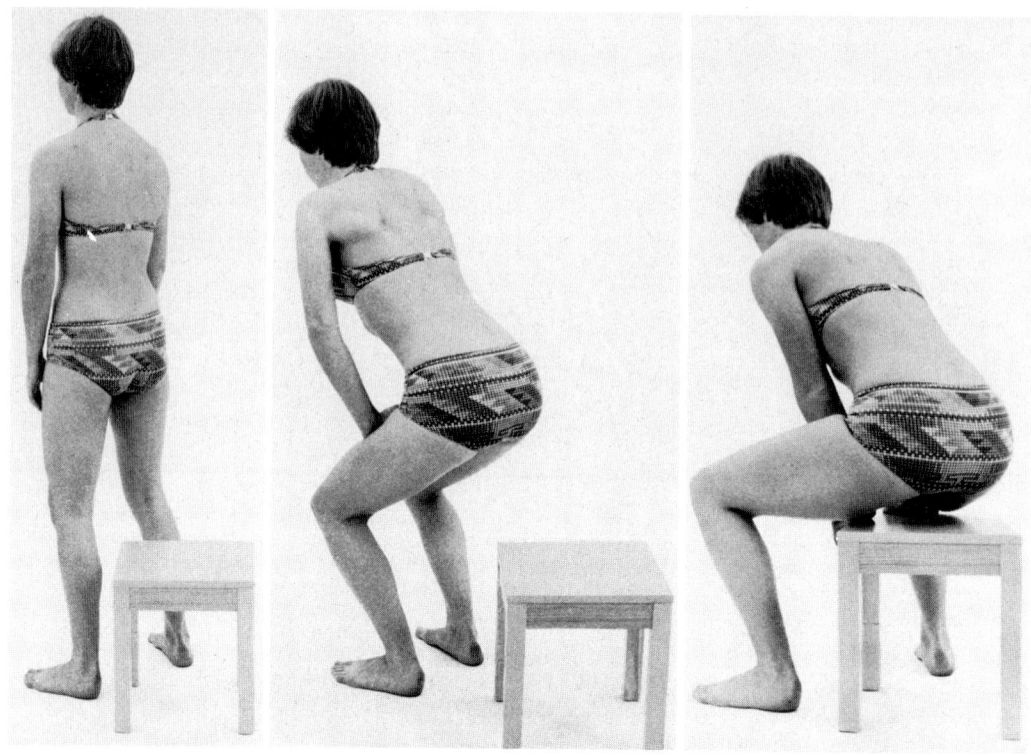

120   121   122

Abb. 120. „Entlastungsstellung für die LWS", im Stand, vor dem Absitzen, nach dem Aufstehen

Abb. 121. „Entlastungsstellung für die LWS", beim Absitzen/Aufstehen

Abb. 122. „Entlastungsstellung für die LWS", beim Absitzen/Aufstehen

Der KA Brustkorb hängt sich an den Schultergürtel. Der KA Becken gibt seinen Kontakt mit der Sitzfläche gerade nicht auf. Wenn man in dieser Entlastungsstellung die Bauch- und Lendenmuskulatur entspannt, übt das Gewicht des KA Becken einen Zug auf die Wirbelsäule aus.

Entlastung der LWS beim Aufstehen von einem Stuhl und beim Absitzen (Abb. 120 – 122).

Abdruck von der Sitzfläche (Abb. 122)

Abstützen auf den Oberschenkeln (Abb. 121)

Beim aufrechten Stand wird der KA Becken so weit unter die KA Brustkorb/Kopf geschoben, daß die Extensoren der LWS keine gerichtete Innervation gegen die Schwerkraft mehr benötigen (Abb. 120).

5.3.2. Beispiel: „Die Bewegungssegmente für eine mobilisierende Massage des LWS-Bereiches"

DISPOSITION

Analyse und Rezept

ad I.

Name der Übung: „Bewegungssegmente für eine mobilisierende Massage des LWS-Bereiches"

ad II.

● **Lernziel**

Die Wechselbeziehungen der Verformungsmöglichkeiten der LWS, zu denen der ande-

134

ren Wirbelsäulenabschnitte einerseits und zu den kaudal angrenzenden Gelenken des KA Beine andererseits verstehen lernen.

ad III.

▶ **Lernweg der Übung** „Die Bewegungssegmente für eine mobilisierende Massage des LWS-Bereiches"

ad III.1.

Funktionsanalyse in „Therapeutensprache"

ad III.1.2.

Funktionsanalyse des Bewegungsablaufes „Bewegungssegmente für eine mobilisierende Massage des LWS-Bereiches"

a) Konzeption

Es stellt sich die Frage, nach welchen Gesichtspunkten die „Bewegungssegmente" für eine mobilisierende Massage im LWS-Bereich ausgewählt werden sollen. Die Antwort ergibt sich zwangsläufig, wenn man einerseits die funktionellen Zielsetzungen, andererseits die Möglichkeiten der praktischen Durchführbarkeit berücksichtigt.

Hauptbewegungssegment für die „Mobilisierende Massage des LWS-Bereiches" ist der KA Becken. Die Bewegung des KA Becken wirkt zwangsläufig auf die Hüftgelenke, weil das Becken ein in sich geschlossener knöcherner Ring ist. Die kaudale Widerlagerung oder Begrenzung betrifft die Knie- oder Fußgelenke, die kraniale die BWS.

b) Aktivierung des Bewegungsablaufes

8. Bewegungskomponenten

FLEX der LWS ergibt EXT in den Hüftgelenken und Widerlagerung im Sinne der EXT in BWS und im aufrechten Stand auch in den Kniegelenken.

EXT der LWS ergibt FLEX in den Hüftgelenken und Widerlagerung im Sinne der FLEX in BWS und im aufrechten Stand auch in den Kniegelenken.

LATFLEX der LWS ergibt ABD/ADD oder ROT in den Hüftgelenken und Widerlagerung im Sinne der antagonistischen LAT-

FLEX in der BWS und der EVERSION/INVERSION in den unteren Sprunggelenken.

Hinweis. Ob die zwangsläufige Relation der Bewegungen des KA Becken in den Hüftgelenken bei LATFLEX der LWS eine ROT oder ABD/ADD ist, hängt von der Lagebeziehung der Oberschenkel-LA zur KLA ab. Liegen sie parallel, ist die Bewegung abduktorisch/adduktorisch. Liegen sie sagittotransversal, also rechtwinklig zur KLA, ist die Bewegung rotatorisch. Ist der Flexionswinkel der Hüftgelenke in der Sagittalebene kleiner als 90°, ist die Bewegung gemischt abduktorisch/adduktorisch und rotatorisch.

5.3.3. Beispiel: „Hüftgelenk streck' Dich" (Abb. 123 u. 124)

DISPOSITION

Analyse und Rezept

ad I.

Name der Übung: „Hüftgelenk streck' Dich"

ad II.

● **Lernziel**

Die Hüftgelenke frei, aktiv und passiv bis an die Arretierung [→ S. 27] durch das Lig. iliofemorale extendieren können.

ad III.

▶ **Lernweg der Übung** „Hüftgelenk streck' Dich"

ad III.1.

Funktionsanalyse in „Therapeutensprache"

ad III.1.1.

Funktionsanalyse der ASTE der Übung „Hüftgelenk streck' Dich"

a) Konzeption

Die Übung „Hüftgelenk streck' Dich" verlangt eine volle EXT der Hüftgelenke. Fehlt

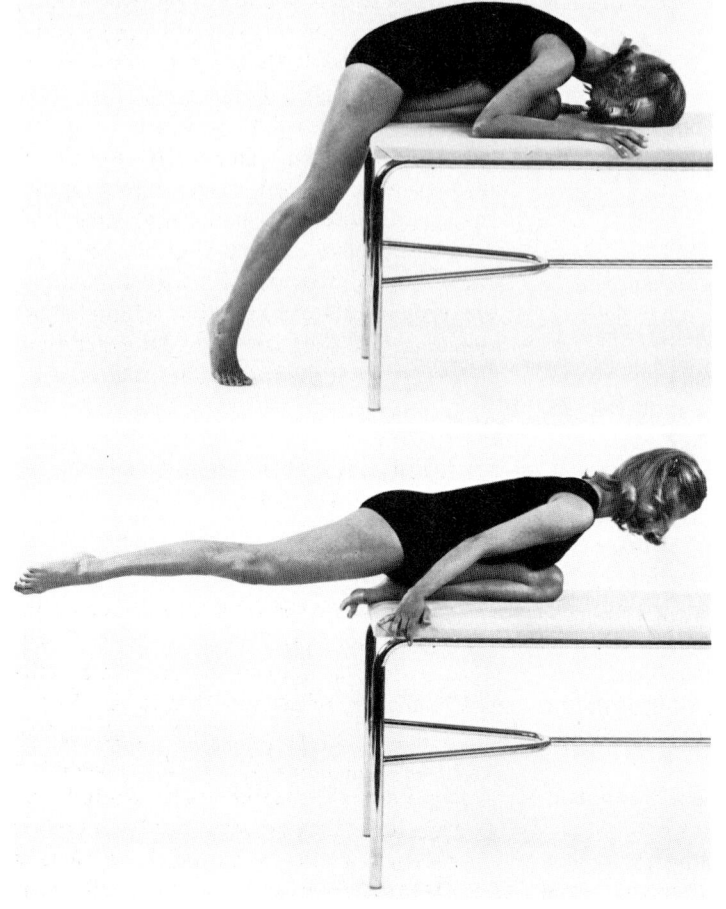

Abb. 123 u. 124. „Hüftge-
lenk streck' Dich"

Abb. 123. ASTE der
Übung „Hüftgelenk streck'
Dich"

Abb. 124. ESTE der
Übung „Hüftgelenk streck'
Dich"

diese, ist die Statik der aufrechten Haltung
schwer gestört und der Verlust der potentiellen Beweglichkeit [→ S. 48] der LWS eine
sichere Folge. Eine „Hubfreie/Hubarme
Mobilisation der LWS" ist dann nur möglich, wenn die Hüftgelenke so weit flektiert
sind, daß für die EXT eine Bewegungstoleranz von mindestens 15° bleibt. Wir wählen
darum eine ASTE, die

1. eine Bewegungstoleranz in Richtung EXT
   aufweist,
2. die EXT-Komponente des Hüftgelenkes
   unter Hubbelastung bringt und
3. den AWM [→ S. 44] einer EXT und
   LATFLEX in der LWS unterbindet.

b) Position (Abb. 123)

Unterschenkelsitz auf der Schmalseite eines
gut gepolsterten Untersuchungstisches.
Die KA Becken/Brustkorb sind auf dem LK
O'sch geparkt. Der KA Kopf ist auf dem
Untersuchungstisch geparkt. Kontaktstelle
des KA Kopf mit der U'fläche ist die Stirn.
Der KA Arme ist ebenfalls auf dem Untersuchungstisch geparkt. Kontaktfläche mit der
U'fläche ist die ventrale Seite der Unterarme.
Das RE Bein ist am Boden geparkt. Kontaktstelle ist die ventrale Seite des Vorfußes
und der Zehen.

c) Aktivierung der ASTE

3. Intensität

Ökonomische Aktivität.

4. Atmung
Ruheatmung.

8. Bewegungskomponenten
(in bezug auf die Nullstellung):

KA Beine
Beim LK Bein ist:
Das Hüftgelenk in maximaler FLEX/ in so
viel ADD und AR, daß die WB [→ S. 40] auf
die WS keine LATFLEX und keine ROT
mit sich bringt.
Das Kniegelenk in maximaler FLEX/ und
in so viel AR, daß die Ferse nicht lateral
vom Oberschenkel liegt.
Die Schaltstellen [→ S. 18] der Fuß- und
Zehengelenke sind so eingestellt, daß der
Fuß bequem über dem Rand des Tisches
liegt.
Beim RE Bein ist:
Das Hüftgelenk in mäßiger FLEX und Null-
stellung in bezug auf ABD/ADD/ROT.
Das Kniegelenk in so viel FLEX, daß keine
Aktivität im Sinne der Streckung erforder-
lich ist.
Die Schaltstellen der Fuß- und Zehengelen-
ke sind in PLANTARFLEX/PRONATION/
ZEHENEXT/ABD.

KA Becken/Brustkorb/Kopf
Die WS ist in gleichmäßiger leichter FLEX,
von kaudal her als WB der maximalen Hüftflexion, von kranial her durch die Aufstüt-
zung der KA Kopf auf dem Tisch.
KA Arme
Beim Schultergürtel steht das Akromion
ventral. Die Schultergelenke sind in EXT/
wenig ABD/AR. Die Ellbogengelenke sind
in so viel FLEX, daß die ventrale Seite der
pronierten Unterarme und die Volarseiten
der Hände mit leicht gespreizten Fingern auf
dem Tisch neben dem Kopf liegen, bereit,
sich an der Tischkante festzuhalten.

ad III.1.2.
Funktionsanalyse des Bewegungsablaufes
„Hüftgelenk streck' Dich"

a) Konzeption

Solange bei einer EXT des RE Beines im
Hüftgelenk der KA Becken auf dem Oberschenkel liegen bleibt, wird der bei Streck-
ausfällen im Hüftgelenk übliche AWM [→
S. 44] einer vorzeitigen EXT in der LWS
vermieden. Gleichzeitig ist die muskuläre
Aufhängung des Beines am Rumpf erschwert, und dadurch wird die Aktivität der
extensorischen Muskulatur des Hüftgelenkes
außerordentlich gesteigert und die reflektorische Entspannung der antagonistischen Flexoren erleichtert. Wenn die FLEX im LK
Hüftgelenk eingeschränkt ist, sollte man ein
entsprechend dickes Kissen zwischen O'sch
und Bauch klemmen.

---

ad III.2.
Instruktion der Übung „Hüftgelenk streck' Dich" in „Patientensprache"

ad III.2.1.
Verbal didaktische Hilfen

ad III.1.1. ASTE, b) Position
„Knie" mit dem linken Bein auf die Bank
(Tisch, Sofa). Dabei darfst Du Dich mit den

ad III.2.2.
Perzeptiv didaktische Hilfen

Wenn das Sitzen auf dem Unterschenkel
Kniebeschwerden macht, kann man ein Kis-

Händen abstützen. Der rechte Fuß bleibt am Boden. Du setzt Dich so auf den linken Unterschenkel, daß Du die Ferse unter dem Popo spürst. Der Fuß hängt über den Rand der Bank, und die Fußspitze schaut nach innen.

Jetzt legst Du Dich über den linken Oberschenkel, so daß Du mit der Stirn vor dem linken Knie die Bank berührst und den Kopf ablegen kannst. Die Hände sind mitgerutscht und liegen jetzt rechts und links vom Kopf auf der Bank. Du sollst Dich in dieser Stellung ganz behaglich fühlen und ruhig atmen können."

sen zwischen O'sch und U'sch schieben. Durch das Abstützen auf den Händen wird das Knie geschont. Die Fußspitze soll nach innen schauen, so daß der U'sch bei der Belastung in IR steht und der mediale Bandapparat geschont wird. Die Stelle des Bodenkontaktes beim RE Vorfuß hängt von der Höhe der Bank ab. Je niedriger die Bank, um so mehr Knieflexion ist nötig, und um so weiter weg von der Bank ist die Kontaktstelle des RE Fußes mit dem Boden. Wenn der Patient wegen verminderter Hüftflexion den KA Becken nicht auf den Oberschenkel legen kann, soll auch hier ein Kissen zwischen Bauch und O'sch eingeklemmt werden. Der Therapeut achtet besonders darauf, daß die WS außer FLEX keine Bewegungsabweichungen im Sinne von ROT und LATFLEX aufweist. Der KA Brustkorb sollte mit seiner ventralen Mitte auf dem O'sch aufliegen.

ad III.1.2. b) Aktivierung des Bewegungsablaufes

„Deine Hände wandern neben den linken Fuß, die Handflächen schauen nach unten, die Finger nach hinten. Das gibt Dir Sicherheit, wenn Du jetzt das rechte Bein ganz lang machst und nach oben hebst, zusammen mit dem Kopf, dann findest Du am besten Dein Gleichgewicht. Aber der Bauch bleibt auf dem O'sch liegen. Der Nacken ist lang, der Kopf ist nicht steif. Der Blick ist nach unten gerichtet. Der rechte Popo muß ganz gehörig arbeiten, während der Atem ruhig fließt und die Zunge locker die vorderen unteren Zähne berührt. In dieser Stellung bleibst Du, regungslos (Abb. 124).

Der Therapeut muß vor Beginn der Bewegung die Gewichte des RE Beines und der KA Brustkorb/Kopf gegeneinander abwägen. Ist es ausgeglichen, oder ist das Bein relativ leicht wie in der Abb. 123, suchen die Hände RE und LK vom LK Fuß Kontakt mit der U'fläche, um diese bei Bedarf zu vergrößern. Ist das Bein aber lang und schwer, müssen die Arme entweder als APW [→ S. 44] in die Verlängerung der KLA gebracht werden oder sie bleiben in der Position der ASTE und hängen mit Hilfe ihres Zugriffes den Körper an die Bank. Wenn die EXT des RE Hüftgelenkes dem Patienten anfänglich zuviel Mühe bereitet, soll der Therapeut das RE Bein manipulierend mit anheben und den KA Becken in der richtigen Position halten.

ad III.1.4.

Bewegungsablauf von der ESTE zurück zur ASTE

„Du darfst jetzt wieder zurück in die bequeme Stellung vom Anfang. Es geht bergab,

Um die Übung für den Patienten zu erleichtern, kann sich der Therapeut selber an die

recht steil, also mach' langsam, zieh' die Bremsen an. Ausruhen darfst du, sobald Du mit der Fußspitze den Boden wieder gefunden hast."

Hände des Patienten hängen, so daß dieser sich vorerst allein mit der Bewegung seines Beines beschäftigen muß, während der Therapeut ein fein dosiertes Gleichgewicht herstellt.

5.3.4. Beispiel: „Die Zange"
(Abb. 125 u. 126)

DISPOSITION

Analyse und Rezept

ad I.
Name der Übung: „Die Zange"

ad II.
● **Lernziel**

Stabilisation der LWS in Nullstellung, als Resultante der extensorischen Aktivität des einen gegen die flexorische Aktivität des anderen Hüftgelenkes herstellen.

ad III.
▶ **Lernweg der Übung** „Die Zange"

ad III.1.
Funktionsanalyse in „Therapeutensprache"

ad III.1.1.
Funktionsanalyse der ASTE der Übung „Die Zange"

b) Position

Seitenlage in Abb. 125 auf LK
KA Becken/Brustkorb/Kopf eingeordnet in die KLA, dabei wird der KA Kopf auf ein entsprechend dickes Kissen gelagert.
KA Beine: Das LK Bein ist gestreckt, das RE Bein in Knie und Hüftgelenk gebeugt und auf einem entsprechend dicken Kissen gelagert.
KA Arme: Der LK Arm liegt ventral vom KA Brustkorb. Der RE Arm ist auf ein entsprechend dickes Kissen gelagert.

c) Aktivierung der ASTE

8. Bewegungskomponenten
Alle WS-Abschnitte befinden sich in Nullstellung
LK Bein
Das Hüftgelenk ist in so viel EXT, daß die LWS in Nullstellung bleibt/Nullstellung in bezug auf ABD/ADD/ROT.
Das Kniegelenk ist in EXT.
Die Schaltstellen der Fuß- und Zehengelenke sind in PLANTARFLEX/PRONATION/ZEHENFLEX. Bei guter EXT im Hüftgelenk liegen LK Fuß und LK Knie dorsal von der mittleren Frontalebene.
RE Bein
Das Hüftgelenk ist in so viel FLEX, daß die LWS in Nullstellung bleibt/ Nullstellung in bezug auf ABD/ADD/ROT. Das Kniegelenk ist in ± 90° FLEX.
Die Schaltstellen der Fuß- und Zehengelenke sind in DORSALEXT/INVERSION/ZEHENEXT. Bei gut beweglichen Hüftgelenken steht die LK O'sch-LA dorsal von der mittleren Frontalebene.

ad III.1.2.
Funktionsanalyse des Bewegungsablaufes der Übung „ Die Zange"

a) Konzeption

Um eine Stabilisation der LWS in Nullstellung von den Beinen her zu erreichen, stellen wir uns die Frage, unter welchen Umständen wir diese Stabilisierung überhaupt wünschen und brauchen, wo wir doch in der „Hubfreien/Hubarmen Mobilisation der WS" die potentielle Beweglichkeit und ständige Verformung dieses WS-Abschnittes postuliert haben. Die Antwort ist einfach. Sobald die KLA sich aus der Vertikalen begibt und die

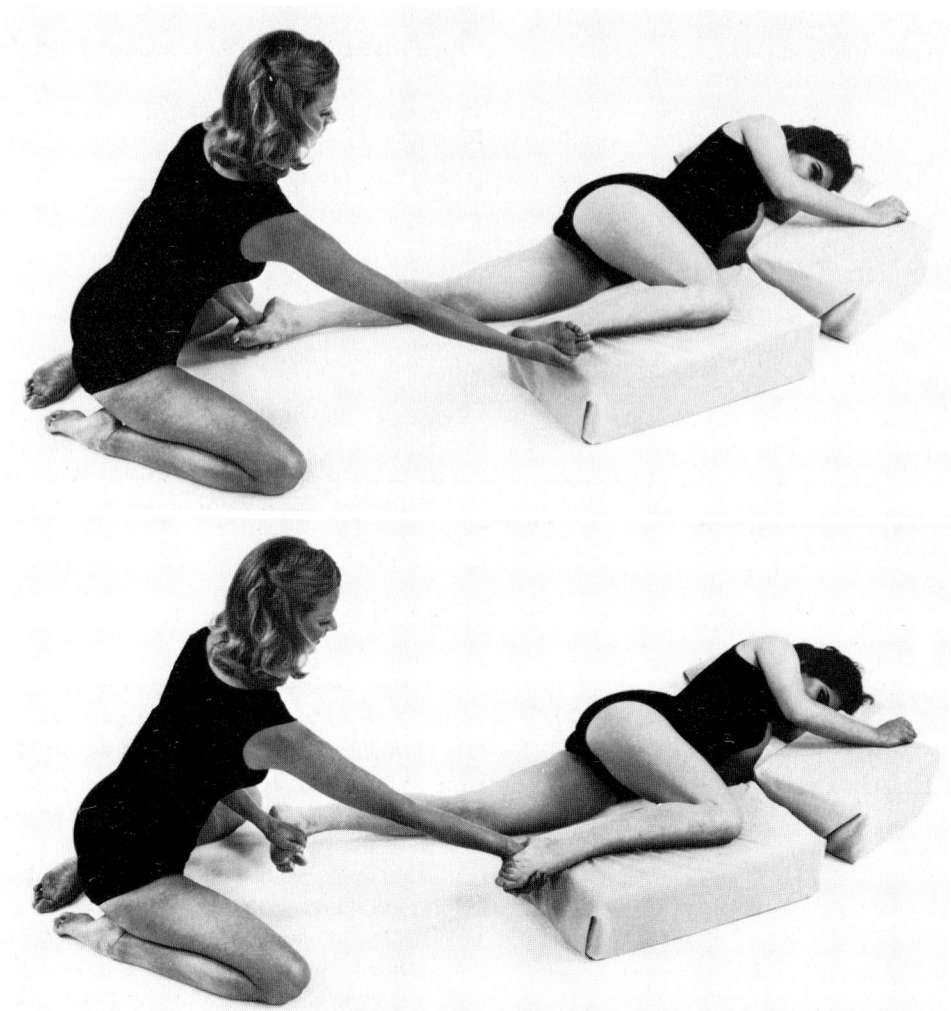

Abb. 125 u. 126. „Die Zange"

Abb. 125. „Die Zange", Hüftgelenkswiderstand RE FLEX/LK EXT

Abb. 126. „Die Zange", Hüftgelenkswiderstand RE EXT/LK FLEX

Gewichte der KA nicht gelagert sind, sollte sich die LWS automatisch stabilisieren. Da sich die Gewichte der Beine je nach ihrer Lagebeziehung zum übrigen Körper ständig an die ventrale/dorsale/laterale Muskulatur des Rumpfes hängen, ist es naheliegend, zu Übungszwecken von den Beinen her auf die bewegende und darum auch stabilisierende Muskulatur der LWS einzuwirken.

b) Aktivierung des Bewegungsablaufes

1. Planung

Der FLEX/EXT-Antagonismus der Hüftgelenke ist ein Grundmechanismus der Fortbewegung des Menschen. Dabei ist die FLEX-Komponente mehr dem Spielbein, die EXT-Komponente mehr dem Standbein zugeordnet. Der Therapeut gibt nun alternierend folgende Widerstände:

a) Simultan-Widerstand (Abb. 125)

RE: Zehen EXT, Fußgelenke DORSAL-EXT/INVERSION, Kniegelenk FLEX/AR, Hüftgelenk FLEX/ADD/AR.

WB = ventrale Fixierung des Beckens an den Brustkorb, Flexoren der LWS.

LK: Zehen FLEX, Fußgelenke PLANTAR-FLEX/PRONATION, Kniegelenk EXT, Hüftgelenk EXT/ABD/IR.

WB = Stabilisierung der WS in EXT.

Hinweis. Die Aktivitäten am Rumpf widerlagern sich gegenseitig, dadurch kommt keine Bewegung, jedoch die erstrebte Stabilisation zu Stande.

b) Ohne die Stellung der Beine zu verändern (mit Ausnahme der Füße, die durch den Wechsel dem Therapeuten eine bessere Angriffsfläche für den Widerstand bieten; Abb. 126), gibt der Therapeut nun dem LK Bein den FLEX- und dem RE Bein den EXT-Widerstand für das Hüftgelenk usw., beliebig oft wechselnd. Bildlich gesprochen: Einmal versucht der Therapeut, die „Zange" zu schließen, das andere Mal, die „Zange" zu öffnen.

5.3.5. Beispiel: „Auf und Zu"
(Abb. 127/128 u. 129/130)

DISPOSITION

Analyse und Rezept

ad I.
Name der Übung: „Auf und Zu"

ad II.
● **Lernziel**

Volle EXT in den Hüftgelenken durch kaudale und kraniale aktive Widerlagerung im aufrechten Stand erreichen [→ S. 9 u. 42].

ad III.
▶ **Lernweg der Übung „Auf und Zu"**

ad III.1.
Funktionsanalyse in „Therapeutensprache"

ad III.1.1.
Funktionsanalyse der ASTE der Übung „Auf und Zu"

a) Konzeption

Um das Lernziel, volle EXT der Hüftgelenke im aufrechten Stand, durch kaudale und kraniale AW verwirklichen zu können, nehmen wir in der ASTE die zum Lernziel antagonistische Stellung in den kritischen Schaltstellen der Bewegung ein. Folglich wird die ASTE eine kaudale und kraniale AW der FLEX der Hüftgelenke im aufrechten Stand sein müssen.

b) Position (Abb. 127 u. 129)

Aufrechter Stand

KA Beine: Die Fußsohlen haben Bodenkontakt. Die Kniegelenke weichen nach vorne, die Hüftgelenke nach hinten von der mittleren Frontalebene ab.

KA Becken: Der Bauch schaut nach vorne/unten. Der Unterbauch ist lang.

KA Brustkorb: Das Sternum steht vertikal. Der Oberbauch ist kurz.

KA Kopf: Der Kopf steht über der U'fläche. Der Hals ist vorne lang.

KA Arme: Die Hände sind auf dem KA Becken abgestützt. Die Schultergelenke stehen vor der mittleren Frontalebene.

c) Aktivierung der ASTE

1. Planung

Um die ASTE zu finden, gehen wir vom aufrechten Stand aus. Wichtig ist dabei, daß Vorfuß und Ferse gleichmäßig belastet sind. Würden die Fersen allein gegen den Boden drücken, so ginge die Aktivierung des Quadrizeps gegen die Einwirkung der Schwerkraft verloren. Sie wäre überflüssig, weil die Kniegelenke durch Arretierung an den dorsalen Bändern gesichert wären. Um nun das „Auf" unserer Übung „Auf und Zu" in der

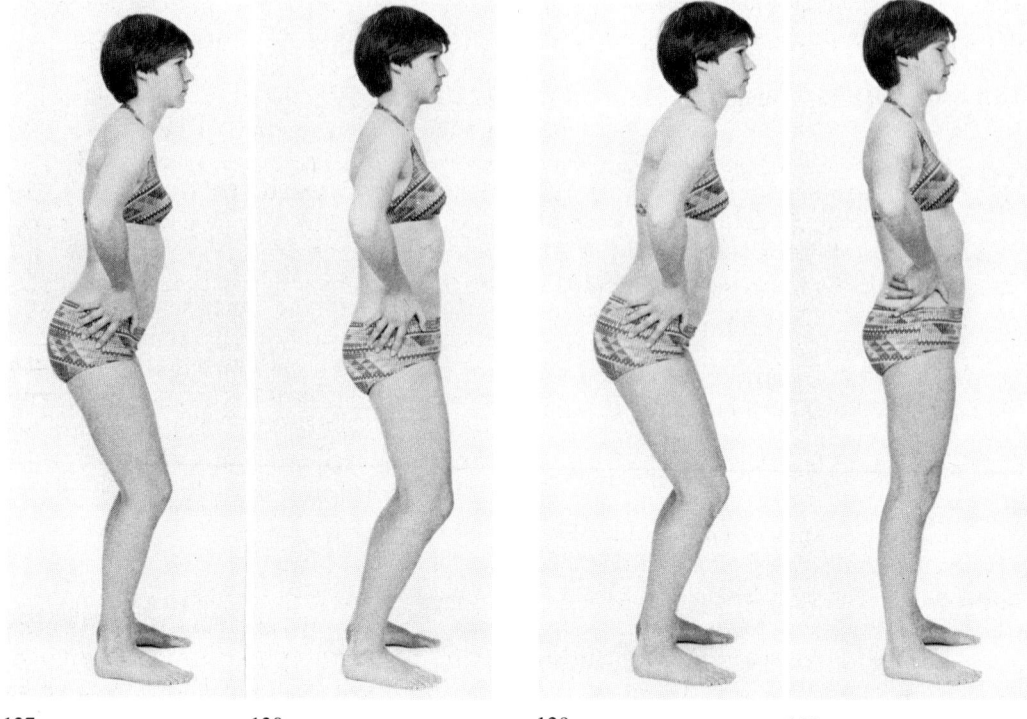

127   128   129   130

Abb. 127 – 130. „Auf und Zu"

Abb. 127. ASTE der Vorübung „Auf und Zu"

Abb. 128. ESTE der Vorübung „Auf und Zu" (Kniegelenke sind in FLEX geblieben)

Abb. 129. ASTE der Hauptübung „Auf und Zu"

Abb. 130. ESTE der Hauptübung „Auf und Zu"

ASTE zu verwirklichen, brauchen wir nur die Aktivität der Knie- und Hüftgelenke zu reduzieren, dabei wird der Patient funktionell etwas verkürzt. Er knickt in Knie- und Hüftgelenken ein. Der Brustkorb sinkt zusammen. Damit ist die gewünschte ASTE erreicht.

2. Richtung

Aus dem aufrechten Stand in die ASTE bewegen sich die Distanzpunkte
der Fußgelenke, die Knie, nach vorne/unten,
der Kniegelenke, die TP, nach hinten/unten,
der Hüftgelenke, die Spinae, nach vorne/unten,

der BWS, die Incisura jugularis, und der Processus ensiformis nach hinten/unten,
der Akromioklavikulargelenke, das RE/LK Akromion, nach vorne/unten.

ad III.1.2.
Funktionsanalyse des Bewegungsablaufes der Übung „Auf und Zu"

a) Konzeption

Wenn im Bewegungsverhalten eines Patienten die volle EXT der Hüftgelenke über längere Zeit nicht mehr benützt wurde, braucht es auch dann ein differenziertes Training, wenn die EXT der Hüftgelenke möglich wäre. Ist sie eingeschränkt, braucht es sehr viel Geduld, um dieses Bewegungsdefizit zu verkleinern oder gar zu beseitigen. Da wir die EXT der Hüftgelenke vor allen Dingen im Gehen und Stehen brauchen, also bei kleiner U'fläche, müssen wir auch mit kleiner U'fläche üben und versuchen, die AWM [→ S. 44] zu vermeiden, die diesen Funktionsverlust unterhalten. Wir wollen einerseits mit wenig Kraft, andererseits mit der Technik der AW die EXT der Hüftgelenke zurückgewinnen.

b) Aktivierung des Bewegungsablaufes

1. Planung

Phase I = Die Phase I ist als Vorübung zu verstehen.
Diese ist unerläßlich, wenn in einem oder beiden Hüftgelenken die Nullstellung in bezug auf FLEX/EXT nicht erreicht werden kann. In der ASTE (Abb. 127) sind die Hüftgelenke in FLEX. Die EXT wird in der Vorübung nur vom proximalen Hebelarm, also vom KA Becken ausgeführt. Die AW besteht darin, daß die Knie zu räumlichen Fixpunkten bestimmt werden. Zur AW der kompensatorischen FLEX der LWS wird die BWS extendiert (Abb. 128).
Phase II = Die Phase II ist die Hauptübung.
Die EXT der Hüftgelenke wird sowohl vom proximalen als auch vom distalen Hebelarm ausgeführt. Das ist das „Zu" in unserer Übung „Auf und Zu". Auf diese Weise werden sowohl ein kranialer als auch ein kaudaler AWM vermieden. Um ganz sicher zu gehen, wird die Bewegung des distalen Hebelarms weiter kaudal, und die Bewegung des proximalen Hebelarms weiter kranial nochmals widerlagert (Abb. 130).

2. Richtung

Phase II = Die Distanzpunkte des proximalen Hebelarmes der Hüftgelenke, die beiden Spinae, gehen nach oben/hinten, der Distanzpunkt Spitze des Schwanzbeines geht

nach unten/vorne. Gleichzeitig gehen die Distanzpunkte der distalen Hebelarme der Hüftgelenke, die Knie, nach oben/hinten. Die Hüftgelenke ihrerseits gehen nach vorne/oben. *Dabei werden sie extendiert.* Die kraniale WB, die FLEX der LWS, wird durch die TRANSLATION des KA Kopf nach hinten aktiv widerlagert, dabei bewegen sich der Distanzpunkt der BWS C 7 nach oben/hinten und der Distanzpunkt Incisura jugularis, nach oben.

Die kaudale WB, die PLANTARFLEX der U'sch in den oberen Sprunggelenken, wird durch das Beibehalten der Vorfußbelastung aktiv widerlagert.

3. Intensität

Die Intensität soll während der Bewegungsphasen sehr niedrig sein und in der erreichten ESTE zunehmen. Will man eine große Steigerung, soll der Scheitelpunkt vom Boden weg nach oben streben, ohne daß die Fersen den Bodenkontakt verlieren. Auf diese Weise kann man die WS in der KLA selbst extendieren, weil jeder Wirbelsäulenabschnitt eine kaudale und eine kraniale Widerlagerung erfährt, und nur noch die Richtung nach oben möglich ist. Das Zurück zur ASTE wird durch langsames Nachlassen der Intensität eingeleitet und weitergeführt.

4. Atmung

Ruheatmung in der Bewegungsphase. Inspiratorisches und exspiratorisches Pfeifen in der Haltephase.

7. Zeitliche Koordination

In der Hauptübung ist es von großer Wichtigkeit, daß proximaler und distaler Hebelarm der Hüftgelenke simultan bewegt werden, dasselbe gilt für die Rückbewegung in die ASTE.

ad III.2.
Instruktion der Übung „Auf und Zu" in „Patientensprache"

ad III.2.1.
Verbal didaktische Hilfen

ad III.2.2.
Perzeptiv didaktische Hilfen

ad III.1.1. ASTE, b) Position

„Steh' aufrecht, ohne Aufwand. Die Schultern sollst Du nicht nach hinten ziehen. Wenn Du mit den Händen die Seiten Deiner Oberschenkel abtastest, spürst Du ganz seitlich unter der Haut je einen Knochen. Das ist die Stelle, die über der Mitte der Füße stehen soll. Den Druck des Bodens spürst Du besonders deutlich gegen den Vorfuß. Die Zehen sind dabei ganz entspannt. Jetzt läßt Du die Knie und gleichzeitig den Popo los. Die Knie knicken nach vorne, der Popo nach hinten ein, auch der Brustkorb sinkt ein wenig zusammen."

Beim aufrechten Stand muß der Therapeut darauf achten, daß die Aktivität ökonomisch ist. Die Lage der TP über den Fußgewölben ist für das Einsinken der Knie- und Hüftgelenke wichtig. Wenn der KA Becken sich bei der FLEX der Hüftgelenke nicht ebenfalls in Richtung FLEX bewegt, soll der Therapeut die Beckenbewegung manipulierend unterstützen. Als Hilfestellung sitzt der Therapeut auf einem Hocker, RE/LK vom Patienten, und legt die eine Hand auf die Knie, die andere Hand auf das Gesäß des Patienten. Er kann zusätzlich die Unterschenkel des Patienten zwischen seine Knie nehmen, und auf diese Weise die ASTE herbeiführen.

ad III.1.2. b) Aktivierung des Bewegungsablaufes

„Diese ASTE hat aus Dir eine etwas klägliche Figur gemacht. Du hast die Bremsen der Muskeln am Popo und an den Knien „auf"gemacht, wie es der Name der Übung sagt. Jetzt wird „zu"gemacht. Ohne Hast, ohne Kraft gehen die Knie nach hinten und der Popo nach vorne, ein bißchen weicht der Blick zurück, der Nacken wird lang, und immer spürst Du den Druck des Bodens gegen Deine Fußballen. Der Atem geht leicht, auch wenn die Bewegung zu Ende ist, wenn alles „Zu" ist. Jetzt kannst Du Deine Kräfte messen. Die Knie wollen nach hinten, der Popo nach vorne, der Kopf nach oben und die Füße nach unten, alle sind gleich stark, darum geschieht keine Bewegung mehr, bis du alle Kraft losläßt, alles „Auf" machst und wieder am Anfang stehst. Die Knie nach vorne, der Popo nach hinten eingeknickt und die Brust ein wenig eingesunken. Jetzt kann die Bewegung anlaufen. „Auf" und „Zu", so oft Du willst."

Der Therapeut klopft vor Beginn des Bewegungsablaufes auf die Knie des Patienten und sagt ihm, sie müßten sich nach hinten bewegen, während simultan das Gesäß, auf das ebenfalls geklopft wird, nach vorne soll, bis der Patient die Dehnung der iliofemoralen Bänder, ventral von den Hüftgelenken, als angenehmen Zug realisiert. Bis der Therapeut die Pulsation der Arteria femoralis palpieren kann, bedarf es meistens verschiedener manipulierender Hilfsgriffe: (1) Mit einer Hand am Unterbauch des Patienten wird die EXT der Hüftgelenke vom proximalen Hebelarm unterstützt, während die andere Hand den TP nach vorne schiebt und so den Femurkopf gegen das Lig. iliofemorale drückt. Sobald der Patient die räumlichen Verschiebungen wahrgenommen hat, kann er sie auch ohne Hilfe reproduzieren, weil sie dann als Gleichgewichtsreaktion ablaufen. (2) Entsprechende Manipulationen sorgen für das Einordnen der KA Brustkorb/Kopf in die KLA.

5.4. Anpassung des Modells an besondere Probleme der Brustwirbelsäule

Der Wirbelsäulenabschnitt „BWS" hat dem KA Brustkorb das „STABILE" als Funktionsmerkmal eingetragen [→ S. 50]. Nicht nur in der Fortbewegung und der aufrechten Haltung, auch bei fast allen manuellen Aktivitäten sollte die Brustwirbelsäule in EXT stabilisiert sein, um die potentielle Rotationsfähigkeit der Wirbelsäule um die KLA zu garantieren. Sobald dieser Haltungsreflex aus was für Gründen auch immer fehlt, resultieren daraus (a) eine funktionelle Fehlatmung wegen behinderter, normaler Rippenbewegungen, (b) der Verlust potentieller Beweglichkeit [→ S. 48] der kaudal und kranial angrenzenden lordotischen Wirbelsäulenabschnitte LWS/HWS, (c) die fehlende Bereitschaft, aus der Peripherie ankommende Bewegungsimpulse aufzufangen und durch AW oder als WB zu verarbeiten. Das führt einerseits zu vermehrter Abnützung der angrenzenden Strukturen und erklärt andererseits die Unfähigkeit, wirklich schnelle, gezielte, kraftvolle Bewegungen ohne Schaden auszuführen.

Häufige Ursachen statischer Fehlbelastungen der BWS

1. Hypoaktivität wegen mangelnder Stabilisation der BWS in EXT. Die Gründe sind mannigfaltig. Es kann sich um den Verlust der normalen Haltung wegen Ermüdung durch statische Überbelastung z. B. bei sitzenden Beschäftigungen handeln. Häufig ist sie einfach der Ausdruck einer geistigen Haltung oder aber eines depressiven Gemütszustandes.

2. Alle Arten von Fehlatmung.

3. Verminderte Brustkyphose (– BWS) beim Flachrücken. Einerseits fehlt der extensions-stimulierende Einfluß der Schwerkraft, der die Stabilisation spontan bewirkt, andererseits wird die Belastung durch Armbewegungen stärker wegen der verschlechterten Stabilisation der Schulterblätter auf einem Thorax mit verkleinertem sagittotransversalen Durchmesser [→ S. 62].

4. Vermehrte Brustkyphose (+ BWS) beim Rundrücken. Einerseits verlangt der extensionsstimulierende Einfluß der Schwerkraft zuviel Hubleistung, andererseits wird die Belastung durch Armbewegungen stärker wegen der verschlechterten Stabilisation der Schulterblätter auf einem Thorax mit vergrößertem sagittotransversalen Durchmesser.

5. Häufige Fehlformen, wie Skoliosen oder nur skoliotische Haltungen im Rotationsbereich der unteren BWS oder kaudale und kraniale Verlängerungen der Kyphose in den oberen Bereich der LWS und unteren Bereich der HWS bei gleichzeitig bestehender Verminderung der Kyphose im mittleren Bereich der BWS.

6. „Der Zebunacken" (vermehrte Kyphose um C 7), der den KA Kopf aus der KLA nach vorne abweichen läßt.

7. Die sehr häufige Pseudoversteifung der oberen BWS als Folge der Überbelastung dieses Bereiches durch den Schultergürtel. Dabei handelt es sich weniger um Belastungen durch Armbewegungen als um eine Fehlfunktion des Schultergürtels im Rahmen einer Gleichgewichtsreaktion.

5.4.1. Beispiel: „Entlastungsstellungen für die BWS"
(Abb. 109, 110, 111, 113, 131, 141 u. 142)

DISPOSITION

Analyse und Rezept

ad I.
Name der Übung: „Entlastungsstellungen für die BWS"

ad II.
● Lernziel

Die Fähigkeit, für jeden Patienten Ruhestellungen und Arbeitshaltungen zu bestimmen, die die BWS in die richtige EXT-Stellung bringen, das Gewicht des KA Brustkorb neutralisieren und die Lagebeziehung des KA Brustkorb zu den angrenzenden KA normalisieren.

ad III.
▶ Lernweg der Übung „Entlastungsstellungen für die BWS"

ad III.1.

Funktionsanalyse der Übung in „Therapeutensprache"

ad III.1.1.

Funktionsanalyse der ASTE „Entlastungsstellungen für die BWS"

a) Konzeption

Wir brauchen grundsätzlich eine Schlaf- und Ruhestellung, Sitzstellungen, Arbeitsstellung im Sitzen.

b) Position

I) Abb. 111 in SL, Abb. 110 in BL, Abb. 109 in RL

Diese SL, aus der Schwangerschaftsgymnastik als Read'sche Entspannungslage bekannt, unterscheidet sich von dieser durch das große Kissen, das unter den Oberschenkel, den Oberbauch und Unterbauch buchstäblich „gestopft" wird. Auf diese Weise ist die BWS entlastet. Die Arme werden auf dem Boden gelagert.

Bei der BL ist es wichtig, daß das Kissen bis unter den Brustkorb reicht und daß der Kopf so auf einem Kissen gelagert wird, daß der Schultergürtel Bewegungstoleranzen in alle Richtungen hat.

Bei der RL ist die Lagerung der Arme wichtig. Bei extremem Flachrücken werden die Armkissen noch etwas unter den Brustkorb geschoben. Bei „Zebunacken" muß das Kissen unter dem KA Kopf flach, aber hoch genug sein.

II) Abb. 131

Ruhestellung im Stehen, die leicht tagsüber zur Entlastung der BWS eingenommen werden kann. Man achte auf die Schrittstellung, wobei das vordere Knie sich gegen die Wand stützt. Die KLA hat so viel Vorneigung, daß der KA Kopf an der Wand eine Abstützung findet, ohne daß die Einordnung der KA Becken/Brustkorb/Kopf in der KLA gestört wird. Die durch einen Griff der Hände vereinigten Arme haben eine Abstützung gegen die Wand und auf dem Kopf.

III) Abb. 141

Ruhestellung im Sitzen, als Zuhörer und Zuschauer oder Autofahrer.

IV) Abb. 113, 142

Entlastungsstellung im Sitzen als Arbeitsstellung.

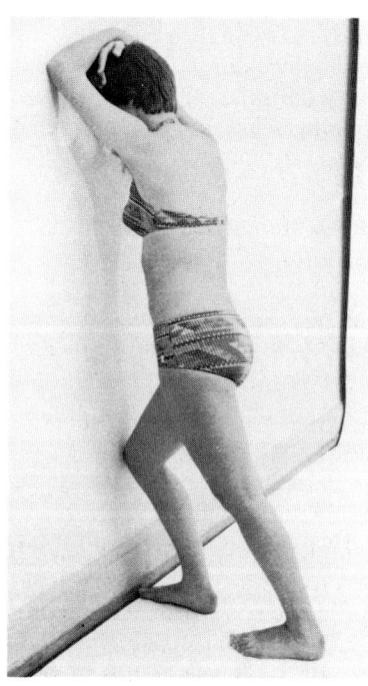

Abb. 131. „Entlastungsstellung für die BWS"

146

5.4.2. Beispiel: „Die Bewegungssegmente für eine mobilisierende Massage des BWS-Bereiches"

DISPOSITION

Analyse und Rezept

ad I.
Name der Übung: „Bewegungssegmente für eine mobilisierende Massage des BWS-Bereiches"

ad II.
● **Lernziel**

Die Wechselbeziehung der Stabilisation der BWS in EXT zu den in die Atmung involvierten Rippenbewegungen an der BWS verstehen. Die Wechselbeziehungen der BWS zur kaudal liegenden LWS und zur kranial liegenden HWS sowie zum ebenfalls unmittelbar an den KA Brustkorb angrenzenden KA Arme berücksichtigen.

ad III.
▶ **Lernweg**

„Bewegungssegmente für eine mobilisierende Massage des BWS-Bereiches"

ad III.1.
Funktionsanalyse in „Therapeutensprache"

ad III.1.2.
Funktionsanalyse des Bewegungsablaufes „Bewegungssegmente für eine mobilisierende Massage des BWS-Bereiches"

a) Konzeption

Es stellt sich die Frage, nach welchen Gesichtspunkten man die „Bewegungssegmente" für eine mobilisierende Massage im BWS-Bereich auswählen soll. Die Antwort ergibt sich, wenn man einerseits die funktionellen Zielsetzungen, andererseits die Möglichkeiten der praktischen Durchführbarkeit berücksichtigt.

Zwei funktionelle Wesensmerkmale kennzeichnen den BWS-Bereich:
1. Die Brustwirbelsäule wird sowohl kaudal als auch kranial von einem in sich beweglichen Wirbelsäulenabschnitt begrenzt. Das ergibt die folgenden Bewegungssegmente: *BWS zur LWS* und *BWS zur HWS*.
Die Notwendigkeit der stabilisierenden EXT-Komponente der BWS findet hier eine funktionell einleuchtende Begründung und Erklärung.
2. An den KA Brustkorb grenzen drei andere KA. Kaudal der KA Becken, kranial die KA Arme/Brustkorb. Das ergibt die folgenden Bewegungssegmente: *BWS zu den Rippen, Thorax zum Schultergürtel* und *Schultergürtel zu den Oberarmen*.
Die Vielfalt der funktionellen Probleme erklärt sich aus der topographischen Lage der Brustwirbelsäule.

b) Aktivierung des Bewegungsablaufes

2. Richtung und

8. Bewegungskomponenten

Die *EXT der BWS* (bewegter Distanzpunkt C 7 geht nach kranial/dorsal) wird durch eine TRANSLATION des KA Kopf nach DORSAL im Sinne einer WB verstärkt und durch eine FLEX der LWS widerlagert (Distanzpunkt Spitze des Schwanzbeines ist räumlicher Fixpunkt oder bewegt sich nach kaudal/ventral) [→ S. 70 u. 19].
Die FLEX der BWS (bewegter Distanzpunkt C 7 geht nach kaudal/ventral) bewirkt im Sinne der WB eine EXT in der HWS und wird durch eine EXT der LWS widerlagert (Distanzpunkt Spitze des Schwanzbeines ist räumlicher Fixpunkt oder bewegt sich nach kranial/dorsal).
Die LATFLEX der BWS (bewegter Distanzpunkt C 7 geht nach RE/LK lateral/kaudal) bewirkt im Sinne der WB eine antagonistische LATFLEX in der HWS und wird durch eine räumliche Fixierung der Verbindungslinie der RE/LK Spina widerlagert.
Die ROT der BWS (bewegter Zeiger frontotransversaler Thorax-ϕ dreht in seiner

Transversalebene + [im Uhrzeigersinn] oder − [im Gegenuhrzeigersinn]) bewirkt im Sinne der WB eine antagonistische ROT in der HWS (das Gesicht schaut unverändert nach ventral), und wird durch die räumliche Fixierung oder antagonistische Drehung des kaudalen Zeigers (Verbindungslinie der RE/ LK Spina) widerlagert.

Die Hebung/Senkung der Rippen an der BWS (bewegter Distanzpunkt Incisura jugularis geht bei der Hebung nach ventral/kranial [inspiratorisch], bei der Senkung nach dorsal/kaudal [exspiratorisch]). Die Hebung der Rippen wird durch FLEX der BWS, die Senkung der Rippen durch EXT der BWS widerlagert.

Die Bewegung des RE/LK Schulterblattes auf dem Thorax (bewegter Distanzpunkt ist das Akromioklavikulargelenk, kurz Akromion genannt). Die Bewegung des Distanzpunktes Akromion nach kranial/medial wird durch die Senkung der gleichseitigen Rippen und durch Fixierung der BWS in bezug auf Verformung in der Frontalebene widerlagert. Die Bewegung des Distanzpunktes Akromion nach kaudal/lateral wird durch die Hebung der gleichseitigen Rippen und durch Fixierung der BWS in bezug auf die Frontalebene widerlagert.

Die Bewegung des Distanzpunktes RE Akromion nach kranial/ventral wird durch die Senkung der gleichseitigen Rippen, durch die EXT der BWS und durch eine Thorax/ + ROT der BWS widerlagert.

Die Bewegung des Distanzpunktes RE Akromion nach kaudal/dorsal wird durch die Hebung der gleichseitigen Rippen, durch wenig FLEX der BWS und durch eine Thorax/ − ROT der BWS widerlagert.

Die Bewegungen des Schultergürtels gegen den Oberarm (distaler Distanzpunkt des Schultergelenkes ist der Ellbogen; distaler Distanzpunkt des Sternoklavikulargelenkes ist das Akromion [→ S. 87 – 90]). Wenn der Distanzpunkt Ellbogen sich in der mittleren Frontalebene nach kranial/lateral bewegt, wird die *ABD im Schultergelenk* durch

eine kaudal/lateral-Bewegung des Akromions widerlagert.

Wenn sich der Distanzpunkt Akromion in der mittleren Frontalebene nach kranial/medial bewegt, wird die *ADD im Schultergelenk* durch eine Bewegung des Ellbogens nach medial widerlagert.

Wenn der Distanzpunkt Ellbogen sich in seiner Sagittalebene nach kranial/ventral bewegt, wird die *FLEX im Schultergelenk* durch eine Bewegung des Akromions nach ventral/kaudal widerlagert. Wenn sich der Distanzpunkt Ellbogen in seiner Sagittalebe nach kranial/dorsal bewegt, wird die *EXT im Schultergelenk* durch eine Bewegung des Akromions nach dorsal/kaudal widerlagert.

Wenn die Oberarm-LA parallel zum fronto-transversalen Thorax-ϕ steht, und sich der Ellbogen in seiner Transversalebene nach ventral/medial bewegt, wird die *HORIZONTALADD NACH VENTRAL im Schultergelenk* durch eine Bewegung des medialen Schulterblattrandes nach medial widerlagert.

Wenn die O'arm-LA parallel zum frontotransversalen Thorax-ϕ steht, und sich der Ellbogen in seiner Transversalebene nach dorsal/medial bewegt, wird die *HORIZONTAL-ADD NACH DORSAL im Schultergelenk* durch eine Bewegung des medialen Schulterblattrandes nach lateral widerlagert.

Wenn die Oberarm-LA parallel zum fronto-transversalen Thorax-ϕ und die Unterarm-LA in sagittotransversalen Ebenen stehen (90° Ellbogen-FLEX), und das Handgelenk sich nach kranial/dorsal bewegt, wird die *AR im Schultergelenk* durch eine Bewegung des Akromions nach ventral/kaudal widerlagert.

Wenn die Oberarm-LA parallel zum fronto-transversalen Thorax-ϕ und die Unterarm-LA in sagittotransversalen Ebenen stehen (90° Ellbogen-FLEX), und das Handgelenk sich nach kaudal/dorsal bewegt, wird die *IR im Schultergelenk* durch eine Bewegung des Akromions nach dorsal/kaudal widerlagert.

Merke
Nach der Zusammenstellung der Bewegungsrichtungen und -komponenten der Bewegungssegmente, ist es die Aufgabe des Therapeuten, die mobilisierende Massage durch geschickte Manipulation praktisch anzuwenden und von den vielen noch möglichen Kombinationen, je nach Bedarf, Gebrauch zu machen.

5.4.3. Beispiel: „Im Gleichgewicht“
(Abb. 132 – 134)

DISPOSITION

Analyse und Rezept

ad. I.
Name der Übung: „Im Gleichgewicht“

ad II.
● **Lernziel**

Eine Stimulation der BWS in EXT bewerkstelligen können, und zwar mit Hilfe des Gewichtes des eigenen Beines, bei simultan freier Rippenmobilität und minimaler Aktivität der übrigen Rumpf- und Extremitätenmuskulatur, mit Ausnahme der Hände.

ad III.
▶ **Lernweg der Übung** „Im Gleichgewicht“

ad III.1.
Funktionsanalyse der Übung „Im Gleichgewicht“ in „Therapeutensprache“

ad III.1.1.
Funktionsanalyse der ASTE der Übung „Im Gleichgewicht“

b) Position (Abb. 132)

Hockersitz, Abstand Hüftgelenke/Boden ≧ Abstand Kniegelenke/Boden.
KA Becken/Brustkorb/Kopf, eingeordnet in die vertikal stehende KLA.
KA Beine in bequemer Grätsche am Boden geparkt [→ S. 55]. KA Arme: Der Schultergürtel auf dem KA Brustkorb parkiert. Die Unterarme auf den Oberschenkeln parkiert. Die Hände leicht gefaltet.

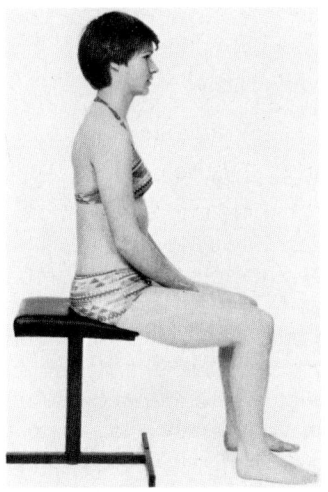

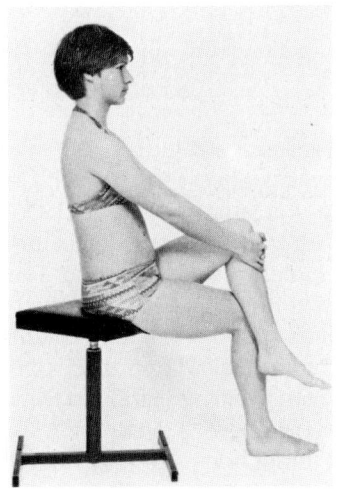

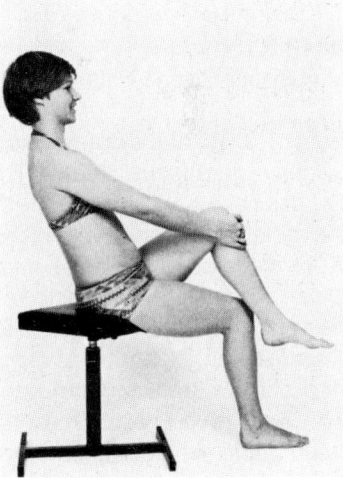

132

133

134

Abb. 132 – 134. „Im Gleichgewicht“
Abb. 132. ASTE der Übung „Im Gleichgewicht“
Abb. 133. PHASE I der Übung „Im Gleichgewicht“
Abb. 134. PHASE II und ESTE der Übung „Im Gleichgewicht“

ad III.1.2.

Funktionsanalyse des Bewegungsablaufes der Übung „Im Gleichgewicht"

a) Konzeption

Um die im Lernziel geforderte Stabilisation der BWS in EXT durch das Gewicht des eigenen Beines bei möglichst niedriger Aktivität der übrigen Rumpf- und Extremitätenmuskeln zu realisieren, gehen wir von der folgenden Überlegung aus: Wir stellen ein Gleichgewicht zwischen den in der KLA eingeordneten KA Becken/Brustkorb/Kopf und dem in der Schlinge der durch die Hände vereinigten Arme hängenden Bein her. Die kritische Bewegungsachse ist die FLEX/EXT-Achse des Hüftgelenkes des am Boden bleibenden Beines. Das Ausmaß der notwendigen Rückneigung der KLA hängt von den individuellen Gewichten eines jeden Patienten ab. Die gewünschte extensorische Aktivität der WS erfolgt automatisch, weil

ohne sie dieses Gleichgewichtsspiel überhaupt nicht möglich ist.

b) Aktivierung des Bewegungsablaufes

1. Planung

Phase I = Das LK Bein wird über das RE Bein geschlagen und gleichzeitig die Hände über dem LK Knie gefaltet. Die KLA wird so viel nach hinten geneigt, daß der Schultergürtel durch das Gewicht des Beines in bezug auf den KA Brustkorb etwas nach ventral/kaudal gezogen wird (Abb. 133).

Phase II = Der KA Kopf übernimmt die Steuerung der Bewegung nach hinten, bis das Gleichgewicht hergestellt ist. Das RE Bein darf dabei nicht in Spielfunktion [→ S. 55] geraten und sich als zusätzliches Gewicht mit Hilfe der Flexoren des Hüftgelenkes an die ventrale Muskulatur hängen. Es bleibt am Boden parkiert (Abb. 134).

---

ad III.2.

Instruktion der Übung „Im Gleichgewicht" in „Patientensprache"

ad III.2.1.

Verbal didaktische Hilfen

ad III.2.2.

Perzeptiv didaktische Hilfen

ad III.1.2. b) Aktivierung des Bewegungsablaufes

„Schau' geradeaus. Wie im Traum schlägst Du das linke Knie über das rechte und legst die gefalteten Hände übers Knie. Mit dem Kopf steuerst Du solange nach hinten, bis Deine Arme ganz lang sind und Du in Deinen Händen das Gewicht des Beines spürst. Dein Rücken ist lang. Das Gewicht des Beines zieht Deine Schultern nach vorne, dieser Zug ist deutlich, aber nicht unangenehm. Nur die gefalteten Finger brauchen etwas Kraft.

Jetzt bewegt sich der Kopf weiter nach hinten, bis sich das linke Bein vom rechten abhebt. Aber nur so weit, daß die rechte Fußsohle gemütlich am Boden stehen bleiben kann. Dein Rücken ist gerade geblieben, er

Bei dieser Übung spielen die Längen der Arme, der Oberschenkel und des Rumpfes einerseits und das Gewichtsverhältnis von Bein und Rumpf andererseits eine große Rolle, so daß der Therapeut einem langarmigen Patienten mit schwerem Rumpf zeigen muß, daß er durch den Griff der einen Hand am Handgelenk der anderen die Arme „verkürzen" kann. Aber auch eine „Verlängerung" der Arme ist möglich, indem man ein Handtuch zu Hilfe nimmt. Der Bewegungsimpuls beginnt mit einer minimalen Translation des Kopfes nach dorsal. Aber gleich schon gibt es eine WB, indem die KA Kopf/Brustkorb/Becken en bloc im Hüftgelenk des parkierten Beines so viel EXT ausmacht nirgends einen Buckel. Allerdings ist Dein Körper jetzt deutlich nach hinten gelehnt. Fallen kannst Du nicht, das linke Bein hält Dich im Gleichgewicht, solange Deine Hände gefaltet bleiben. Sonst müssen die Arme gar nichts tun. Der Bauch ist ganz locker, und die Atmung geht von selber. Du bist jetzt ein Waagebalken und kannst ganz leicht hin- und herpendeln. Diese Stellung kannst Du überall einnehmen und Dich dabei entspannen."

führen, bis das schwebende Gleichgewicht hergestellt ist. Das Gewicht des LK Beines hängt buchstäblich an der BWS, deren Aktivierung palpiert werden kann. Der Therapeut achte darauf, daß an Armen und Schultergürtel keine Aktivität aufkommt, die die Freiheit der Atmung behindern würde. Das leichte Schwanken der zu einem Waagebalken vereinigten KA Kopf/Brustkorb/Arme/Becken/LK Bein um die FLEX/EXT-Achse des RE Hüftgelenkes kann beliebig lang ausgeführt werden.

5.4.4. Beispiel: „Der Korkenzieher"
(Abb. 135 – 138)

DISPOSITION

Analyse und Rezept

ad I.
Name der Übung: „Der Korkenzieher"

ad II.
● **Lernziel**

Die Stabilisation der BWS in EXT auch bei ausgeprägtem Flachrücken und bei hohen Brustkyphosen mit Hilfe einer Selbstmanipulation des KA Brustkorb gegen den KA Becken in ROT bewerkstelligen.

ad III.
▶ **Lernweg der Übung „Der Korkenzieher"**

ad III.1.
Funktionsanalyse der Übung „Der Korkenzieher" in „Therapeutensprache"

ad III.1.1.
Funktionsanalyse der ASTE der Übung „Der Korkenzieher"

b) Position (Abb. 135)

Hockersitz, Abstand Hüftgelenk/Boden $\geqq$ Abstand Kniegelenke/Boden.

KA Becken/Brustkorb/Kopf, eingeordnet in die vertikal stehende KLA.
KA Beine: Das RE Bein ist am Boden parkiert. Die LA des RE Fußes steht parallel und wenig LK von der Symmetrieebene.
Das LK Bein ist über das RE Bein geschlagen.
KA Arme: Der Schultergürtel ist auf dem KA Brustkorb parkiert. Die LK Hand ruht mit der Handfläche auf dem Brustbein. Der Zeigefinger befindet sich in der Incisura jugularis. Die RE Hand umgreift von medial her die Tuberositas tibiae am LK Knie.

c) Aktivierung der ASTE

2. Richtung

Die Augen halten Abstand vom Bild, das sie erblicken. Der Distanzpunkt Scheitelpunkt strebt nach oben. Die RE Hand zieht das LK Knie (Distanzpunkt des LK Hüftgelenkes) wenig nach RE/lateral/dorsal.

3. Intensität

Die BWS ist in EXT vermehrt aktiviert. Die Bauchmuskeln sind ganz entspannt.

4. Atmung

Physiologische Ruheatmung.

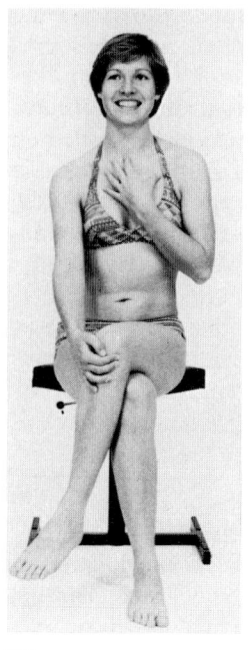
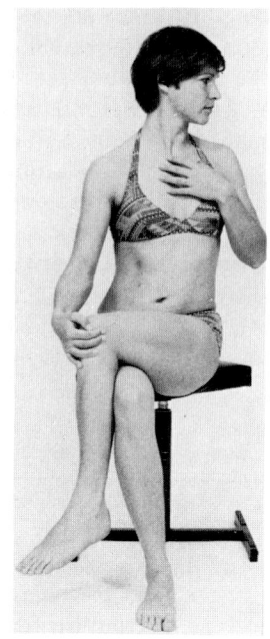
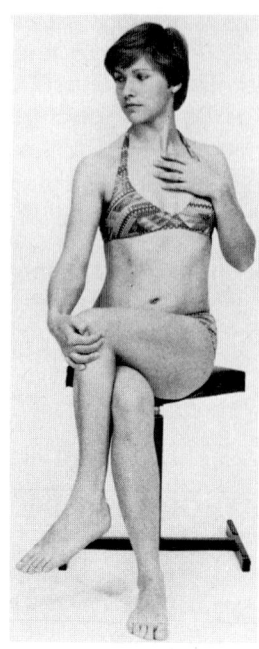

135   136   137

Abb. 135–138. „Der Korkenzieher"

Abb. 135. ASTE der Übung „Der Korkenzieher"

Abb. 136. PHASE I der Übung „Der Korkenzieher"

Abb. 137. PHASE II der Übung „Der Korkenzieher"

ad III.1.2.

Funktionsanalyse des Bewegungsablaufes der Übung „Der Korkenzieher"

a) Konzeption

Die Stabilisation der Brustwirbelsäule geht erfahrungsgemäß fast immer verloren, wenn (1) eine –BWS (Flachrücken) aus statischen Gründen in der aufrechten Haltung zu wenig EXT-Stimulation erhält und darum unstabil wird oder (2) eine +BWS (Rundrükken) aus statischen Gründen in der aufrechten Haltung entweder aus der KLA abweicht, mit der Zeit steif wird und dann einen zu großen Widerstand gegen die EXT bietet. In beiden Fällen führt der Versuch der Aktivierung immer zu Ausweichbewegungen oder AWM [→ S. 44]. Wenn wir nun bei vertikal stehender KLA die ROT-

Möglichkeiten der WS durch Widerlagerung ausschöpfen, und damit die AWM in LAT-FLEX, FLEX und EXT in den lordotischen WS-Abschnitten neutralisieren, wird es für den Patienten einfach, durch Aktivierung in Richtung der KLA nach oben die BWS in EXT zu stabilisieren.

b) Aktivierung des Bewegungsablaufes

1. Planung

Die Übung teilen wir in verschiedene Lernschritte ein mit dem Ziel, sie mit der Zeit zu einem Bewegungsablauf koordinieren zu können.

Phase I = Der KA Kopf dreht nach LK und nimmt den KA Brustkorb in dieselbe Drehrichtung mit. Unterstützt wird die Brustkorbdrehung durch den Zug der RE Hand. Mit

152

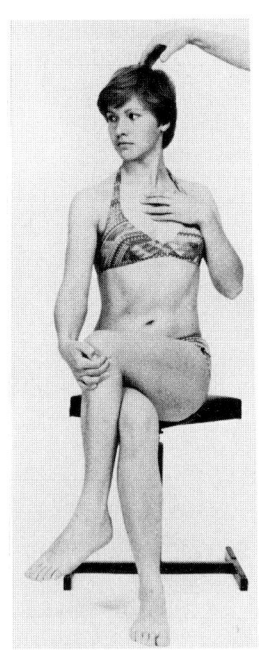

Abb. 138. PHASE III der Übung „Korkenzieher"

Hilfe des Bizeps wird der Brustkorb in die Drehrichtung des KA Kopf gezogen (Abb. 136).

Phase II = Der Kopf dreht nach RE bis zur Ausschöpfung der ROT-Komponenten im HWS-Bereich. Durch den Zug der RE Hand bleibt die volle ROT des KA Brustkorb gegen den KA Becken bestehen (Abb. 137).

Phase III = Der Scheitelpunkt strebt weg von der Sitzfläche auf dem Hocker (Abb. 138).

Phase IV = Die Hyperaktivität der Bauchmuskeln und der EXT im LWS-Bereich wird zur ökonomischen Aktivität [→ S. 47] reduziert, bis sich die Normalatmung automatisch einstellt (s. „Löwenübung", S. 81).

---

ad III.2.
Instruktion der Übung „Der Korkenzieher" in „Patientensprache"

ad III.2.1.
Verbal didaktische Hilfen

ad III.2.2.
Perzeptiv didaktische Hilfen

ad III.1.2. b) Aktivierung des Bewegungsablaufes

„Schau aufmerksam über die linke Schulter und nimm sie mit. Zieh' mit der rechten Hand die rechte Schulter nach vorne, dann kannst Du besser nach hinten schauen. Du hast gesehen, was Du sehen wolltest. Schau jetzt über die rechte Schulter. Der Blick ist jetzt nach vorne rechts gerichtet. Zieh' den Brustkorb mit der rechten Hand noch ein wenig mehr nach vorne. Die linke Hand bleibt leicht auf der Brust liegen, während Du ein paar Zentimeter größer wirst. Bleib' so groß, aber laß' den Bauch locker, auch das Kreuz, beide brauchen nichts zu tun. Wenn Du spürst, daß durch diese Entspannung der Atem ganz leicht geht, läßt Du das rechte Knie behutsam los, und legst

Der Therapeut kann manipulierend den KA Kopf im Gegenuhrzeigersinn drehen und so die ROT unterstützen. Er achtet außerdem darauf, daß durch die Aktivität des RE Bizeps nicht das LK Knie an den Körper gezogen, sondern die − ROT des KA Brustkorb verstärkt wird. Bei der nun folgenden + ROT des KA Kopf achtet der Therapeut auf zwei Dinge: (1) Die − ROT des KA Brustkorb bleibt in der Extremstellung und (2) bei der + ROT des KA Kopf darf kein AWM in Form einer RE / konkaven LATFLEX in der HWS entstehen. Manipuliert man diese ROT, macht man andeutungsweise dabei ein LK / konkave LATFLEX und erreicht so eine maximale ROT im HWS-Bereich. Bei

153

die rechte Hand über die linke; schau' jetzt geradeaus und laß' den Brustkorb schwerelos hin- und herdrehen, wie ein Perpetuum mobile."

der „Selbstextension" ist ein stauchender Widerstand in Richtung KLA sehr hilfreich. Er wird auch noch während der Entspannung der Bauch- und Lendenmuskeln beibehalten. Wenn die Hyperaktivität der Lendenmuskeln groß war, wird sich die KLA durch die Entspannung etwas nach dorsal verschieben. Beim Loslassen des LK Knies darf der Patient in der WS nicht flexorisch zusammensinken.

FORM C)

5.5. Anpassung des Modells an besondere Probleme der Halswirbelsäule

Die HWS ist ein Wirbelsäulenabschnitt mit dem Funktionsmerkmal der potentiellen Beweglichkeit eines Mobile [→ S. 50]. Bei vertikaler und leicht geneigter KLA soll sich die HWS, im Sinne der Feinbewegungen, ständig extensorisch/flexorisch/rotatorisch/lateralflexorisch/translatorisch verformen. Auch bei extremen Neigungen der KLA soll die potentielle Beweglichkeit vorherrschen, selbst wenn schwerkraftbedingt einzelne Bewegungskomponenten einer größeren Hubbelastung unterworfen sind. Natürlich reagiert dieser WS-Abschnitt auf statische Dauerbelastung sehr empfindlich. Dauerbelastung, verstanden als Zustand, in dem die potentielle Beweglichkeit durch einseitige, über längere Zeit andauernde Gleichgewichtsstörung im Zusammenspiel der Kräfte verloren geht. Dasselbe gilt selbstverständlich auch für die LWS.

Merke

Um die potentielle Beweglichkeit der beiden lordotischen WS-Abschnitte HWS/LWS immer wieder herzustellen, ist beim Stehen und Gehen der RE/LK TP (Trochanterenpunkt am Femur), beim Sitzen der Scheitelpunkt kritischer Distanzpunkt. Durch räumliche und auf den Körper bezogene Lageveränderungen dieser Punkte kann bei ökonomischer Aktivität die Belastung der HWS/LWS durch Stimulation gezielter Gleichgewichtsreaktionen reguliert werden.

Sobald die potentielle Beweglichkeit der HWS über längere Zeit, also nicht nur im Ablauf einer Bewegung oder einer im Dienste der Bewegung gehaltenen Stellung verlorengegangen ist, sind die Gefahren unkontrollierter Beanspruchungen einer reaktionsträgen, nicht mehr alerten Muskulatur außerordentlich groß. Das von zahlreichen Autounfällen her bekannt gewordene „Whiplash"-Syndrom der HWS veranschaulicht im Extrem den Entstehungsmechanismus der Minitraumen, die die Halswirbelsäule ständig erleidet. Nach dem Verlust der normalen Haltung wirken sich Belastungen durch lange Autofahrten, sitzende Lebensweise aus beruflichen oder anderen Gründen in Form von vermehrten Abnützungserscheinungen und den dadurch verursachten mannigfaltigen Beschwerden der „Nackensyndrome" sehr störend für die Betroffenen aus. Solche Störungen beeinträchtigen die Erfüllung einer wichtigen Aufgabe der HWS. Als differenziert beweglicher kaudaler Stiel des KA

Kopf erleichtert sie die visuellen, auditiven und olfaktorischen Sinneswahrnehmungen zu orten.

Häufige Ursachen statischer Fehlbelastungen der HWS

1. Eine – HWS (Aufhebung oder Verminderung der Lordose) ist häufig die Ursache einer dauernden TRANSLATION des Kopfes nach ventral. Mit der naheliegenden, aber pathologischen Gewichtskompensation durch Retraktion des Schultergürtels entsteht ein „Guillotine-Effekt" in der HWS. Der unnormale Hypertonus der Nackenmuskulatur verschwindet spontan, wenn die Gewichtsverhältnisse entsprechend verändert werden.

2. Eine + HWS (Vermehrung der Lordose) ist häufig Ursache eines Absinkens des KA Kopf nach ventral, mit einer Dauerfixierung der oberen Kopfgelenke in EXT. Die naheliegende, aber pathologische Gewichtskompensation besteht im Verlust der Stabilisation der BWS. Den Hypertonus finden wir in der dorsalen Halsmuskulatur und im oberen Trapezius, der den Schultergürtel nach dorsal/kranial zieht.

3. Die + + Oberlänge bei sitzender Beschäftigung läßt die Normtische zu niedrig oder die Stühle zu hoch erscheinen. Die Verkürzung des zu langen Rumpfes wird durch EXT des KA Becken in den Hüftgelenken vorgenommen. Die HWS wird dadurch in eine Fehlbelastung gezwungen.

4. Eine Beeinträchtigung der Sehschärfe verursacht eine Abstandsverkürzung vom Kopf her und bringt die HWS in eine Fehlbelastung.

5.5.1. Beispiel: „Entlastungsstellungen für die HWS" (Abb. 139 – 146)

DISPOSITION

Analyse und Rezept

ad I.

Name der Übung: „Entlastungsstellungen für die HWS"

ad II.

● **Lernziel**

Die Fähigkeit, für jeden Patienten Ruhestellungen und Arbeitshaltungen zu bestimmen, die reflektorische, gerichtete Aktivitäten im Bereich der HWS infolge der Einwirkung der Schwerkraft auf den Körper erübrigen.

ad III.

▶ **Lernweg der Übung** „Entlastungsstellungen für die HWS"

ad III.1.

Funktionsanalyse in „Therapeutensprache"

ad III.1.1.

Funktionsanalyse der ASTE „Entlastungsstellungen für die HWS"

a) Konzeption

Wir brauchen grundsätzlich Schlaf- und Ruhestellungen sowie Arbeitsstellungen im Sitzen.

b) Position

I) Abb. 112 in SL, Abb. 110 in BL, Abb. 109 und 139 in RL

Die SL ist dieselbe wie für die LWS. Sehr wichtig dabei ist das Kissen unter dem oberen Arm. Es muß hoch genug sein, um der Schultergürtelmuskulatur wirklich die Möglichkeit der Entspannung zu bieten.

Die BL ist dieselbe wie für LWS und BWS.

Die RL ist dieselbe wie für LWS und BWS, als Schlafstellung. Als liegende Entspannungsstellung ist aber Abb. 139 von größerem Erfolg. Für manche Patienten ist es günstiger, in dieser Stellung die Hände zu falten, besonders wenn die Schultergelenke nicht ganz frei beweglich sind. Der Kissenberg für die Arme muß so hoch sein, daß die Arme auf dem Kissen ruhen und keine Pektoralis-

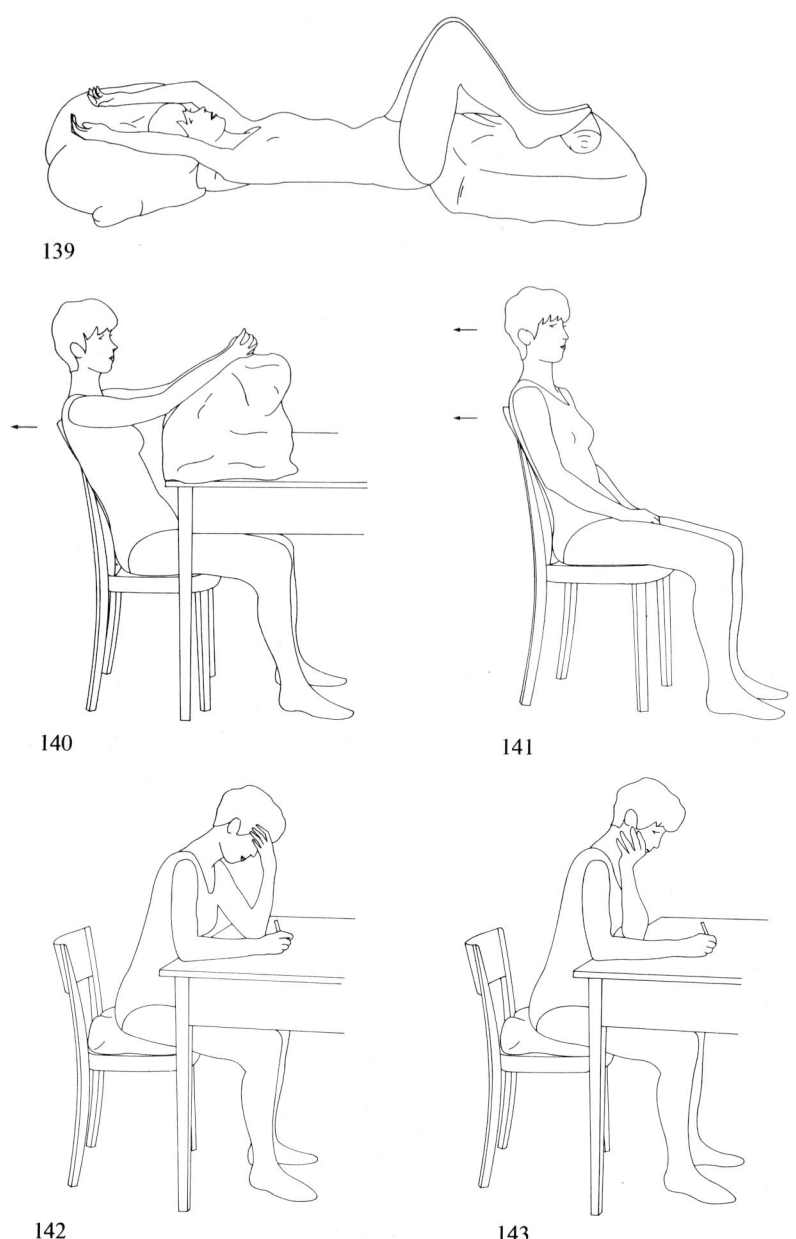

139

140

141

142

143

Abb. 139 – 146. „Entlastungsstellungen für die HWS"

Abb. 139. „Entlastungsstellung für die HWS (auch BWS und LWS)", in Rückenlage

Abb. 140. „Entlastungsstellung für die HWS (auch BWS und LWS), im Sitzen mit Rückenlehne und Armlagerung

Abb. 141. „Entlastungsstellung für die HWS (auch BWS und LWS), im Sitzen mit Abo Back-Rücken lehne

Abb. 142. „Entlastungsstellung für die HWS", im Sitzen, Arbeitsstellung

Abb. 143. „Entlastungsstellung für die HWS", im Sitzen, Schreibstellung

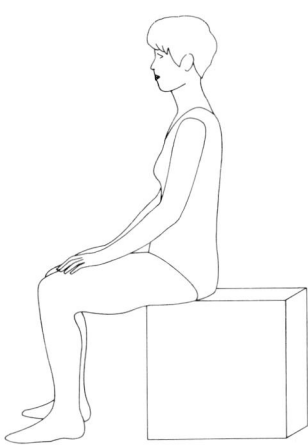

Abb. 144. „Entlastungsstellung für die HWS (auch BWS und LWS)", aufrechtes Sitzen ohne Lehne

spannung mehr vorhanden ist. In dieser Stellung kann auch sehr gut eine Nackenbehandlung durchgeführt werden.
II) Im Sitzen mit Abo Back-Rückenlehne (Abb. 141).
Im Sitzen mit Abo Back-Rückenlehne und Hochlagerung der Arme (Abb. 140).

Schreibstellung mit Kopfstütz an der Stirn (Abb. 142).
Schreibstellung mit Kinnstütz (Abb. 143).
Sitzstellung zum Schreibmaschinenschreiben (Abb. 113).
Freies entlastetes Sitzen (Abb. 144).
Hilfsmittel zur häufigen Selbstentlastung der HWS im Sitzen, Stehen und Gehen (Abb. 145 u. 146).

Das Sitzen mit einer Abo Back-Rückenlehne ist eine große Hilfe auch beim Autofahren oder sogar im Bett für eine entspannte Rückenlage.

Das Sitzen mit hochgelagerten Armen bringt in kurzer Zeit eine Entspannung der Nackenmuskulatur und ist auch eine gute Atemstellung. Will man sich diese Stellung für Handarbeiten (Stricken, Sticken) zunutze machen, muß man entweder ein gut geformtes Kissen auf den Schoß legen und bei kurzen Unterschenkeln die Füße auf einen Schemel stellen, oder einen in der Höhe verstellbaren Krankentisch leicht schräg stellen und nahe an sich heranziehen. In beiden

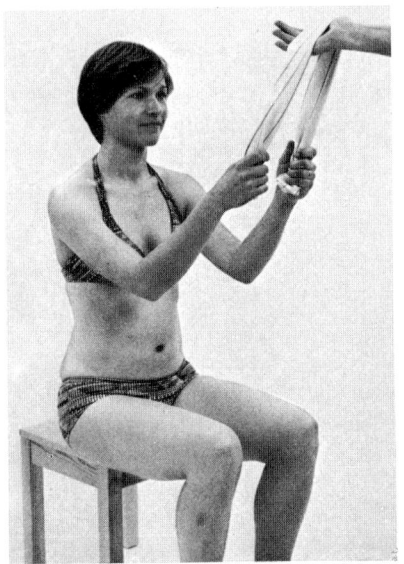

Abb. 145. „Entlastungsstellung für die HWS". Vorübung: Das Gewicht der Arme hängt am Handtuch

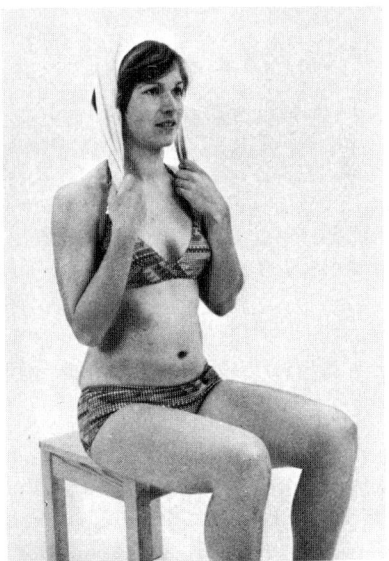

Abb. 146. „Entlastungsstellung für die HWS". Das Gewicht der Arme wird mit Hilfe des Handtuches über den Kopf gehängt und stimuliert die EXT der BWS

Fällen kann man das Gewicht der Handarbeit und der Arme ablegen.

Das Sitzen zum Schreibmaschinenschreiben verkürzt durch die Bauchlehne den langen Hebelarm, den die korrekt in der KLA eingeordneten KA Becken/Brustkorb/Kopf ausmachen würden, um die Hälfte. Zudem findet der Brustkorb unterhalb der Brust noch eine gute Abstützung. Eine Retraktion des Schultergürtels wird überflüssig.

Die Schreibstellung zeigt zwei Varianten. Das Abstützen des Kopfes an der Stirn eignet sich für eine relativ steife HWS/BWS. Die Abstützung am Kinn hat zusätzlich eine haltungserzieherische Komponente, wenn die den Kopf stützende Hand mit dem Handgelenk eine eigene Abstützung am Brustbein findet. Dadurch entsteht eine TRANSLATION des Kopfes nach dorsal und eine FLEX im oberen Kopfgelenk. Der Kopf ist ventral gestützt und wird in seiner wirklichen Fallrichtung entlastet. Keinesfalls darf unter dem Kinn abgestützt und damit eine Hyperlordose „hingedrückt" werden.

Das freie Sitzen ohne Lehne ist bei vertikal stehender KLA und stabilisierter BWS und bei einer relativ harten Sitzfläche und normalen Sitzhöhe überhaupt nicht anstrengend.

Der Trick mit dem Handtuch ist folgendermaßen zu erklären: Zuerst lernt der Patient, das ganze Gewicht seiner Arme an ein solides Handtuch zu hängen, das vom Therapeuten gehalten wird. Die Aktivität am KA Arme beschränkt sich allein nur auf den Zugriff der Hände. Das Lockersein der Arme wird durch verschiedene Schüttelbewegungen, die der Therapeut vornimmt, geprüft. Jetzt benützt man das Gewicht der lockeren Arme, um die Haltung und Aufrichtung der KLA zu stimulieren, indem man das Tuch mitsamt den daran baumelnden Armen über den Kopf in Scheitelpunktnähe hängt. Wenn der KA Kopf gut in der KLA eingeordnet ist, gibt es im Hals, Nacken und Schultergürtelbereich keine Muskelspannung mehr. So kann der Patient in der Wohnung herumpromenieren und, wenn er Lust hat, tanzen.

5.5.2. Beispiel: „Die Bewegungssegmente für eine mobilisierende Massage des HWS-Bereiches"

DISPOSITION

Analyse und Rezept

ad I.
Name der Übung: „Die Bewegungssegmente für eine mobilisierende Massage des HWS-Bereiches"

ad II.
● **Lernziel**
Die Wechselbeziehung der Verformungsmöglichkeiten der Halswirbelsäule zu denen der anderen Wirbelsäulenabschnitte verstehen. Die Rolle des KA Kopf als bremsende Bewegungssteuerung in der Fortbewegung und bei manuellen Aktivitäten berücksichtigen.

ad III.
▶ **Lernweg der Übung** „Bewegungssegmente für eine mobilisierende Massage des HWS-Bereiches"

ad III.1.
Funktionsanalyse in „Therapeutensprache"

ad III.1.2.
Funktionsanalyse des Bewegungsblaufes „Bewegungssegmente für eine mobilisierende Massage des HWS-Bereiches"

a) Konzeption

Es stellt sich die Frage, nach welchen Gesichtspunkten die „Bewegungssegmente" für eine mobilisierende Massage des HWS-Bereiches ausgewählt werden sollen. Die Antwort ergibt sich, wenn man einerseits die funktionellen Zielsetzungen, andererseits die Möglichkeiten der praktischen Durchführbarkeit berücksichtigt.
Das Hauptbewegungssegment für die „Mobilisierende Massage des HWS-Bereiches" ist der KA Kopf

Als funktionelles Wesensmerkmal ist der KA Kopf als fünfte Extremität zu bezeichnen. Darum kann er auch so gut Bewegungen bremsen und die KLA dabei stabilisieren. Er ist der ausgesprochene Widerlagerer. Das ist einleuchtend, wenn man bedenkt, daß er die Augen, die Ohren und die Nase mit ihren Wahrnehmungspotentialen trägt.

b) Aktivierung des Bewegungsablaufes

2. Richtung und

8. Bewegungskomponenten

EXT der HWS
Der Scheitelpunkt als distaler Distanzpunkt geht nach dorsal/kaudal = EXT im Atlantookzipitalgelenk, EXT HWS. Als WB haben wir eine EXT der BWS.
C7 als proximaler Distanzpunkt der HWS geht nach kaudal/ventral. Wenn man den Scheitelpunkt zum räumlichen Fixpunkt bestimmt, wie man es für eine mobilisierende Massage braucht, ist das Bewegungsausmaß von vorneherein begrenzt. Die EXT der HWS wird distal durch eine FLEX im Atlantookzipitalgelenk widerlagert. Wenn C7 nach kaudal/ventral geht, entsteht proximal eine FLEX der BWS als WB. Bei dieser Manipulation gibt es eine diskrete Verschiebung des Fixpunktes Scheitelpunkt nach kaudal.

FLEX der HWS
Der Scheitelpunkt als distaler Distanzpunkt geht nach kaudal/ventral = FLEX im Atlantookzipitalgelenk, FLEX HWS. Als WB haben wir eine FLEX der BWS.
C7 als proximaler Distanzpunkt der HWS geht nach kranial/dorsal. Wenn man den Scheitelpunkt zum räumlichen Fixpunkt bestimmt, wie man es für eine mobilisierende Massage braucht, ist das Bewegungsausmaß von vorneherein begrenzt. Die FLEX der HWS wird distal durch eine EXT im Atlantookzipitalgelenk widerlagert. Wenn C7 nach kranial/dorsal geht, entsteht proximal eine EXT der BWS als WB. Bei dieser Manipulation gibt es eine diskrete Verschiebung des Fixpunktes Scheitelpunkt nach kranial.

ROT der HWS, + (nach RE), – (nach LK)
Die Nasenspitze als distaler Distanzpunkt geht nach RE/LK lateral/dorsal = ROT in HWS und den oberen Kopfgelenken.

Die Incisura jugularis als proximaler Distanzpunkt geht nach RE/LK lateral/dorsal. Wenn der distale Zeiger (Verbindungslinie der beiden Ohrläppchen) und die Verbindungslinie der Spinae fix stehen, entsteht weiterlaufend eine zur HWS/ROT antagonistische ROT in der unteren BWS.

RE/LK konkave LATFLEX der HWS
Der Scheitelpunkt als distaler Distanzpunkt geht nach RE/LK lateral/kaudal = RE/LK/konkave LATFLEX in den oberen Kopfgelenken und in der HWS.

Die Schnittpunkte des frontotransversalen Thorax-Φ mit der Brustwand als proximale Distanzpunkte gehen einer nach kranial/medial, der andere nach kaudal/medial. Die LATFLEX in der HWS wird durch die antagonistische LATFLEX in den oberen Kopfgelenken widerlagert, wenn der Scheitelpunkt räumlicher Fixpunkt ist (abgesehen von einer diskreten kaudalen Verschiebung). Wenn aber die Schnittpunkte des frontotransversalen Thorax-Φ mit der Brustwand nach kranial/medial respektive nach kaudal/medial gehen, entsteht proximal weiterlaufend eine zur HWS antagonistische LATFLEX in der BWS.

TRANSLATION des KA Kopf nach RE/LK

Der Scheitelpunkt und die Kinnspitze als distale Distanzpunkte gehen nach RE/LK lateral = RE/LK LATFLEX medialkonkav, RE/LK Translation HWS.

Die Incisura jugularis und der Processus ensiformis als proximale Distanzpunkte gehen nach RE/LK lateral. Dabei müssen die distalen Distanzpunkte Scheitelpunkt und Kinnspitze räumliche Fixpunkte sein. Wenn aber die Incisura jugularis und der Processus ensiformis nach RE/LK lateral gehen, und die Verbindungslinie der Spinae fix steht, entsteht proximal weiterlaufend eine zur TRANSLATION der HWS antagonistische

TRANSLATION der kaudalen BWS/kranialen LWS.

TRANSLATION des KA Kopf nach ventral

Der Scheitelpunkt und die Kinnspitze als distale Distanzpunkte gehen nach ventral = EXT in den oberen Kopfgelenken, TRANSLATION nach ventral in der HWS.

Die Incisura jugularis und der Processus ensiformis als proximale Distanzpunkte gehen nach dorsal. Dabei müssen die distalen Distanzpunkte Scheitelpunkt und Kinnspitze räumliche Fixpunkte sein. Wenn aber die Incisura jugularis und der Processus ensiformis nach dorsal gehen, und die Verbindungslinie der Spinae fix steht, entsteht proximal weiterlaufend eine TRANSLATION nach dorsal der kaudalen BWS/kranialen LWS.

TRANSLATION des KA Kopf nach dorsal

Der Scheitelpunkt und die Kinnspitze als distale Distanzpunkte gehen nach dorsal = FLEX in den oberen Kopfgelenken, TRANSLATION nach dorsal in der HWS.

Die Incisura jugularis und der Processus ensiformis als proximale Distanzpunkte gehen nach ventral. Dabei müssen die distalen Distanzpunkte Scheitelpunkt und Kinnspitze räumliche Fixpunkte sein. Wenn aber die Incisura jugularis und der Processus ensiformis nach ventral gehen, und die Verbindungslinie der Spinae fix steht, entsteht proximal weiterlaufend eine TRANSLATION nach ventral der kaudalen BWS/kranialen LWS.

Merke

Die Distanzpunkt- und Bewegungskomponentenanalysen für die HWS wurden als Orientierung für die mobilisierende Massage gemacht. Es bleibt dem Therapeuten vorbehalten, die jeweils geeignete Lage der KLA für die Lagerung des Patienten in den jeweiligen ASTE zu bestimmen.

Aufgabe

Ein Patient mit einer „fixierten" + + BWS/TH V-I (vermehrte Kyphose), mit statisch bedingtem Hypertonus der Nacken- und Schultermuskulatur (KA Kopf ist in bezug auf die KLA zu weit vorne) ist zur funktionellen Therapie überwiesen. Mit Hilfe der „Mobilisierenden Massage" soll der Versuch gemacht werden, ob es sich nicht nur um eine „Pseudofixierung" handelt.

Versuchsanordnung

ASTE (Abb. 110): Anstelle des Kissens unter der Stirn stellt der Patient seine zu Fäusten geschlossenen Hände nebeneinander oder übereinander unter die Stirn.

Bewegungssegmente: HWS in TRANSLATION nach dorsal/ventral. BWS in FLEX/EXT, Rippen in Hebung/Senkung.

Zeitliche Koordination der Bewegungsmanipulationen

Die Mobilisation wird mit der Atmung kombiniert, die das Heben und Senken der Rippen jeweils initiiert.

Phase I = Inspiration in Ruheatmung/Exspiration in Zeitlupenatmung S. 81 u. 89. In der exzentrischen Phase der Zeitlupenausatmung (Wirkenlassen des elastischen Lungenzuges) manipuliert der Therapeut den Kopf des Patienten in TRANSLATION nach dorsal. Die WB EXT der BWS von C7 her, wird manipulierend unterstützt. Eine eventuell notwendig werdende Widerlagerung wäre die EXT des KA Becken in den Hüftgelenken. Sobald die Ausatmung durch Einsatz der Bauchmuskulatur verlängert wird, manipuliert der Therapeut das Senken der Rippen. Für die Einatmung werden die ganzen Bewegungsvorgänge antagonistisch durchgeführt. Dann folgt immer so viel Ruhepause, daß es zu keiner Hyperventilation kommen kann. Der Patient wird laufend über die Bewegungen der Distanzpunkte im Raum und in bezug auf den Körper [→ S. 18] informiert. Wenn dem Patienten eigene Aktivitäten übertragen werden, so muß der Einsatz der Aktivität auf die allerunterste, noch gerade ausreichende Intensität beschränkt werden. Zeigen sich starke Widerstände für die Manipulation, z. B. beim Versuch, die Rippen zu senken, wird die Manipulation vorerst in SL (Abb. 112) und in bezug auf die Rippen einseitig durchgeführt. Gelingt die Mobilisation der BWS in EXT, so wird der Patient auch lernen, durch die ständige Wiederholung dieser Lageveränderung von Punkten in bezug auf seinen Körper eine ökonomischere statische Lagebeziehung zur Schwerkraft wiederzufinden. Damit aber verschwindet automatisch der Hypertonus, der ja als normale Reaktion auf einen unnormalen Zustand gewertet werden muß.

5.5.3. Beispiel: „Der Schwindler"
(Abb. 147 – 150)

DISPOSITION

Analyse und Rezept

ad I.
Name der Übung: „Der Schwindler"

ad II.
● **Lernziel**

1. Lokale Durchblutung im Bereich des Innerohrs zur Beeinflussung des vestibulären Schwindels hervorrufen können.
2. Lokale Durchblutung im Bereich des Nackens zur Beeinflussung des vertebrogenen Schwindels anregen können.

ad III.
▶ **Lernweg der Übung „Der Schwindler"**

ad III.1.
Funktionsanalyse der Übung in „Therapeutensprache"

ad III.1.1.
Funktionsanalyse der ASTE der Übung „Der Schwindler"

b) Position

Beliebig: Sitzen, Liegen, Stehen, Gehen usw.

ad III.1.2.
Funktionsanalyse des Bewegungsablaufes der Übung „Der Schwindler"

a) Konzeption

Man kann durch Ziehen an den Ohren eine Durchblutung im Innerohr hervorrufen, die als Wärme wahrnehmbar ist, wenn man in Richtung Eustachische Röhre, weg vom Gaumenzäpfchen zieht. Das betrifft Lernziel (1) (Abb. 147).
Durch massive primitive Massenkontraktion der Nacken- und Schultermuskulatur einerseits und anschließend durch gezielten starken Widerstand für die ventrale Halsmuskulatur andererseits, kann man eine lokale Durchblutungssteigerung im Bereich des Halses hervorrufen. Das betrifft Lernziel (2) (Abb. 148, 149 u. 150).

ad III.2.
Instruktion der Übung „Der Schwindler" in „Patientensprache"

ad III.2.1.
Verbal didaktische Hilfen

ad III.2.2.
Perzeptiv didaktische Hilfen

ad III.1.2. b) Aktivierung des Bewegungsablaufes
„Geh' mit dem rechten Zeigefinger ins rechte Ohr und mit dem linken Zeigefinger ins

Es ist anzuraten, daß der Therapeut zuerst das Ohrenziehen am Patienten vornimmt,

linke Ohr. Die Daumen fassen von außen her die knorpelige Ohrmuschel. Du klemmst den Ohrknorpel richtig zwischen Daumen und Zeigefinger ein. Jetzt klappst Du die Ohrmuscheln so um, daß sie rechtwinklig zum Kopf stehen. Du machst dir ‚Segelohren'. Nun beginnst Du langsam und kontinuierlich an den Ohrmuscheln nach seitlich/ hinten/oben zu ziehen, weg vom Gaumenzäpfchen. Es tut fast weh. Dann laß' langsam los und paß' gut auf, ob Du nach etwa 30 sec fein, aber deutlich Wärme im Innern des Ohres spürst. Wenn ja, war die Übung richtig und hat gewirkt. Mach' das alle Stunde zweimal und immer, wenn Du von Ferne denkst, Du könntest wieder schwindlig werden."

„Jetzt geht es weiter. Bringe die leicht geschlossenen Hände an die Schultern und ziehe diese hoch und nach hinten, bis der Hals verschwunden ist. Das gerät vollkommen, wenn du den Blick nach oben richtest, den Mund öffnest und den Nacken einziehst, bis Dir beinahe eine Gänsehaut über den Rücken läuft. Dazu darfst Du noch richtig stöhnen. Die Spannung läßt Du ganz langsam nach, richtest den Blick wieder geradeaus und läßt die Schultern auf den Brustkorb sinken, ohne daß dieser zusammenfällt, er muß ja das Gewicht der Schultern in Empfang nehmen. Jetzt schiebst Du die offene Hand mit dem Handteller unter das Kinn, der Daumen schaut nach der einen, die Finger nach der anderen Seite. Versuch' das Kinn nach oben und vorne wegzuziehen, es geht nicht, es rückt und rührt sich nicht vom Fleck."

bis dieser die Wärme im Innenohr wahrnimmt. Sie ist immer auszulösen. Das geht am einfachsten, wenn der Patient auf einem Stuhl vor einem Spiegel sitzt und der Therapeut hinter ihm steht. Dann kann er das Ohrenziehen im Spiegel verfolgen.

Diese Manipulation an den Ohren hilft sehr oft bei vestibulärem Schwindel, sollte aber vom Patienten stündlich zweimal vorgenommen werden und auch immer dann, wenn sich leiseste Anzeichen eines Schwindels melden.

Im Anschluß an die Übung kann man dem Patienten die Nase zuklemmen und ihn zweimal kräftig pusten lassen. Auch das kann der Patient selbstverständlich selber machen. Die Übung hilft rasch, wenn sie überhaupt Hilfe bringen kann. Sie ist aber als Durchblutungsmaßnahme allen Patienten mit Otosklerose anzuempfehlen.

Damit der Patient eine wirklich kraftvolle Kontraktion seiner Schulter- und Nackenmuskulatur zustande bringt, kann der Therapeut zuerst massiven manuellen Widerstand geben. Er stellt sich hinter den sitzenden Patienten und gibt am Kopf mit der einen Hand einen starken Extensionswiderstand, während er sich mit der anderen Hand in die hochgezogenen Schultern, RE/ LK von C7, einhängt und nach unten zieht.

Der Therapeut unterrichtet den Patienten und macht ihm den Widerstand am Kinn so vor, daß die ventralen Halsmuskeln kräftig arbeiten; man kann die Ansätze der Sternocleidomastoideen sehen und gleichzeitig palpierend kontrollieren, ob die Nackenmuskulatur reflektorisch locker geworden ist. Dieses Wechselspiel der Widerstände wird zwei- bis dreimal wiederholt, bis der Patient die reaktive Durchblutungswärme im Nacken und im Bereich des Kehlkopfes deutlich wahrnimmt.

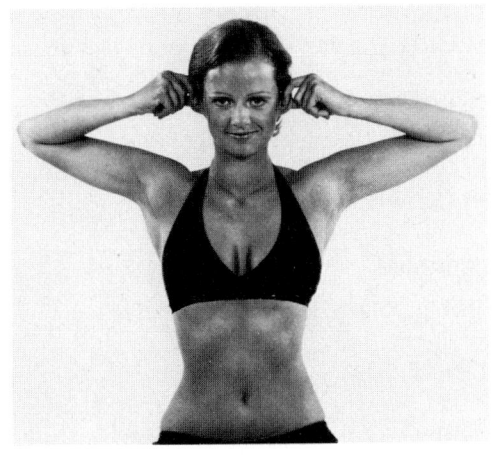

147

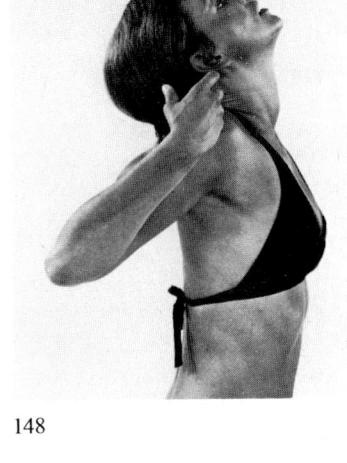

148

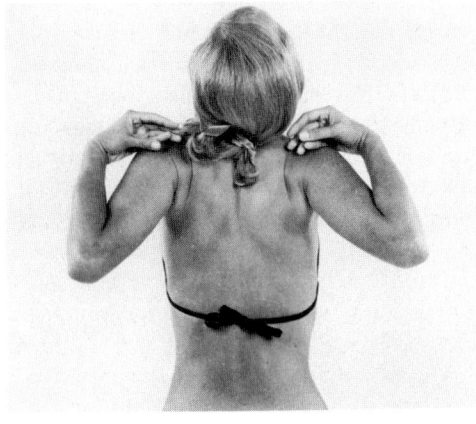

149

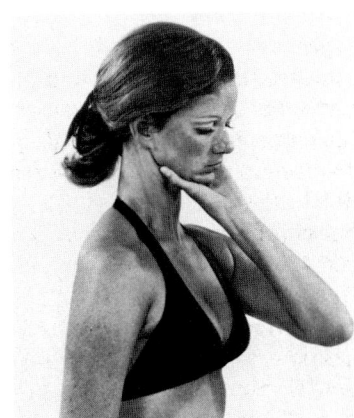

150

Abb. 147 – 150. „Der Schwindler"

Abb. 147. Lernziel (1) der Übung „Der Schwindler"

Abb. 148. Lernziel (2) der Übung „Der Schwindler", Massenkontraktion der Nackenmuskulatur, von der Seite

Abb. 149. Lernziel (2) der Übung „Der Schwindler", Massenkontraktion der Nackenmuskulatur, von hinten

Abb. 150. Lernziel (2) der Übung „Der Schwindler", massiver Widerstand für die ventrale Halsmuskulatur

5.5.4. Beispiel: „Die Kiefersperre"
(Abb. 151 u. 152)

DISPOSITION

Analyse und Rezept

ad I.
Name der Übung: „Die Kiefersperre"

ad II.
● Lernziel

1. Die Kiefergelenke frei und differenziert bewegen können.
2. Die Zungenbewegungen zur funktionellen Beeinflussung der Bereiche Kehlkopf — Schlund — Unterkieferbewegungen — Innenohr — Halswirbelsäule bei entsprechender Symptomatik zervikaler Syndrome gebrauchen können.

ad III.
▶ Lernweg der Übung: „Die Kiefersperre"

ad III.1.
Funktionsanalyse der Übung in „Therapeutensprache"

ad III.1.1.
Funktionsanalyse der ASTE der Übung „Die Kiefersperre"

b) Position

Beliebig: Sitzen, Liegen, Stehen, Gehen.

ad III.1.2.
Funktionsanalyse des Bewegungsablaufes der Übung „Die Kiefersperre"

a) Konzeption

Lernziel (1): Man unterscheidet prinzipiell drei Kieferbewegungen beim Menschen. Erstens das Öffnen und Schließen, zweitens das Vor- und Zurückschieben, drittens die Seit- oder Mahlbewegungen. Gebräuchlicherweise werden diese Bewegungen vom „Hebelarm" Unterkiefer, Distanzpunkt Kinn-

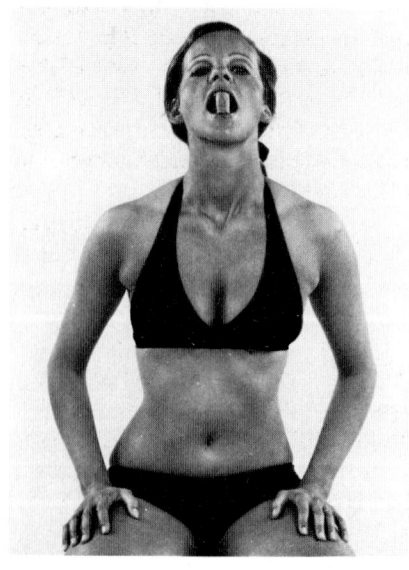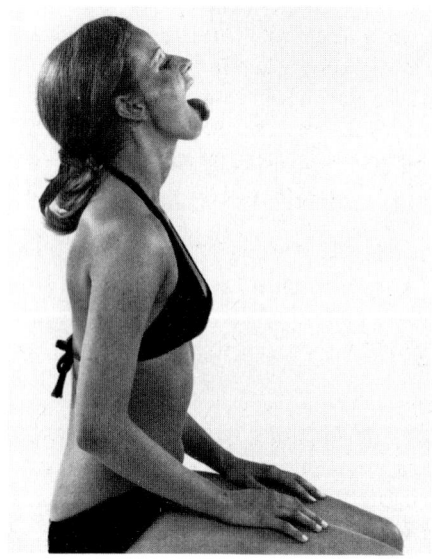

151   152

Abb. 151 u. 152. „Die Kiefersperre"
Abb. 151. Lernziel (2) der Übung „Die Kiefersperre", mit Hilfe eines Korkens
Abb. 152. Lernziel (2) der Übung „Die Kiefersperre", Zungenübung

spitze ausgeführt. Wir benützen eine andere Variante für das Verhalten der Distanzpunkte Kinnspitze (kaudaler Distanzpunkt) und Nasenspitze (kranialer Distanzpunkt) [→ S. 20, 21 u. 45 – 47] zueinander, und ernennen die Nasenspitze zum bewegten Distanzpunkt und die Kinnspitze zum räumlichen Fixpunkt; oder wir verändern die Lage des KA Kopf im Raum.

Lernziel (2): Wir erzwingen eine intensivere Artikulationsbewegung der Zunge, indem wir mit Hilfe eines Korkens eine Öffnungsstellung der Kiefer fixieren, oder wir machen extreme Zungenbewegungen, die weiterlaufend Schlund, Kiefer, Kehlkopf mobilisieren (Abb. 151 u. 152).

b) Aktivierung des Bewegungsablaufes

2. Richtung

3. Intensität

4. Atmung

8. Bewegungskomponenten

Kiefergelenkbewegungen bei fixem kaudalem und bewegtem kranialem Hebelarm
Der Unterkiefer mit dem Distanzpunkt Kinnspitze ist der räumliche fixe „Hebelarm". Bewegter „Hebelarm" mit dem Distanzpunkt Nasenspitze ist der Kopf. Der räumliche Weg, den die Nasenspitze zurücklegt, ist für Therapeut und Patient leicht wahrnehmbar. Die Veränderung der Lagebeziehung der Nasenspitze (in bezug auf den eigenen Körper) beobachten wir, um die Bewegungskomponenten in den Schaltstellen der Bewegung [→ S. 18] analysieren zu können.

Beim Öffnen des Mundes bewegt sich die Nasenspitze räumlich nach oben/hinten, in bezug auf den Körper nach kranial/dorsal. Die WB ist eine EXT in der HWS, ihre AW der gleichbleibende Abstand zwischen Bauchnabel und Processus ensiformis (keine EXT in der BWS).

Beim Wieder-Schließen des Mundes bewegt sich die Nasenspitze räumlich nach unten/vorne, in bezug auf den Körper nach kaudal/

ventral. Die WB ist eine FLEX in der HWS, ihre AW die Stabilisation der BWS in EXT.

Bei der Schlittenbewegung des Unterkiefers nach vorne bewegt sich die Nasenspitze räumlich nach hinten, in bezug auf den Körper nach dorsal. Die WB ist eine TRANSLATION nach dorsal in der HWS, ihre AW die unveränderte Lagebeziehung zwischen KA Brustkorb und KA Becken (keine weiterlaufende TRANSLATION des KA Brustkorb nach dorsal).

Bei der Schlittenbewegung des Unterkiefers nach hinten bewegt sich die Nasenspitze räumlich nach vorne, in bezug auf den Körper nach ventral. Die WB ist eine TRANSLATION nach ventral in der HWS, ihre AW die unveränderte Lagebeziehung zwischen KA Brustkorb und KA Becken (keine weiterlaufende TRANSLATION des KA Brustkorb nach ventral) S. 159.

Bei der Mahlbewegung nach RE/LK bewegt sich die Nasenspitze aus der Symmetrieebene in einer Transversalebene z. B. räumlich zuerst nach RE/hinten, dann zurück nach LK/vorne bis in die Symmetrieebene, dann nach LK/hinten und zurück nach RE/vorne bis zur Symmetrieebene usw. In bezug auf den Körper zuerst nach lateral RE/dorsal, nach medial LK/ventral, nach lateral LK/dorsal, nach medial RE/ventral. Die WB ist zuerst eine +ROT in der HWS, dann eine –ROT in der HWS und zuletzt wieder eine +ROT in der HWS.

Die AW der HWS/ROT zeigt der in der mittleren Frontalebene fix stehende frontotransversale Thorax-ϕ.

Merke

Alle Kieferbewegungen vom kranialen Hebelarm Kopf aus sollen mit so wenig Intensität ausgeführt werden, daß die Bewegungen gerade noch zustande kommen. Berührungswiderstände am kranialen Hebelarm und eventuell an der Kinnspitze (Fixpunkt) erleichtern für den Patienten die Wahrnehmung dieser differenzierten ungewohnten Bewegungsvorgänge.

ad III.3.

Anpassung der Kiefergelenkbewegungsübungen an eine schmerzhafte und ausgeprägte Kiefersperre

Der Patient wird angehalten, so oft wie möglich die Kieferbewegungen vom Unterkiefer als bewegtem Hebelarm im möglichen Bewegungsumfang auszuführen, aber so daß der Scheitel nach unten schaut, und der Unterkiefer gegen die Schwerkraft, also konzentrisch bewegt werden muß. Das gilt insbesondere für das Öffnen des Mundes. Aber auch alle anderen Bewegungen erfahren eine Erleichterung im Sinne der Ausschaltung gewohnter und schmerzhaft erlebter Ausweichbewegungen.

Intensivierung der Artikulationsbewegungen der Zunge mit Hilfe eines zwischen den Zähnen gehaltenen Korkens (Abb. 151)

Die Höhe des Korkens richtet sich nach den Öffnungsmöglichkeiten des Mundes, die man nur etwas über die Hälfte ausnützen sollte, und nach den Zungenbewegungen, die man speziell üben möchte. Auch die Lippenbewegungen spielen eine große Rolle. Das Prozedere ist einfach. Der Patient liest, mit dem Korken zwischen den Zähnen, einen beliebigen Text laut vor (etwa 2 min), nimmt den Korken aus dem Mund und liest denselben Text wieder und wird spontan die Leichtigkeit der Artikulation feststellen. Die Anregung des Speichelflusses beim Lesen mit dem Korken ist oft so ausgiebig, daß eine Serviette zur Hand sein sollte. Das Wärme- und Entspannungsgefühl nach dieser Übung (im Bereich des Schlundes und des Kehlkopfes) wird von den Patienten mit Mißempfindungen im Bereich des Kehlkopfes, des Schlundes und der Speiseröhre als Erleichterung wahrgenommen.

Natürlich lassen sich auch ohne Korken Zungenübungen als therapeutisches Mittel verwenden. Eine sehr nützliche Form ist das möglichst weite Herausstrecken der Zunge, verbunden mit einem AE-Laut (Abb. 152).

5.5.5. Beispiel: „Der Kopfabreißer"
(Abb. 153 u. 154)

DISPOSITION

Analyse und Rezept

ad I.
Name der Übung: „Der Kopfabreißer"

ad II.
● **Lernziel**

Die Fähigkeit des Patienten, sich bei einer statisch bedingten Okzipitalneuralgie und bei myogenen Nackenbeschwerden unmittelbar Erleichterung zu verschaffen.

ad III.
▶ **Lernweg der Übung „Der Kopfabreißer"**

ad III.1.
Funktionsanalyse der Übung in „Therapeutensprache"

ad III.1.1.
Funktionsanalyse der ASTE der Übung „Der Kopfabreißer"

b) Position

Sitzen oder Stehen

ad III.1.2.
Funktionsanalyse des Bewegungsablaufes der Übung „Der Kopfabreißer"

a) Konzeption

Die statisch bedingten Nackensyndrome und Okzipitalneuralgien entstehen durch chronische Fehlhaltungen mit entsprechenden Tonusstörungen (durch die Beanspruchung von Muskelaktivitäten, die in dieser Koordination mit einem normalen Bewegungsverhalten nicht vereinbar sind). Mißbehagen und Schmerzen sind, richtig verstanden, Signale des Körpers. Sie sagen: „Unternimm' etwas, damit ich nicht weiter warnen muß!" Eine solche Unternehmung ist das Üben des

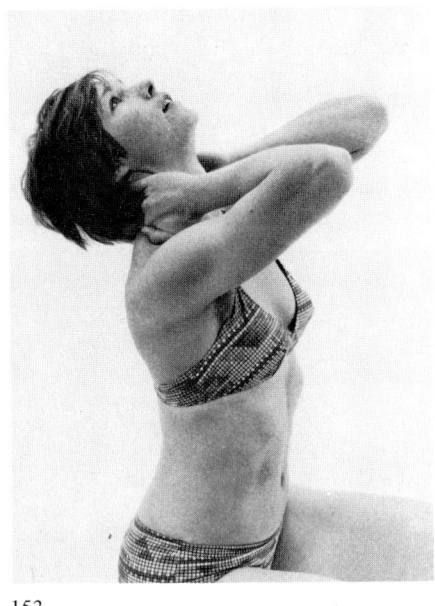
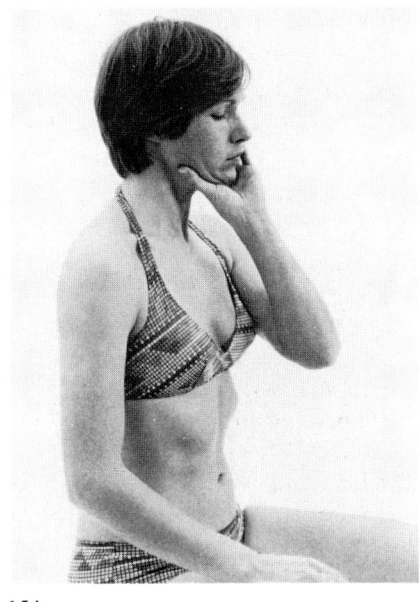

153　　　　　　　　　　　　　　　　154

Abb. 153 u. 154. „Der Kopfabreißer"

Abb. 153. „Der Kopfabreißer", massiver Widerstand für die verkrampfte Muskulatur

Abb. 154. „Der Kopfabreißer", Widerstand für die ventrale Halsmuskulatur

„Kopfabreißers", eine Selbsthilfe gleichsam. Durch massive Widerstände zwingt man die verkrampfte Muskulatur zu einer wirklichen Leistung und zu einer primitiven eindeutigen Verkürzung. Erst anschließend wird die Muskulatur wieder entspannungsfähig. Diese Entspannung wird noch vereinfacht, wenn man sie durch Widerstände gegen die antagonistische Muskulatur zu einem reflektorischen Geschehen macht. Es ist ein Fehler, von einer verkrampften Muskulatur direkt eine willkürliche Entspannung zu verlangen.

b) Aktivierung des Bewegungsablaufes

1. Planung

Phase I = *Massiver Widerstand und maximale Verkürzung der verkrampften Muskulatur*
Die übereinandergelegten, gefalteten oder sich berührenden Hände legt man so in den Nacken, daß die Kleinfingerseiten der Hände unmittelbar kaudal der Processi mastoi-

dei liegen. Die Unterarm-LA sind annähernd parallel. Der Widerstand für die Nakkenmuskulatur entsteht dadurch, daß von den Armen her versucht wird, die extreme EXT in den oberen Kopfgelenken, in der HWS, die Stabilisation der BWS in EXT, die weiterlaufende EXT der LWS und die Aktivierung der Hüftgelenke in EXT durch den Zug der Arme nach vorne/oben im Sinne einer allgemeinen FLEX zu brechen, *was nicht gelingen soll.* Zur Regulierung der Atmung wirkt ein begleitendes Stöhnen sehr befreiend (Abb. 153).

Phase II = Langsames Zurückkommen zur Einordnung der KA Becken/Brustkorb/Kopf in die vertikal stehende KLA und zur ökonomischen Aktivität und Übergang zum Widerstand für die ventrale Halsmuskulatur von einer Hand her, bis zur völligen Entspannung der dorsalen Nackenmuskulatur. (Dieser Teil der Übung wurde bereits bei der Übung „Der Schwindler" analysiert) (Abb. 154).

5.5.6. Beispiel: „Der Dickschädel"
(Abb. 155 – 162)

DISPOSITION

Analyse und Rezept

ad I.
Name der Übung: „Der Dickschädel"

ad II.
● **Lernziel**

Die Fähigkeit des Patienten, sich bei einem statisch bedingten „Nackensyndrom" mit

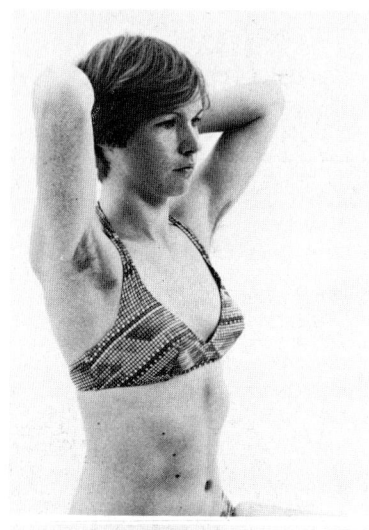

155

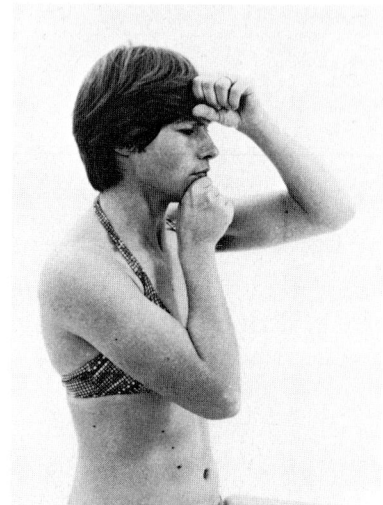

156

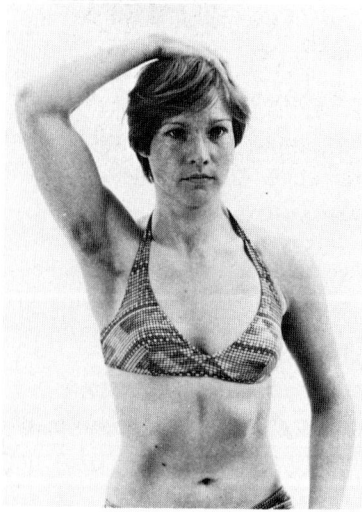

157

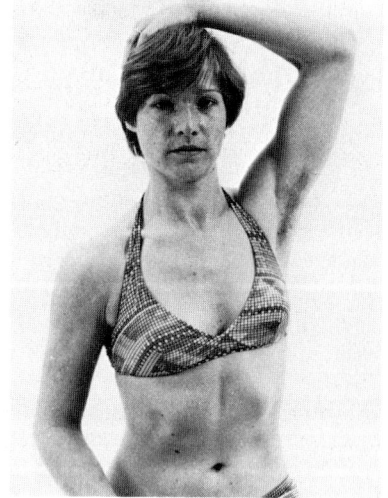

158

Abb. 155 – 162. „Der Dickschädel"

Abb. 155. „Der Dickschädel", Widerstand für die TRANSLATION nach dorsal

Abb. 156. „Der Dickschädel", Widerstand für die Translation nach ventral

Abb. 157. „Der Dickschädel", Widerstand für die LK/konkave LATFLEX

Abb. 158. „Der Dickschädel", Widerstand für die RE/konkave LATFLEX

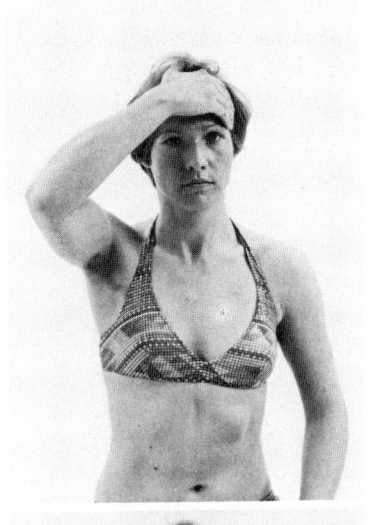
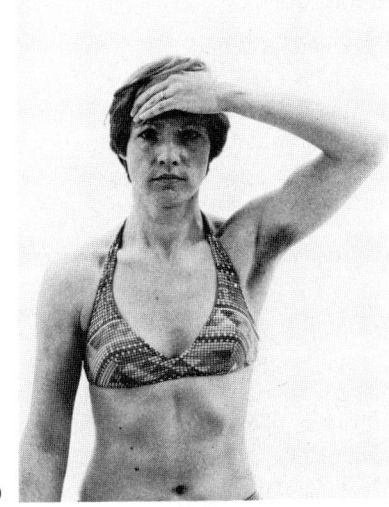

159

160

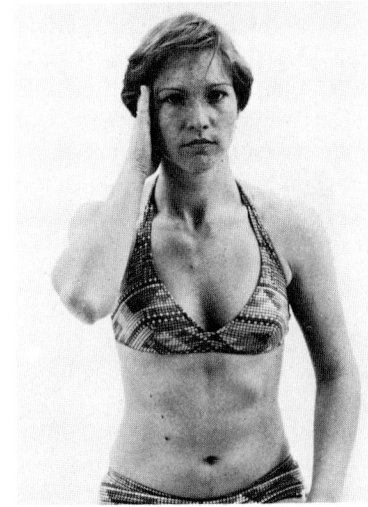
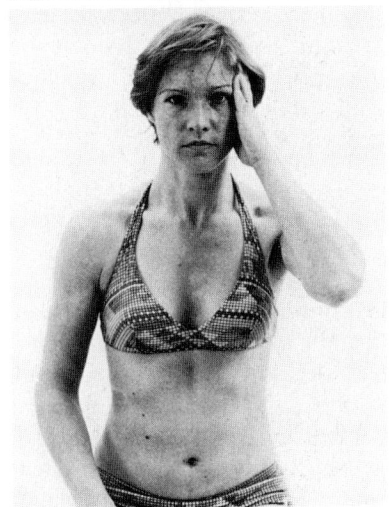

161

162

Abb. 159. „Der Dickschädel", Widerstand für eine – ROT des Kopfes.

Abb. 160. „Der Dickschädel", Widerstand für eine + ROT des Kopfes

Abb. 161. „Der Dickschädel", Widerstand für eine TRANSLATION nach RE/lateral

Abb. 162. „Der Dickschädel", Widerstand für eine TRANSLATION nach LK/lateral

Mißbehagen beim Atmen und Schlucken, mit Parästhesien in Armen und Händen, mit Beweglichkeitseinbußen der HWS, mit Nakken- und Schulterschmerzen unmittelbare Erleichterung zu verschaffen.

Hinweis. Selbstverständlich werden bei akuten „Syndromen" andere Maßnahmen notwendig sein. Insbesondere manuelle intermittierende Längszüge der HWS sind eine hilfreiche therapeutische Maßnahme.

ad III.

▶ **Lernweg der Übung „Der Dickschädel"**

ad III.1.

Funktionsanalyse der Übung in „Therapeutensprache"

ad III.1.1.

Funktionsanalyse der ASTE der Übung „Der Dickschädel"

b) Position

Sitzen oder Stehen.

ad III.1.2.

Funktionsanalyse des Bewegungsablaufes der Übung „Der Dickschädel"

a) Konzeption

Die Vielfalt der Symptome, wie Mißbehagen, Schmerzen u. a. m., bei manchen „Nackensyndromen" macht es wünschenswert, daß der Patient die Möglichkeit der Selbsthilfe hat. Sie erlaubt es ihm, jederzeit die komplexen Koordinationsmöglichkeiten der Muskelaktivitäten in diesem Bereich so zu stimulieren, daß hypertone und hypotone Muskelindividuen durch eindeutige Stimulation gleichmäßig zur Kontraktion, und anschließend zu einer reaktiven Entspannung gebracht werden können.

b) Aktivierung des Bewegungsablaufes

1. Planung

Wir ordnen den KA Kopf in die vertikal stehende KLA ein und veranlassen den Patienten, sich mit den eigenen Händen Widerstände am Kopf (dem kranialen „Hebelarm" der oberen Kopfgelenke und der HWS) zu geben. So lernt er, ohne zeitliche Verzögerung auf die vielen Minischleudertraumata des täglichen Lebens automatisch mit normalen Schutzreflexen zu reagieren. Je rascher und präziser diese Widerstände gegeben werden, um so alerter erfolgt die Reaktion, die die betreffenden Bewegungen in den Schaltstellen verhindert.
Widerstand für eine TRANSLATION der HWS nach dorsal (Abb. 155): „Der Kopf wird vom Hinterkopf her nach ventral gedrückt."
Widerstand für eine TRANSLATION der HWS nach ventral (Abb. 156): „Der Kopf wird von Stirn und Kinn her nach dorsal gedrückt."
Widerstand für eine LK/konkave LATFLEX der HWS (Abb. 157): „Der Kopf wird

von seiner LK/kranialen Seite in eine RE/konkave LATFLEX gezogen."
Widerstand für eine RE/konkave LATFLEX der HWS (Abb. 158): „Der Kopf wird von seiner RE/kranialen Seite in eine LK/konkave LATFLEX gezogen."
Widerstand für eine – ROT des Kopfes in der HWS [→ S. 67 – 71 u. 19] (Abb. 159): „Der Kopf wird von der LK Schläfe her in eine + ROT gezogen."
Widerstand für eine + ROT des Kopfes in der HWS (Abb. 160): „Der Kopf wird von der RE Schläfe her in eine – ROT gezogen."
Widerstand für eine TRANSLATION der HWS nach RE lateral (Abb. 161): „Der Kopf wird von der RE Seite her nach LK gedrückt."
Widerstand für eine TRANSLATION der HWS nach LK/lateral (Abb. 162): „Der Kopf wird von der LK Seite her nach RE gedrückt." Der weiterlaufende Effekt dieser Widerstände wird durch Stabilisierung in all jenen Bereichen beantwortet, in denen durch den Widerstand Lageveränderungen im Raum und in bezug auf den Körper stattfinden würden, die ja vermieden werden sollen [→ S. 54].

FORM E)

5.6. Anpassung des Modells an ein ökonomisches Geschicklichkeits- und Krafttraining

Eine „Hubfrei und hubarm mobilisierte Wirbelsäule" ist bereit, in vernünftigem Ausmaß Belastungen zu ertragen. Aber auch das Aushalten von Belastungen kann und sollte geübt werden. Wenn die Wirbelsäule, in welcher Form und in welchem Ausmaß auch immer, bereits durch Fehlhaltungen beschädigt worden ist, muß Belastung mit Umsicht trainiert werden.
Belastung verlangt Kraft. Die Ökonomie verlangt Geschicklichkeit. Ökonomische Belastung heißt darum Kraft und Geschicklich-

keit. Geschicklichkeit in der Bewegung aber ist die Gabe, das Tempo zu beherrschen. Diese Beherrschung verlangt Differenzierung.

Grundprinzipien für ein Belastungstraining der Wirbelsäule

1. Damit die Wirbelsäule Belastung ertragen kann, muß man gut auf den Beinen stehen, und die Beine, die den Kontakt mit dem Boden herstellen, immer richtig unter die KLA bringen.
2. Mit der Wirbelsäule sind die Gewichte des Beckens, des Brustkorbes und des Kopfes unmittelbar verbunden. Die Rumpfmuskulatur umhüllt die KA Becken/Brustkorb/Kopf mit einem leistungsfähigen Muskelmantel, der manchmal wie ein Korsett, manchmal wie ein beweglicher Schlauch gebraucht wird. Also lernen wir mit dem Korsett und mit dem Schlauch umzugehen.

5.6.1. Beispiel: „Alle Stunde wieder"
(Abb. 163 – 165)

DISPOSITION

Analyse und Rezept

ad I.
Name der Übung: „Alle Stunde wieder"

ad II.
● **Lernziel**

Die Fähigkeit, mit minimalem Zeitaufwand (auch am Arbeitsplatz in sitzender Stellung) den Fehltonus der Muskulatur infolge statischer Dauerbelastung immer wieder durch einfache, kraftvolle Massenkontraktion der Rumpf- und Beckenmuskulatur zu unterbrechen.

ad III.
▶ **Lernweg der Übung „Alle Stunde wieder"**

ad III.1.
Funktionsanalyse in „Therapeutensprache"

ad III.1.1.
Funktionsanalyse der ASTE der Übung „Alle Stunde wieder"

b) Position

Hockersitz, Abstand Hüftgelenke/Boden ≧Abstand Kniegelenke/Boden. Hat der Stuhl eine Lehne, setzt man sich an die vordere Kante.
KA Becken/Brustkorb/Kopf eingeordnet in die vertikal stehende KLA.
KA Beine in leichter, bequemer Grätsche.
KA Arme: RE Hand auf dem RE O'sch, LK Hand auf dem LK O'sch geparkt [→ S. 55], Finger schauen nach vorne, Daumen nach medial.

c) Aktivierung der ASTE

3. Intensität

Ökonomisch.

4. Atmung

Ruheatmung S. 81.

ad III.1.2.
Funktionsanalyse des Bewegungsablaufes der Übung „Alle Stunde wieder"

a) Konzeption

Wir machen die Schwerkraft zum auslösenden Faktor für die Selektion der Muskelaktivität am Rumpf.
Eine Massenkontraktion der Extensoren aus sitzender Stellung, die die Einwirkungsrichtung der Schwerkraft als Stimulation ausnützt, verlangt eine Vorverlagerung des Schwerpunktes in den Hüftgelenken und zusätzlich die volle Ausnützung der extensorischen Bewegungsmöglichkeiten der gesamten Wirbelsäule. Dabei kommen die Beine in eine Stützfunktion [→ S. 54].
Eine Massenkontraktion der Flexoren aus sitzender Stellung, die die Einwirkungsrichtung der Schwerkraft als Stimulation aus-

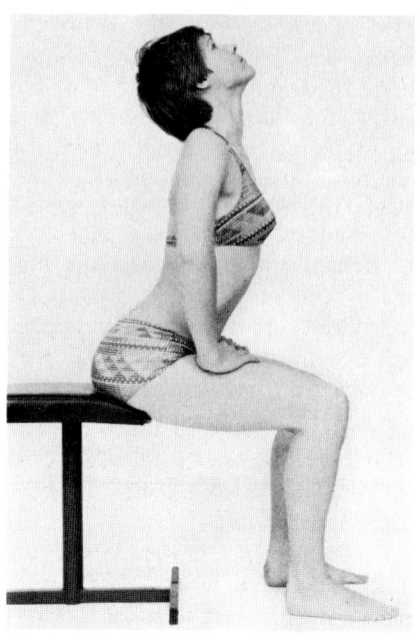

163

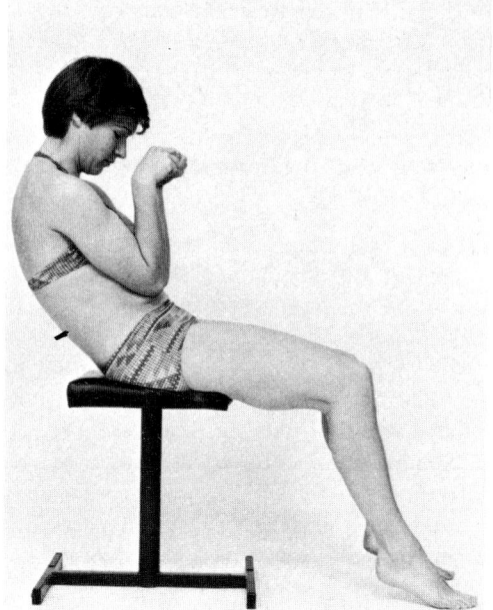

164

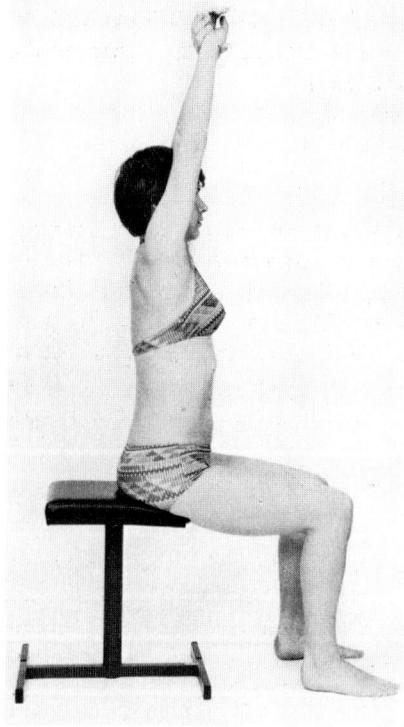

165

Abb. 163 – 165. „Alle Stunde wieder"

Abb. 163. „Alle Stunde wieder", Massenextension der WS

Abb. 164. „Alle Stunde wieder", Massenflexion der WS

Abb. 165. „Alle Stunde wieder", Längszug auf die vertikal stehende WS

nützt, verlangt eine Rückverlagerung des Schwerpunktes in den Hüftgelenken und zusätzlich die volle Ausnützung der flexorischen Bewegungsmöglichkeiten der gesamten Wirbelsäule, Dabei kommen die Beine in Spielfunktion [→ S. 55].

Zwischen den beiden Extremstellungen in bezug auf FLEX/EXT steht die KLA vertikal. Auch diese Lagebeziehung der WS zur Schwerkraft können wir betonen.

b) Aktivierung des Bewegungsablaufes

2. Richtung und

8. Bewegungskomponenten

MASSENEXTENSION DER WIRBEL-SÄULE (in bezug auf die ASTE; Abb. 163). Die proximalen Distanzpunkte der Hüftgelenke, die RE/LK Spina gehen räumlich nach vorne/unten, in bezug auf den Körper nach ventral/kaudal = FLEX des KA Becken in den Hüftgelenken, „der Bauch legt sich auf die Oberschenkel".

Der distale Distanzpunkt der LWS, die Symphyse, geht räumlich nach unten/hinten, in bezug auf den Körper nach kaudal/dorsal = EXT der LWS, der Unterbauch wird lang.

Der kaudale Distanzpunkt der BWS, der Bauchnabel, geht räumlich nach vorne/unten, in bezug auf den Körper nach ventral/kaudal = EXT der BWS, der Oberbauch wird lang.

Der distale Distanzpunkt der BWS, C7, geht räumlich nach vorne und in bezug auf den Körper nach kranial/dorsal = EXT der BWS, der ganze Bauch wird lang.

Der distale Distanzpunkt der HWS, die Kinnspitze, geht räumlich nach vorne/oben, in bezug auf den Körper nach kranial/dorsal = EXT HWS und obere Kopfgelenke, der Hals wird vorne lang.

MASSENFLEXION DER WIRBELSÄULE (in bezug auf die ASTE; Abb. 164). Die proximalen Distanzpunkte der Hüftgelenke, die RE/LK Spina, gehen räumlich nach hinten/unten, in bezug auf den Körper nach dorsal/kaudal = EXT des KA Becken

in den Hüftgelenken, „der Darm wird verschluckt".

Der distale Distanzpunkt der LWS, die Spitze des Schwanzbeines, geht räumlich nach unten/vorne, in bezug auf den Körper nach kaudal/ventral = FLEX der LWS, der Unterbauch wird kurz.

Der kaudale Distanzpunkt der BWS, der Bauchnabel, geht räumlich nach hinten/unten, in bezug auf den Körper nach dorsal/kaudal = FLEX der unteren BWS, der Oberbauch wird kurz.

Der distale Distanzpunkt der BWS, die Incisura jugularis, geht räumlich nach hinten/unten, in bezug auf den Körper nach kaudal/ventral = FLEX der oberen BWS, der ganze Bauch wird kurz.

Der distale Distanzpunkt der HWS, die Kinnspitze, geht räumlich nach hinten/unten, in bezug auf den Körper nach unten = FLEX HWS und obere Kopfgelenke, der Hals wird hinten lang.

LÄNGSZUG AUF DIE VERTIKAL STEHENDE WIRBELSÄULE (in bezug auf die ASTE; Abb. 165).

S. „Löwenübung", S. 81.

3. Intensität

Die Bewegungen werden bis in die jeweilige Endstellung in ökonomischer Aktivität ablaufen. In den Endstellungen wird die Intensität aufs Maximum gesteigert. Die Gegenbewegung wird durch das langsame Nachlassen der Spannung eingeleitet und dann wieder in ökonomischer Aktivität weitergeführt [→ S. 47].

4. Atmung

In der Endstellung der EXT wird „gestöhnt". In der Endstellung der FLEX wird „Das Doppelhecheln" praktiziert S. 94. In der Stellung mit dem Längszug auf die vertikal stehende KLA wird gegähnt.

5. Veränderung der U'fläche

Von der ASTE in die EXT-Stellung wird die U'fläche auf der Sitzfläche nach vorne verlagert und verkleinert. Dafür kommt der KA Beine in Stützfunktion. Die Fußsohlen drücken gegen den Boden. Je näher die Füße beim Stuhl stehen, um so ausgeprägter wird die Stützfunktion. Auch der KA Arme soll in Stützfunktion kommen und auf diese Weise für die maximal extendierte WS auf den Oberschenkeln eine U'fläche bilden. Im Ganzen wird die U'fläche nach vorne vergrößert.

Von der ASTE in die FLEX-Stellung wird die U'fläche auf der Sitzfläche ein wenig nach hinten verlagert und verkleinert. Da die Füße beinahe in Spielfunktion geraten, bildet der KA Beine ein APW [→ S. 44]. Im Ganzen wird die U'fläche verkleinert.

6. Tempo

Anfänglich soll das Tempo langsam und beinahe zäh sein. Wenn die Übung einmal gekonnt ist, kann sie auch rasch, und dann mit entsprechend höherer Aktivität durchgeführt werden.

7. Zeitliche Koordination

Auf dem Weg zur EXT-Stellung herrscht zuerst der Vorwärtstrend von Bauch und Brust vor. Sobald die Arme sich auf den O'schenkeln abstützen, geht der Blick nach oben, und die massive Kontraktion der Extensoren setzt ein. Auf dem Weg zur FLEX-Stellung dominiert zuerst der Rückwärtstrend von KA Kopf und Becken. Sobald die Belastung der ventralen Muskulatur einsetzt, wird diese durch die Armbewegung („Urfroscharm in ESTE" Abb. 13) verstärkt, und dann durch das „Verschlucken" des Darmes und der Scheide/Hoden zu einer massiven Verkürzung gebracht.

ad III.2.
Instruktion der Übung in „Patientensprache"
Diese Übung prägt sich dem Patienten am besten ein, wenn der Therapeut vorturnt oder mitturnt, und in drastischer Übertreibung das „Stöhnen" in der EXT-Stellung, das „Doppelhecheln" in der FLEX-Stellung

174

und das „Gähnen" in der Längszug-Stellung demonstriert.

5.6.2. Beispiel: „Der Pinguin"
(Abb. 166 – 170)

DISPOSITION

Analyse und Rezept

ad I.
Name der Übung: „Der Pinguin"

ad II.
● **Lernziel**

1. Kraft und Geschicklichkeit für die Fußgelenke erlangen.
2. Balancefähigkeit des Rumpfes unter erschwerten Bedingungen trainieren.
3. Maximale Kontraktionsfähigkeit der Extensoren und Rotatoren der Hüftgelenke erreichen.

ad III.
▶ **Lernweg der Übung „Der Pinguin"**

ad III.1.
Funktionsanalyse in „Therapeutensprache"

ad III.1.1.
Funktionsanalyse der ASTE der Übung „Der Pinguin"

b) Position

Aufrechter Stand.
KA Beine: Fußsohlenkontakt mit dem Boden. Die Fersen berühren sich, die Fußspitzen schauen nach außen. KA Becken/Brustkorb/Kopf, eingeordnet in die KLA. KA Arme: Schultergürtel auf dem KA Brustkorb geparkt, Arme hängen in Spielfunktion.

ad III.1.2.
Funktionsanalyse des Bewegungsablaufes der Übung „Der Pinguin"

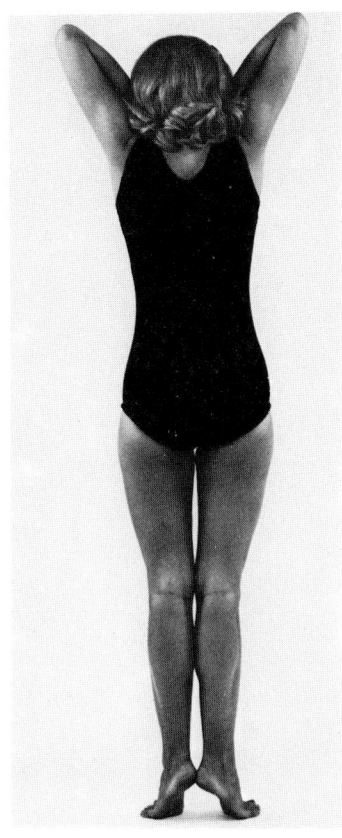

166

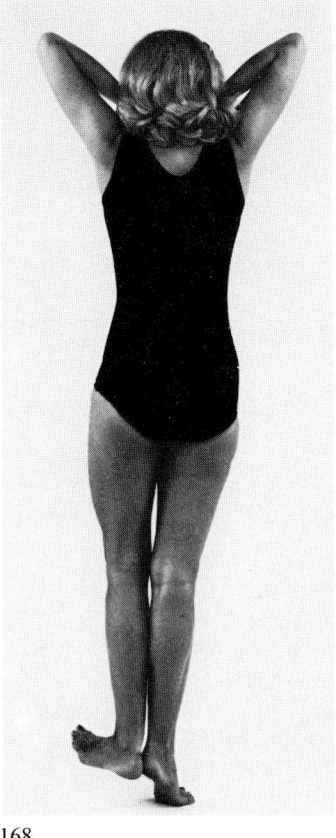

168

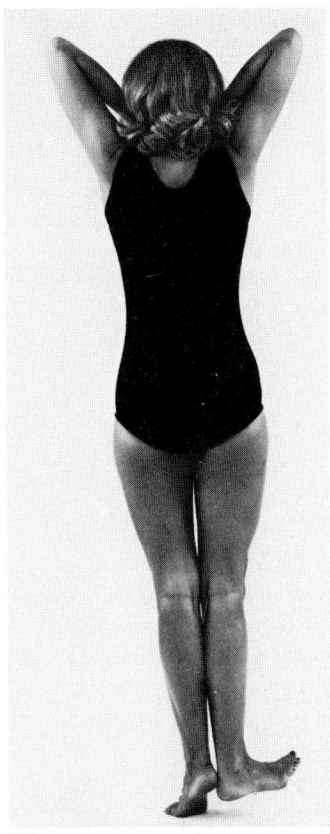

169

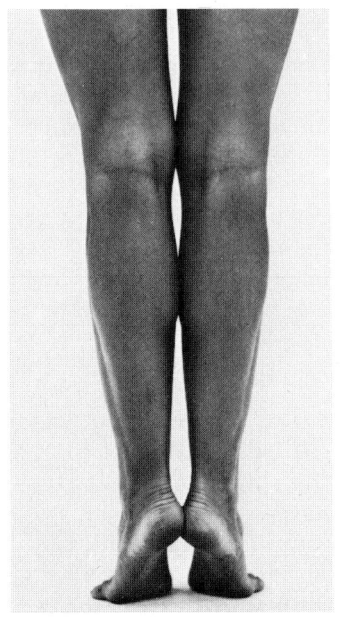

167

Abb. 166 – 170. „Der Pin-
guin"

Abb. 166, 168 u. 169.
Bewegungsablauf der
Übung „Der Pinguin"

Abb. 167 u. 170. Bewe-
gungsablauf der Übung
„Der Pinguin", Detail

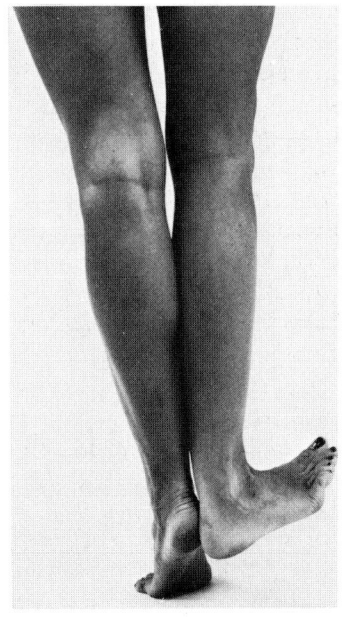

170

a) Konzeption

Bei der Übung „Der Pinguin" erreicht man das Kraft- und Geschicklichkeitstraining der Effektoren [→ S. 28] der Fuß- und Hüftgelenke dadurch, daß die Stellung der Bewegungsachsen zur Einwirkung der Schwerkraft eine Hubbelastung der betreffenden Muskeln mit sich bringt. Das Geschicklichkeitstraining und damit die Aktivierung stabilisierender Komponenten erfolgt automatisch durch eine Reduktion der Unterstützungsfläche auf ein Minimum.

Dazu kommt nun noch eine FLEX/ABD-Stellung der Arme in den Schultergelenken, die Gewicht nach oben/außen bringt und den Patienten in dem Augenblick kopflastig macht, wo simultan mit der Armbewegung die Gesamtlänge auch noch durch das Heben auf den Vorfuß zunimmt und die U'fläche abnimmt. So wird der Anspruch an die Balancefähigkeit weiter erhöht. Das Zusammenpressen der Fersen blockiert die Hüftgelenke in EXT/ADD/AR und zwingt den Rumpf in die Balancetätigkeit (Abb. 166 u. 167).

b) Aktivierung des Bewegungsablaufes

1. Planung

Mit kräftigem Bewegungsimpuls bringt man die Ellbogen nach oben/außen/hinten und hebt sich maximal auf den RE/LK Vorfuß hoch, indem man die Fersen fest zusammenpreßt. Der Hals ist zwischen den hochgezogenen Schultern verschwunden, der Kopf bleibt in der KLA potentiell beweglich und steuert die Balancetätigkeit. Jetzt folgt in rhythmischem Wechsel eine Gewichtsverlagerung vom RE auf den LK Vorfuß. Der entlastete Fuß wird jedesmal maximal dorsalextendiert, die Zehen sind gespreizt und schauen nach außen/vorne/oben, die Fersen halten fest zusammen. Der Körper darf sich auf dem Standbein nicht nach hinten drehen (Abb. 168, 169 u. 170).

2. Richtung

In dieser Übung ist die Richtung nach oben, in bezug auf die Füße auch nach vorne, sehr ausgeprägt und recht eigentlich die Auslösung des Bewegungsablaufes.

3. Intensität

Maximal, bis auf die Unterarme und Hände, die hängen.

4. Atmung

Inspiratorisches und exspiratorisches Pfeifen S. 102.

5. Veränderung der U'fläche

In der ersten Übungsphase findet der Wechsel vom Sohlen- zum Vorfußstand statt und verkleinert die U'fläche um ca. ⅔. In der Trippelphase, in der immer nur *ein* Vorfuß Bodenkontakt hat, wird sie noch einmal um ca. ⅔ verkleinert und von RE auf LK verlagert.

6. Tempo

Nicht zu langsam. Optimal sind 120 Schrittwechsel/Min.

7. Zeitliche Koordination

Beim Startimpuls des Bewegungsablaufes geschieht das Heben auf den RE/LK Vorfuß und das Hochziehen der Ellbogen simultan. Dann folgt eine Phase des Ausbalancierens. Beim Trippeln ist das Hochziehen des Spielfußes mit einer Aktivitätszunahme und leichten Gewichtsverschiebung auf den Standfuß vom Zug der Arme her zeitlich simultan zu koordinieren.

8. Bewegungskomponenten
KA Beine (in bezug auf die ASTE)

Die Schaltstellen der Fuß- und Zehengelenke gehen in ZEHENEXT/ABD/PLANTARFLEX/PRONATION.
Die Kniegelenke gehen in EXT.
Die Hüftgelenke gehen in EXT/ADD/AR.
Die LWS geht in so viel FLEX, daß sie in bezug auf die Gesamtkörperlänge ihr Maximum an Länge erreicht.

Die BWS in EXT.

Die HWS in TRANSLATION nach dorsal.

Der KA Kopf bleibt potentiell beweglich.

KA Arme:

Das RE/LK Akromion geht nach kranial/medial/dorsal.

Die Schultergelenke gehen in FLEX/ABD/IR.

Die Ellbogengelenke gehen in maximale FLEX.

Die Unterarme gehen in PRONATION.

Die Schaltstellen der Hände und Finger sind locker, die Hände hängen.

Trippelphase (in bezug auf die Doppelbelastungsphase im Zehenstand).

KA Beine:

Am Spielbein gehen die Schaltstellen der Fuß- und Zehengelenke in DORSALEXT, die Zehen bleiben in EXT/ABD, die Fersen bleiben zusammengedrückt, die LA des Spielfußes schaut nach vorne/lateral/oben.

5.6.3. Beispiel: „Tripp Trapp"
(Abb. 171 u. 172)

DISPOSITION

Analyse und Rezept

ad I.
Name der Übung: „Tripp Trapp"

ad II.
● **Lernziel**

1. Eine funktionelle Beinachsenbelastung im Stand, als Basis für eine ökonomische Haltung der Wirbelsäule, herstellen können.

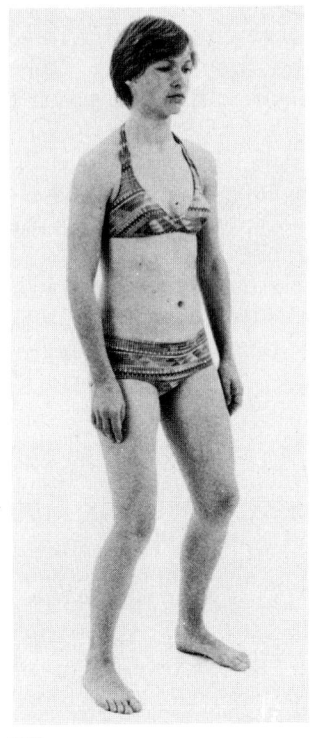

171

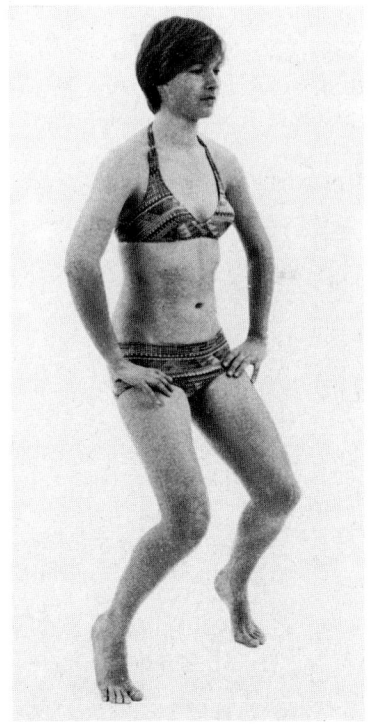

172

Abb. 171 u. 172. „Tripp Trapp"

Abb. 171. ASTE der Übung „Tripp Trapp", in Sohlenstand

Abb. 172. ASTE der Übung „Tripp Trapp", Zehenstand

2. Beim Belastungswechsel von RE auf LK, mit einer funktionellen Beinachsenbelastung reagieren können, als Basis für ein ökonomisches Bewegungsverhalten der Wirbelsäule.

ad III.

▶ **Lernweg der Übung „Tripp Trapp"**

ad III.1.

Funktionsanalyse in „Therapeutensprache"

ad III.1.1.

Funktionsanalyse der ASTE der Übung „Tripp Trapp"

b) Position (Abb. 171)

Aufrechter Stand.

KA Beine: In Stützfunktion. Fußsohlenkontakt mit dem Boden in bequemer Grätsche. Hüft- und Kniegelenke in mäßiger FLEX. KA Becken/Brustkorb/Kopf eingeordnet in der vertikal stehenden KLA.

KA Arme: Schultergürtel auf dem KA Brustkorb parkiert, Arme hängen in Spielfunktion.

ad III.1.2.

Funktionsanalyse des Bewegungsablaufes der Übung „Tripp Trapp"

a) Konzeption

Über funktionell unökonomisch belasteten Beinen kann die Wirbelsäule nicht „hubfrei/hubarm" funktionieren. Die Beinachsenbelastung normalisiert sich automatisch [→ S. 128], wenn man:
a) die FLEX/EXT-Achsen der Zehen/oberen Sprung-/Knie-/Hüftgelenke parallel einstellt;
b) diese FLEX/EXT-Achsen räumlich so anordnet, daß an den Kniegelenken eindeutig die Extensoren gegen die Schwerkraft aktiviert sind, während bei den anderen Gelenken der Anspruch an Balance, also Geschicklichkeit dominiert.
Wenn die Fußsohlen Kontaktflächen des Körpers mit der Unterstützungsfläche sind, sehen die Balanceaufgaben folgendermaßen aus (Abb. 171):

Die Zehengelenke geben extensorisch der Gewichtsverlagerung nach vorne Raum, während sie diese flexorisch bremsen können.

In den unteren Sprunggelenken vollzieht sich die Balance zwischen medial und lateral um die INVERSION/EVERSION-Achse.

Die Längsgewölbe der Füße verspannen sich automatisch (durch die Verwringung der subtalaren Fußplatten um die LA der Füße) im Sinne der PRONATION/SUPINATION [→ S. 83]. In den oberen Sprunggelenken balanciert der Unterschenkel im Sinne der PLANTARFLEX/DORSALEXT.

In den Hüftgelenken balanciert der Körper um die Nullstellung im Sinne der FLEX/EXT.

Wenn hingegen nur die Vorfüße Kontaktflächen des Körpers mit der U'fläche sind, kommt zur Hubbelastung der Kniegelenke noch diejenige der Sprunggelenke hinzu (Abb. 172). Wenn auch jetzt darauf geachtet wird, daß die FLEX/EXT-Achsen der Zehen-/oberen Sprung-/Knie-/Hüftgelenke ihre parallele Einstellung beibehalten, so erzielen wir damit ein optimales Training für den Trizeps surae, indem der laterale Kopf intensiv gegen die Schwerkraft arbeiten muß, während der mediale Kopf die Stabilisation des oberen Sprunggelenkes besorgt.

Beim Belastungswechsel von RE auf LK richten wir die Spurbreite der Grätsche nach dem beabsichtigten Tempo. Langsame Wechsel unter 80/Min. verlangen eine Spur, die kleiner ist als der Abstand RE/LK Hüftgelenk. Schnelle Wechsel, 100 bis so schnell wie möglich, verlangen eine Spurbreite, die größer ist als der Abstand RE/LK Hüftgelenk.

Dabei werden die Abduktoren der jeweiligen Standbeinseite auf Hubkraft beansprucht, während die übrigen Komponenten mehr in Balancereaktionen involviert sind.

Je höher das Tempo, um so stärker breitet sich die stabilisierende Aktivierung auf Beine und Rumpf aus.

ad III.2.
Instruktion der Übung „Tripp Trapp" in „Patientensprache"

ad III.2.1.
Verbal didaktische Hilfen

ad III.2.2.
Perzeptiv didaktische Hilfen

ad III.1.2. b) Aktivierung des Bewegungsablaufes

„Du fühlst, daß Du starke Beine hast. Breit stehst Du da. Fußspitzen und Knie schauen genau in dieselbe Richtung. Du spürst den Boden deutlicher unter den Vorfüßen als unter den Fersen. Die Zehen sind offene Fächer. Dein Körper ist aufrecht und lang. Im Bauch fühlst Du keine Spannung. Der Atem geht von selber. Stütze die Hände leicht auf dem Becken ab und erlebe das ganz leichte Schwanken Deines Körpers in den Hüftgelenken. Jetzt werden die Beine lebendig. In schnellem Wechsel drückst Du die rechte, dann die linke Fußsohle gegen den Boden. Du brauchst kein Bein vom Boden wegzuheben, nur drücken, immer schneller „Tripp Trapp" hörst Du Deine Füße. Wie ein Trommelwirbel hört es sich an. Der Atem geht jetzt schneller, am besten ist es, wenn Du pfeifst. Wenn die Beine müde werden, hörst Du einfach auf, machst die Knie gerade und wartest, bis die Müdigkeit abflaut. Hinterher spürst Du ein angenehmes Rieseln in den Beinen, das ist gut. Jetzt geht es wieder von vorne los. Ein paarmal steigst Du auf die Fußspitzen, ohne die Knie dabei zu strekken. Du könntest sogar versuchen, das „Tripp Trapp" auf den Fußspitzen zu machen, dann kriegen die Waden auch was ab."

Der Therapeut muß bei dieser Übung alle Details einstellen wie in der Konzeption besprochen, werden die FLEX/EXT-Achsen des ganzen Körpers parallel eingestellt. Hat der Patient schwache Extensoren der Kniegelenke oder gar Kniebeschwerden, lassen wir es bei einer geringen Knie-FLEX bewenden, nur gerade so viel, daß die Innervierung des Quadrizeps gesichert ist. Patienten mit sehr schlechten Füßen sollen die Übung in Schuhen machen. Das rasche Trippeln beansprucht die Füße, die Aktivierung der Längsgewölbe sollte gesichert sein oder durch Vorübungen der Wahrnehmung des Patienten zugänglich gemacht werden. Immer handelt es sich darum, daß man die Knie nach außen über die LA der Füße bringt und verhindert, daß dabei der Fuß nur noch auf der Außenkante belastet wird. Das erreicht man am besten, wenn man den Patienten anweist, simultan mit dem Richten der Knie nach lateral den Kleinzehenballen zu entlasten.

Die andere wichtige Korrektur betrifft die Vertikalstellung der KLA, die nur einwandfrei gelingt, wenn der KA Becken in den Hüftgelenken potentiell in bezug auf FLEX/EXT beweglich ist. Es ist hilfreich, den Patienten im Profil neben einen Spiegel zu stellen, damit er die Stellungskorrektur nach seiner eigenen Wahrnehmung vornehmen kann. In der Trippelphase wird die Rumpfmuskulatur sehr intensiv aktiviert.

5.6.4. Beispiel: „Kurz und bündig"

DISPOSITION

Analyse und Rezept

ad I.
Name der Übung: „Kurz und bündig"

ad II.
● **Lernziel**

Die Fähigkeit, beschleunigte, aber begrenzte Bewegungen in beliebigen Bewegungsniveaus zu bremsen.

ad III.
▶ **Lernweg der Übung** „Kurz und bündig"

ad III.1.
Funktionsanalyse der Übung in „Therapeutensprache"

ad III.1.1.
Funktionsanalyse der ASTE der Übung „Kurz und bündig"

b) Position

KA Becken/Brustkorb/Kopf eingeordnet in der KLA. Die KLA steht im allgemeinen vertikal oder ist nach vorne geneigt, aber auch eine Neigung in beliebigen anderen Richtungen ist durchaus bisweilen angebracht. Ob die Übung aus sitzender, liegender oder stehender Position gestartet wird, muß von Fall zu Fall entschieden werden. Abb. 132 u. 171 zeigen z. B. geeignete Positionen.

ad III.1.2.
Funktionsanalyse des Bewegungsablaufes der Übung „Kurz und bündig"

a) Konzeption

Die Beschleunigung der Bewegung eines KA oder auch eines Teils eines KA kann:

a) Hubkraft verbessern oder Hubschwäche kompensieren und

b) differenzierte Bremsreaktionen auslösen.
Will man dem Prinzip der „Hubfreien/hubarmen Mobilisation der Wirbelsäule" auch beim Krafttraining treu bleiben, muß der Krafteinsatz mit der Geschicklichkeit gekoppelt werden. Mit anderen Worten, man muß den Krafteinsatz dosieren und seine Auswirkung rechtzeitig wieder abbremsen.
Der Lernvorgang liegt im Wahrnehmen der beschleunigt zurückzulegenden Wegstrecke eines bestimmten KA, damit man auch in der Lage ist, jegliche Weiterbewegung plötzlich zu stoppen.

Merke

Je kleiner das Gewicht des beschleunigten KA und je kürzer die zurückzulegende Wegstrecke ist, um so mehr Beschleunigung braucht es, um einen Effekt konstanter Größe hervorzubringen.

FAUSTREGEL für die therapeutische Ausnützung beschleunigter Bewegungen.
Beschleunigung muß mit Patienten pedantisch geübt werden. Der Weg muß geradlinig sein. Wegrichtung und Wegstrecke werden zuerst langsam geübt und erfahren. Es handelt sich beim Üben immer um eine Hin- und Herbewegung. Jeder Bewegungsausschlag wird ganz gleichmäßig ausgeführt und am Ende präzis gestoppt.
Das mögliche Bewegungsausmaß darf niemals und in keiner Richtung voll ausgenützt werden. Stoppen sollen die Muskeln und nicht die Arretierungen der Schaltstellen der Bewegung [→ S. 27]. Das Ausnützen der vollen Bewegungstoleranzen führt bei der Beschleunigung unweigerlich zu jenen „Minischleudertraumata", die die Wirbelsäule im Alltag strapazieren und beschädigen.
An zwei Beispielen können wir die therapeutische Ausnützung der gezielt beschleunigten Bewegung erläutern.

ad a) Hubkraft verbessern, Hubschwäche ersetzen

Beispiel

Aufstehen von einem Stuhl. Belastbarkeit der Kniegelenke und Hubkraft des Quadrizeps sind reduziert, die FLEX der Hüftgelenke eingeschränkt.

b) Aktivierung des Bewegungsablaufes

Sitzhöhe, wenn möglich, etwas größer als der Abstand der Kniegelenke zum Boden. Schuhe mit 3 – 4 cm hohen Absätzen. Die Füße stehen etwas weiter hinten als die Knie.

Der KA Arme macht die beschleunigte Bewegung. Die RE/LK Hand als Distanzpunkte legen die folgende Wegstrecke zurück:

In bezug auf den Körper starten die Hände ca. 15 cm vor der RE/LK Brustwarze und enden nach einer Wegstrecke von ca. 20 cm nach kranial/ventral vor dem Kinn. Räumlich geht der Weg nach vorne/oben. Der Steigungswinkel richtet sich nach dem räumlichen Weg, den die TP beim Aufstehen zurücklegen. Zuerst wird die Armbewegung mit exaktem Stoppen eingeschliffen, dann von einer kleinen FLEX/EXT-Bewegung der in der KLA stabilisierten KA Becken/Brustkorb/Kopf in den Hüftgelenken begleitet. Dann wird die Handbewegung nach vorne/oben so viel beschleunigt und gestoppt, bis der aufrechte Stand mühelos erreicht wird. Es ist vorteilhaft, mit der Beschleunigung einen exspiratorischen Laut auszustoßen wie etwa „HOH".

ad b) Auslösen differenzierter Bremsreaktionen

Die Richtung der Wegstrecke, auf der beschleunigt wird, ist durch die topographische Lage der zur Bremsung bestimmten Muskeln gegeben.

Beispiel:

ASTE ist der aufrechte Stand oder Sitz, wie in Abb. 171 und 132. Beschleunigter KA sind die Arme. Bewegte Distanzpunkte die RE/LK Hand.

Richtungen der Wegstrecken, auf denen die Bewegungen der RE/LK Hand beschleunigt

und gestoppt werden, die Bremsreaktionen der Rumpfmuskulatur hervorrufen sollen: Es sind

für ventrale gerade Muskelzüge = RE/LK symmetrisch nach oben;

für ventrale schräge Muskelzüge = RE/LK von medial/unten nach lateral/oben;

für dorsale gerade Muskelzüge = RE/LK symmetrisch nach unten;

für dorsal schräge Muskelzüge = RE/LK von lateral/oben nach medial/unten;

für die Rotation = von LK nach RE und von RE nach LK horizontal.

Zur Stabilisation der LATFLEX = Gegenbewegungen der Hände oben/unten, in frontalen oder sagittalen Ebenen.

Zur Stabilisation der Rotation = Gegenbewegung vor/zurück der Hände.

Zur Stabilisation der FLEX/EXT = symmetrische Bewegungen der Hände von oben nach unten, usw.

Die Möglichkeiten sind unerschöpflich. Mit der Fähigkeit zu beschleunigen und zu stoppen wächst auch der Anspruch an die Kraft und Geschicklichkeit der bremsenden Muskulatur.

5.7. Ratschläge — Erkenntnisse — Hypothesen

1. Der Schmerz ist für den Patienten ein lebensfreundliches Signal. Er sagt „Versteh' mich, lerne mit mir umzugehen!"

1.1. Schmerzen sind nicht zuträglich. Das Aushalten von Schmerzen wird nicht belohnt. Sie zu interpretieren, zu vermindern oder gar ganz zu vermeiden, entspricht einem normalen Verhalten.

1.2. Wenn die Schmerzen bei einer wirklich „Hubfreien Mobilisation der WS" persistieren, ist Bewegung kontraindiziert.

2. Die Übertragung eines vom Therapeuten geplanten gezielten Bewegungsablaufes kann nur mit Hilfe der Wahrnehmung der Lageveränderung von Distanzpunkten in bezug auf den Raum einerseits und auf den Körper andererseits vom Patienten unmittelbar in Bewegung übersetzt werden.

3. Differenzierung und Begrenzung machen Bewegung erst ökonomisch.

4. Der Therapeut muß für die Distanzpunkte geradlinige Bewegungen finden. Die Kurven geschehen im koordinierenden Verhalten des Körpers.

4.1. Geradlinige Bewegungen von Distanzpunkten können exakt instruiert werden. Instruktion von Kurven ergibt ungenaue Bewegungen.

5. Differenzierung eines Bewegungsablaufes verhindert die Summierung der Belastung auf einen Punkt.

6. Mit der Zunahme der Differenzierung kristallisiert sich die dominante Bewegungsrichtung immer deutlicher heraus, so daß schließlich die verschiedenen Teilwiderlagerungen in einen weiterlaufenden Bewegungsfluß integriert werden können. Je weiter sich ein Bewegungsablauf ins Bewegungsverhalten integriert hat, um so selbstverständlicher erscheint die Differenzierung, sie ist geradezu die Ursache der Mühelosigkeit.

6.1. Darum ist es verständlich, daß die ökonomische Aktivität für den, der sie gefunden hat, einfach ist, während sie für den funktionsanalytisch arbeitenden Therapeuten immer kompliziert bleibt.

7. Bewegungsanalyse heißt darum immer differenzieren, aufteilen. Instruktion heißt immer zusammenfassen, Signale für den Patienten finden, die seine Koordinationsfähigkeiten ansprechen und in Gang setzen.

6. Glossar

Aktive Insuffizienz	Aktive Insuffizienz eines Muskels liegt vor, wenn dieser nicht in der Lage ist, die Extremstellung der Hebelarme (die in der Schaltstelle drehen, die er überbrückt) durch seine Kontraktion aktiv zu fixieren.
Arretierung	Mit Arretierung bezeichnen wir Einschränkungen des Bewegungsausmaßes durch Gelenkkapseln und Bänder, also durch passive Strukturen des Bewegungsapparates.
Ausweichmechanismus (AWM) Ausweichbewegungen	Ausweichbewegungen sind unökonomische, unzweckmäßige, nicht gewollte weiterlaufende Bewegungen. Der Ausweichmechanismus ist das Pattern der Ausweichbewegung.
Beobachtungskriterium	Ein Beobachtungskriterium ist ein Unterscheidungsmerkmal, das durch planmäßiges Betrachten eines Bewegungsablaufes gefunden worden ist.
Beweglichkeit	Beim funktionellen Status verstehen wir unter Beweglichkeit den Einfluß, den das Ausmaß der passiv und aktiv möglichen Bewegungsausschläge in den Schaltstellen auf das Bewegungsverhalten des Individuums in seinen konditionellen, konstitutionellen und statischen Besonderheiten ausübt.
Bewegungsachse	Die Bewegungsachse ist der Ort, wo sich die Hebelarme und Zeiger drehen, also der Ort, wo die Bewegung stattfindet.
Bewegungsunfähigkeit	Ein Mensch, der sich am eigenen Körper, im Raum und vom eigenen Körper aus nicht orientieren kann, ist nicht bewegungsfähig.
Distanzpunkte	Die Distanzpunkte sind diejenigen Punkte an Hebelarmen und Zeigern, die von der Bewegungsachse am weitesten entfernt sind. Es sind die Punkte, die bei einer Drehung der Hebelarme den größten Bewegungsausschlag machen, wo man darum die Bewegung am besten sieht.
Effektoren und Bremsen der Bewegung	In der funktionellen Bewegungslehre imponiert der Muskel als Effektor und Bremse der Bewegung.
Freiheitsgrade der Schaltstellen	1. Schaltstellen mit einem Freiheitsgrad — Typus Scharniergelenk: 1 Bewegungsachse/2 Bewegungsausschläge oder 2 Bewegungskomponenten. Sie heißen: Flexion (FLEX) und Extension (EXT).

2. Schaltstellen mit zwei Freiheitsgraden — Typus Eigelenk oder Typus Scharniergelenk mit Rotation:
2 Bewegungsachsen/4 Bewegungsausschläge oder 4 Bewegungskomponenten. Sie heißen im Falle eines Eigelenkes: FLEX und EXT/Abduktion nach x und Abduktion (ABD) nach y.
Sie heißen im Falle eines Scharniergelenks mit Rotation: FLEX und EXT/Außenrotation (AR) resp. Supination und Innenrotation (IR) resp. Pronation.

3. Schaltstellen mit unendlich vielen Freiheitsgraden. Diese werden schematisch reduziert auf Schaltstellen mit drei Freiheitsgraden — Typus Kugel:
3 Bewegungsachsen/6 Bewegungsausschläge oder 6 Bewegungskomponenten. Sie heißen: FLEX und EXT/ABD und ADD (Adduktion)/AR und IR.

Frontalebene	Zwischen die vordere und hintere Kubusseite lassen sich beliebig viele parallele Ebenen legen, die den Homunculus in einen ventralen (zum Bauch gehörenden) und in einen dorsalen (zum Rücken gehörenden) Abschnitt teilen. Alle diese Ebenen sind in bezug auf den Homunculus Frontalebenen.
Frontalebene, mittlere	Die Frontalebene durch den Körpermittelpunkt nennen wir die mittlere Frontalebene.
Funktionelle Bewegungslehre	Die funktionelle Bewegungslehre vermittelt eine Technik der unmittelbaren Beobachtung von Statik und Bewegung des Menschen.
Gangtempo, optimales	Optimales Gangtempo ist ökonomisches Gangtempo, bei dem durch ein Minimum an Anstrengung die relativ längste Wegstrecke in der Zeiteinheit zurückgelegt wird.
Gegenbewegung der Beine	Eine Fortbewegungsart durch alternierende Schritte zweier Beine, bei vertikal stehender Körperlängsachse, ist bei Bau und Statik des Menschen nur mit Hilfe von Rotationen um vertikale Achsen möglich. Um ohne diese Rotationen vorwärts zu kommen, wäre der Mensch auf ein bipedes, vogelartiges Hüpfen angewiesen.
Gehen	Gehen ist die spezifische Art menschlicher Fortbewegung und darum Prototyp natürlicher Bewegung.
Gleichgewicht	Wenn eine Schwerpunktsverlagerung die Erhaltung des Gleichgewichtes gefährdet, kann es durch Veränderung der Unterstützungsfläche oder durch eine Widerlagerung wiederhergestellt werden. Dabei spielen Beschleunigung und Verzögerung oder das Tempo der Bewegung eine wichtige Rolle.
Isometrische Muskelarbeit	Isometrische Muskelarbeit = Haltearbeit. Der Abstand Ursprung/Ansatz eines Muskels verändert sich nicht. Das Ausmaß der notwendigen Aktivität hängt ab: (a) von Länge und Gewicht der Hebelarme und (b) von der Lagebe-

	ziehung der Bewegungsachsen und der Richtung, in der die Schwerkraft wirkt.
Isotonische Muskelarbeit	Isotonische Muskelarbeit = Bewegungsarbeit. Der Abstand Ursprung/Ansatz eines Muskels verändert sich. Isotonisch konzentrisch = Abstand wird kleiner. Isotonisch exzentrisch = Abstand wird größer.
Körperabschnitt = KA	Die Körperabschnitte sind Bewegungssegmente, deren Bewegungsverhalten als funktionelle Einheiten charakterisiert werden können.
Körperdiagonale	Die Körperdiagonalen des Homunculus identisch: a) mit der Verbindungslinie der Mittelpunkte des rechten Hüftgelenkes und des linken Schultergelenkes und b) mit der Verbindungslinie der Mittelpunkte des linken Hüftgelenkes und des rechten Schultergelenkes.
Körperlängsachse = KLA	Die Körperlängsachse des Homunculus ist identisch mit der Schnittlinie zwischen Symmetrieebene und mittlerer Frontalebene.
Körpermittelpunkt	Der Körpermittelpunkt entspricht beim Homunculus dem Schnittpunkt der beiden Körperdiagonalen. Der Körpermittelpunkt ist auch der Schnittpunkt zwischen mittlerer Transversalebene — Symmetrieebene — mittlerer Frontalebene. Der Körpermittelpunkt ist auch identisch mit dem Schnittpunkt der Körperlängsachse und der mittleren Transversalebene.
Kondition	Beim funktionellen Status verstehen wir unter Kondition den Einfluß, den soziale Stellung, psychische Situation und somatischer Zustand auf das Bewegungsverhalten des Patienten ausüben.
Konstitution	Beim funktionellen Status verstehen wir unter Konstitution den Einfluß, welchen Längen/Breiten/Tiefen und Gewicht der Körperabschnitte auf das Bewegungsverhalten des Individuums ausüben.
Koordinaten X – Z – Y	Die schematische Vereinfachung des Homunculus mit seinen Orientierungsebenen erlaubt es, die Bewegungsachsen der proximalen Extremitätengelenke, der Wirbelsäule und Kopfgelenke auf dreidimensionale Koordinatensysteme zu beziehen und die Koordinaten wie üblich mit X – Z – Y zu bezeichnen.
Kopfhaltung	Die Haltung des Kopfes in der Körperlängsachse ist ein Kriterium des normalen Ganges, weil dank dieser Kopfhaltung die Rotationen um die Körperlängsachse und um parallele Achsen automatisch, mühelos und am richtigen Ort stattfinden können.
Kranial/kaudal	Zwischen die obere und untere Tangentialebene des Homunculus lassen sich beliebig viele parallele Ebenen legen, von

denen jede den Homunculus in einen kranialen (zum Kopf gehörenden) und in einen kaudalen (zum Schwanz respektive Fuß gehörenden) Abschnitt teilt.

Mobiles Becken	Potentielle Beweglichkeit des Körperabschnittes Becken ist ein Kriterium des normalen Ganges, weil durch die zwangsläufige Abhängigkeit der Bewegungsausschläge in den Schaltstellen der Hüften und der Lendenwirbelsäule nur dank vorhandener potentieller Beweglichkeit die alternierenden Beinbewegungen ökonomisch auf die Wirbelsäule übertragen werden können.
Mobile/Stabile	In der funktionellen Bewegungslehre nennen wir einen Körperabschnitt, bei dem die potentielle Beweglichkeit vorherrscht, ein Mobile. In der funktionellen Bewegungslehre nennen wir einen Körperabschnitt, bei dem die Stabilisation vorherrscht, ein Stabile.
Ökonomische Aktivität	Wenn bei einer beliebigen Haltung oder Bewegung die Aktivität der Effektoren und Bremsen der Bewegung weder zu hoch noch zu niedrig ist, um das äußere Erscheinungsbild optimal zu garantieren, so nennen wir die Aktivität ökonomisch.
Parkierfunktion	Wenn ein Körperabschnitt indifferent in bezug auf Stützfunktion und Spielfunktion, aber potentiell für beide bereit ist, so befindet er sich in einem Aktivitätszustand, den man in der funktionellen Bewegungslehre mit Parkierfunktion bezeichnet.
Passive Insuffizienz	Passive Insuffizienz eines Muskels liegt vor, wenn er sich nicht so weit dehnen läßt, daß der Bewegungsausschlag der Hebelarme bis an die Arretierung ausgeführt werden kann.
Physiotherapeut	Ein Physiotherapeut bringt Bewegung zu Heilzwecken in Gang.
Potentielle Beweglichkeit	In der funktionellen Bewegungslehre nennen wir die Reaktionsbereitschaft oder die Bewegungsbereitschaft alerter Effektoren die potentielle Beweglichkeit.
Primärbewegung	In der funktionellen Bewegungslehre nennen wir Bewegungen zum Bewegungsziel hin Primärbewegungen.
Proximal/distal	Der Körpermittelpunkt ist der Orientierungspunkt, auf den die Begriffe proximal und distal bezogen werden. Proximal = nahe beim Körpermittelpunkt. Distal = entfernt vom Körpermittelpunkt.
Sagittalebene	Zwischen die rechtslaterale und linkslaterale Kubusseite lassen sich beliebig viele parallele Ebenen legen, die den Homunculus in einen rechten und in einen linken Abschnitt teilen. Alle diese Ebenen sind in bezug auf den Homunculus Sagittalebenen.

Schaltstellen der Bewegung	Die Schaltstellen der Bewegung sind die Orte, an denen Bewegung stattfindet, also die Gelenke.
Scheitelebene	Die transversale Tangentialebene an den Scheitel nennen wir auch Scheitelebene.
Scheitelpunkt	Der Scheitelpunkt entspricht beim Homunculus dem Tangentialpunkt der Scheitelebene. Der Scheitelpunkt ist der Schnittpunkt zwischen Scheitelebene — Symmetrieebene — mittlerer Frontalebene. Daraus folgt, daß der Scheitelpunkt identisch ist mit dem Schnittpunkt der Körperlängsachse und der Scheitelebene.
Schritt	Schritte sind automatische, rhythmische Verlagerungen der Unterstützungsflächen nach vorne.
Spielfunktion	Wenn ein Körperabschnitt proximal am Körper aufgehängt ist und sich distal frei bewegen kann, so befindet er sich in einem Aktivitätszustand, den man in der funktionellen Bewegungslehre die Spielfunktion nennt.
Stabilisation	In der funktionellen Bewegungslehre nennen wir die muskuläre Fixierung einer oder mehrerer Schaltstellen der Bewegung die Stabilisation.
Standebene	Die transversale Tangentialebene an die Fußsohlen nennen wir auch Standebene.
Statik	Beim funktionellen Status verstehen wir unter Statik den Einfluß, den die Haltung des Individuums auf den Bewegungsapparat in Form von Belastung ausübt. Unsere grundlegenden Untersuchungen beziehen sich auf die Gleichgewichtslage des aufrechten Standes.
Stützfunktion	Wenn ein Körperabschnitt mit einer Unterstützungsfläche Kontakt hat und auf diese Druck ausübt, so befindet er sich in einem Aktivitätszustand, den man in der funktionellen Bewegungslehre die Stützfunktion nennt.
Symmetrieebene	Die Sagittalebene durch den Körpermittelpunkt nennen wir Symmetrieebene (Medianebene). Sie teilt den Körper in einen linken und rechten symmetrischen Abschnitt.
Transversalebene/ Horizontalebene	Zwischen die obere und untere Tangentialebene des Homunculus lassen sich beliebig viele parallele Ebenen legen, von denen jede den Homunculus in einen kranialen (zum Kopf gehörenden) und in einen kaudalen (zum Fuß gehörenden) Abschnitt teilt. Alle diese Ebenen sind in bezug auf den Homunculus Transversalebenen. Wenn der Homunculus aufrecht steht, kann man sie auch Horizontalebenen nennen.
Transversalebene, mittlere	Die Transversalebene durch den Körpermittelpunkt nennen wir die mittlere Transversalebene.
TP, Trochanterenpunkt	Der Trochanterenpunkt (TP) ist ein Beobachtungspunkt. Es ist der gut palpable oberflächlichste Punkt am Trochanter major femoris.

Vorlage, optimale	Optimale Vorlage ist ein Kriterium der Ganganalyse. Optimale Vorlage ist ökonomisch. Sie ist so groß, daß die Schritte mühelos, automatisch erfolgen können, und zugleich so klein, daß man nicht in den Schritt fällt.
Weiterlaufende Bewegung (WB)	Wenn sich ein Bewegungsimpuls auf die benachbarten Schaltstellen der Bewegung in bezug auf Richtung, Intensität und Tempo gleichsinnig fortpflanzt, so entsteht eine weiterlaufende Bewegung.
Widerlagerung	Wenn wir die weiterlaufende Bewegung als Auswirkung eines Bewegungsimpulses definieren, so ist die Widerlagerung seine Begrenzung. Wir unterscheiden aktive und passive Widerlagerung.
Widerlagerung, aktive (AW)	Die aktive Widerlagerung ist das Stoppen einer weiterlaufenden Bewegung durch die Aktivität antagonistischer Effektoren.
Widerlagerung, passive (PW)	Die passive Widerlagerung ist das automatische Einsetzen von Teilen des Gesamtkörpergewichts als Gegengewicht. Die passiven Widerlagerungen bringen Gewicht aus der Bewegungsrichtung und wirken darum verzögernd auf die Bewegung.
Widerlagerung, aktivierte passive (APW)	Reine passive Widerlagerung gibt es normalerweise nicht, weil die zur Widerlagerung benützten Körperteile in sich beweglich sind. Die aktivierte passive Widerlagerung ist das automatische Aktivieren der in sich beweglichen Körperteile. Die aktivierte passive Widerlagerung (APW) wirkt verzögernd auf die Bewegung.
Winkel der Körperdiagonalen	Unter dem Winkel der Körperdiagonalen verstehen wir denjenigen Winkel, der durch das Kreuzen der Diagonalen gebildet wird, und den die Körperlängsachse teilt. Die Winkelspitze wird durch den Körpermittelpunkt gebildet. Ein Winkel ist nach kranial offen, der andere nach kaudal.
X-Achse	Die X-Achsen der Schaltstellen der Wirbelsäule, des Kopfes und der proximalen Extremitätengelenke sind die Schnittlinien zwischen einer frontalen und einer transversalen Ebene, die durch den Mittelpunkt der betreffenden Schaltstelle geht.
Y-Achse	Die Y-Achsen der Schaltstellen der Wirbelsäule, des Kopfes und der proximalen Extremitätengelenke sind die Schnittlinien zwischen einer frontalen und einer sagittalen Ebene, die durch den Mittelpunkt der betreffenden Schaltstellen geht.
Z-Achsen	Die Z-Achsen der Schaltstellen der Wirbelsäule, des Kopfes und der proximalen Extremitätengelenke sind Schnittlinien zwischen einer sagittalen und einer transversalen Ebene, die durch den Mittelpunkt der betreffenden Schaltstelle geht.

7. Literatur

BENNINGHOFF/GOERTTLER: Lehrbuch der Anatomie des Menschen. München-Berlin-Wien: Urban & Schwarzenberg 1971

BOBATH: Abnorme Haltungsreflexe bei Hirnschäden. München: Thieme 1968

BRÜGGER/RHONHEIMER: Pseudoradikuläre Syndrome des Stammes. Bern/Stuttgart: Huber 1965

CHAPCHAL: Grundriß der orthopädischen Krankenuntersuchung. Stuttgart: Enke 1971

DEBRUNNER, H. U.: AO-Gelenkmessung (Neutral-O-Methode), Längenmessung, Umfangmessung, Bern: „Dokumentation der DGOT Tübingen 1971"

HOEPPKE, H.: Das Muskelspiel des Menschen. Stuttgart: Fischer 1971

KENDALL/WADSWORTH: Muscles, Testin and Function. Baltimore: Williams and Wilkins 1971

KLEIN-VOGELBACH: Funktionelle Bewegungslehre. 2. Aufl. Berlin-Heidelberg-New York: Springer 1977

KNOTT, M.: Proprioceptive Neuromuscular Facilitation. New York: Hoeber-Harper 1969

MANTER/GATZ: Clinical Neuroanatomy and Neurophysiology. Philadelphia: Davis 1958

SINCLAIR: An Introduction to Functional Anatomy. Oxford: Blackwell 1966

TITTEL, K.: Beschreibende und funktionelle Anatomie. Jena: VEB Fischer 1974

TOLDT-HOCHSTETTER: Anatomischer Atlas. München-Berlin-Wien: Urban & Schwarzenberg 1963, 1975

WOLF-HEIDEGGER, G.: Atlas der systematischen Anatomie des Menschen. Basel: Karger 1972

8. Sachverzeichnis

Rehabilitation und Prävention

Band 1

S. Klein-Vogelbach

Funktionelle Bewegungslehre

2. korrigierte Auflage. 1977. 147 Abbildungen, 1 Ausklapptafel. XV, 172 Seiten
DM 32,–; US $ 16.00
Mengenpreis ab 20 Exemplare:
DM 25,–; US $ 12.50
Heidelberg: Stiftung Rehabilitation
ISBN 3-540-08303-0

Die funktionelle Bewegungslehre vermittelt eine Technik der unmittelbaren Beobachtung von Statik und Bewegung des Menschen. Die analytischen Kriterien der funktionellen Bewegungslehre weisen den Weg zu einer funktionellen Bewegunstherapie. Diese besteht in didaktischer Bewegungserziehung und Funktionsschulung einerseits und in der Anwendung manueller Techniken andererseits.
Die 2. Auflage, die bereits ein Jahr nach Erscheinen des Buches notwendig wurde, ist im wesentlichen unverändert geblieben.

Inhaltsübersicht: Die Orientierung des Individuums. – Die Orientierung des Therapeuten. – Die grundlegenden Beobachtungskriterien. – Instruktion. – Messen. – Der funktionelle Status. – Ganganalyse durch Beobachtungskriterien des normalen Ganges.

Band 2

Rehabilitation Praxis und Forschung

Von W. Augsburger, W. Herrmann, F. Knapp, H.-J. Küppers, H. P. Tews, E. Wiedemann
Mit einem Geleitwort von W. Boll

1977. 23 Abbildungen. XI, 100 Seiten
DM 28,–; US $ 14.00
Mengenpreis ab 20 Exemplare:
DM 22,40; US $ 11.20
Heidelberg: Stiftung Rehabilitation
ISBN 3-540-08311-1

Inhaltsübersicht: Rehabilitation und Medizin. – Rehabilitation und Psychologie. – Rehabilitation und Soziologie. – Rehabilitation und Pädagogik. – Rehabilitation und Technik. – Rehabilitation und Informatik.

Band 3

H. J. Fichtner

Berufliche Rehabilitation bei Erkrankungen des Haltungs- und Bewegungsapparates

1977. 5 Abbildungen, 64 Tabellen. VIII, 65 Seiten
DM 28,–; US $ 14.00
Mengenpreis ab 20 Exemplare:
DM 22,40; US $ 11.20
Heidelberg: Stiftung Rehabilitation
ISBN 3-540-08233-6

Inhaltsübersicht: Die Behinderung. – Multifaktorielle Probleme innerhalb unserer Leistungsgesellschaft. – Umfassende Rehabilitation. – Aufgaben medizinischer, beruflicher und sozialer Fachdienste. – Berufliche Rehabilitation. – Berufliche Qualifikation bei Erkrankungen des Haltungs- und Bewegungsapparates am Modell des Berufsförderungswerkes Heidelberg. – Diskussion.

Preisänderungen vorbehalten

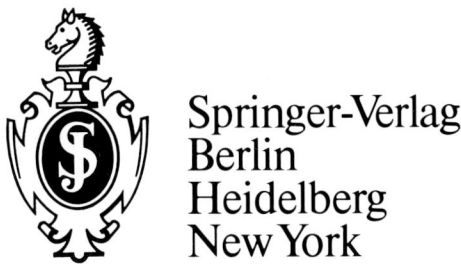

Springer-Verlag
Berlin
Heidelberg
New York

Ausklapptafel

(zu den Seiten 5 – 182)

Detaillierte Disposition
für Funktionsanalysen
und Instruktionsrezepte
von Modellen
therapeutischer Übungen

© Springer-Verlag
Berlin Heidelberg New York 1978
Rehabilitation und Prävention 4
Klein-Vogelbach
Therapeutische Übungen zur
funktionellen Bewegungslehre

tion, die mit ihm vorgenommen wird, primitiv zu reagieren, d. h. sie zu verhindern. Dank seines Wahrnehmungsvermögens erlebt der Patient durch die Manipulation ungewohnte Körperstellungen und Bewegungen und kann sie darum auch erlernen. Das Zulassen eines manipulierten Bewegungsablaufes ist die Leistung einer differenzierten Aktivität. Eine andere Form des Lernens im Bewegungsbereich mit Hilfe von Manipulation ist das selbständige Verharren des Patienten in einer manipulierten Stellung. Auch das ist die Leistung einer differenzierten Aktivität, die als Koordinationsschulung anzusprechen ist. Solche gezielten, gelenkten Aktivitäten können selbstverständlich durch begleitende Worte unterstützt werden.

Das *Einverleiben* eines Bewegungsablaufes in das Bewegungsrepertoire eines Patienten bedarf häufiger Wiederholungen, eines gemächlichen Tempos und einer geschickten Aufteilung in „Etappen" oder „Lernschritte".

III.3.

Anpassung der Übung an Kondition und Konstitution des Patienten

---

Merke

Wenn im Verlauf der Instruktion des Modells einer therapeutischen Übung Fehler im Bewegungsverhalten des Patienten auftreten, muß der Therapeut beurteilen können, ob der Fehler reversibel ist und durch verbal und perzeptiv didaktische Hilfen überwunden werden kann. Der Therapeut muß ebenso erkennen, wenn der Bewegungsablauf in der angestrebten Modellform nicht gelingen kann, oder wenn das Gelingen den Rahmen eines ökonomischen Bewegungsverhaltens sprengen würde.

III.3.1.

Fehler, deren Ursache eine Anpassung verlangt

Fehler, die trotz guter verbal und perzeptiv didaktischer Hilfen nicht überwunden werden können, gefährden entweder die Erfüllung des Lernzieles oder verursachen zusätzliche Schäden. Weiteres Üben in der Form des Modells wird sinnlos. Darum muß eine Anpassung des Modells an Kondition und Konstitution des Patienten vorgenommen werden.

III.3.2.

Formen der Anpassung
Es ist die Aufgabe des Therapeuten, bei der Anpassung des Modells auch die optimale Form zu finden. Die gewählte Variante muß die Erfüllung des Lernzieles gewährleisten. Es handelt sich bei der Anpassung immer darum, mit Rücksicht auf die konditionelle Situation [→ S. 102] des Patienten die Gewichte seiner Körperabschnitte [→ S. 103] räumlich so anzuordnen, daß der angestrebte Bewegungsablauf im Sinne des Lernzieles stattfinden kann. Die Form der Belastung hat dabei immer Rücksicht auf die psychische Situation des Patienten zu nehmen.

Merke

Es gibt konstitutionelle Verhältnisse, die auch bei optimaler Kondition einen bestimmten Bewegungsablauf niemals ökonomisch zulassen können [→ S. 47]. Ein Beharren auf einer solchen Übung ist nicht nur töricht, sondern kann sogar gefährlich sein.

Hinweis. 1. Bei den Funktionsanalysen und Instruktionsvorschriften der Modelle werden wir diejenigen Punkte der Disposition weglassen, die für das Verständnis und die Vermittlung der Übung belanglos sind.
2. Bei den Funktionsanalysen und Instruktionsvorschriften der Anpassungen werden wir nur diejenigen Punkte berücksichtigen, die in bezug auf das Modell eine kritische Veränderung erfahren. Um außerdem auch deutlich zu machen, daß es sich bei der Funktionsanalyse und Instruktionsvorschrift

III.1.2.

Funktionsanalyse des Bewegungsablaufes für therapeutische Übungen

a) Konzeption des Bewegungsablaufes

b) Aktivierung des Bewegungsablaufes
in bezug auf:

1. *Planung*
2. *Richtung*
3. *Intensität*
4. *Atmung*
5. *Veränderung der Unterstützungsfläche*
6. *Tempo*
7. *Zeitliche Koordination*
8. *Bewegungskomponenten*

III.1.3.

Funktionsanalyse der ESTE in bezug auf die Erreichung des funktionellen Zieles

III.1.4.

Funktionsanalyse des Bewegungsablaufes von der ESTE zurück zur ASTE.

III.2.

Instruktion der Übung in „Patientensprache"

Merke

Mit *Instruktion* meinen wir den Umgang des Therapeuten mit dem Patienten. Die Instruktion kann in Form des Gespräches stattfinden und wird dann für den Patienten zur *verbal didaktischen Hilfe*. Die Instruktion kann aber auch in der Form einer Aktion respektive einer durch den Therapeuten ausgeführten Manipulation geschehen und wird dann für den Patienten zur *perzeptiv didaktischen Hilfe*.

Erklärung. Das instruktive Wort oder die verbal didaktische Hilfe appelliert (1) an die Phantasie oder das Vorstellungsvermögen, (2) an die Orientierung des Patienten oder das Wahrnehmungsvermögen und (3) an die Musikalität oder das rhythmisch-melodische Vermögen.

Die instruktive Manipulation oder perzeptiv didaktische Hilfe appelliert ausschließlich an die Perzeptibilität oder das Wahrnehmungsvermögen des Patienten.

III.2.1.

Das Gespräch als verbal didaktische Hilfe

Die Worte, die einen Bewegungsauftrag verbalisieren und während des Ablaufes unterstützen, anfeuern, dämpfen, können dem Vokabular des Vorstellungsvermögens des jeweiligen Patienten entnommen werden. Man kann sich „wie ein Luftballon" fühlen oder „wie ein müder Wanderer am Wegrand" sitzen oder „aufmerksam wie eine mausende Katze" sein.

Worte, die ins Vokabular der Orientierungsmöglichkeiten und in den Wahrnehmungsbereich des Patienten gehören, wären z. B.: „Vorne/hinten", „oben/unten", „mache dein Bein lang/kurz", „spüre mit der Fußsohle den Boden/mit der Hand die Rauhigkeit des Stoffes, die Wärme/Kälte eines Gegenstandes", „den Speichel in deinem Munde", „rieche an der Blume", „schaue auf die rechte Seite". Worte, die an die Musikalität des Patienten appellieren, könnten die folgenden Aufforderungen enthalten: „bewege dich in einem langsamen Walzertempo", „mache kurze Handbewegungen in einem punktierten Rhythmus", „stelle deinen Kehlkopf so, als ob du einen ganz hohen Ton singen wolltest". Die Worte, die einen Bewegungsablauf verbalisieren, müssen für jeden Patienten immer wieder neu kreiert werden.

III.2.2.

Die Manipulation durch den Therapeuten als perzeptiv didaktische Hilfe für den Patienten

Der Therapeut wirkt als Planer der Bewegung. Er verlangt vom Patienten, daß er willkürlich darauf verzichtet, auf die Manipula-

Detaillierte Disposition für Funktionsanalysen und Instruktionsrezepte von Modellen therapeutischer Übungen

I.

Name der Übung

> **Merke**
>
> Der Name kann auf das funktionelle Problem der therapeutischen Übung Bezug nehmen. Die Erfahrung zeigt jedoch, daß sich Phantasienamen weit besser als sacherklärende Namen bei Patient und Therapeut einprägen.

II.

● Lernziel

Lösung oder Teillösung des definierten funktionellen Problems

> **Merke**
>
> Die Lösung oder Teillösung des funktionellen Problemes setzt voraus, daß der Therapeut in der Lage ist, durch eine Auswertung der Befunde des funktionellen Status [→ S. 102 – 144] das vorliegende funktionelle Problem des Patienten zu erkennen und zu definieren.

III.

▶ Lernweg der Übung

Das Einverleiben der therapeutischen Übung in das Bewegungsrepertoire des Patienten

III.1.

Funktionsanalyse der Übungen in „Therapeutensprache"

> **Merke**
>
> Die Funktionsanalyse ist die Auseinandersetzung des Therapeuten mit der Übung. Sie versetzt ihn in die Lage, die verschiedenen, für das Lehren der Übung notwendigen, funktionellen Aspekte auseinander zu halten. Nur so liefert ihm die Funktionsanalyse eine spezifische Information zur individuellen Handhabung der notwendigen Lernschritte.

III.1.1.

Funktionsanalyse der ASTE für therapeutische Übungen

a) **Konzeption der ASTE**

b) **Position der ASTE**

c) **Aktivierung der ASTE** in bezug auf:

   1. Planung

   2. Richtung

   3. Intensität

   4. Atmung

   5. Veränderung der Unterstützungsfläche

   6. Tempo

   7. Zeitliche Koordination

   8. Bewegungskomponenten

um eine Anpassung handelt, schreiben wir
vor die Ziffern der Disposition jeweils „ad".

Beispiel

III.1.
Funktionsanalyse des Modells
ad III.1.
Funktionsanalyse einer Anpassung.